100문 100답

양극성장애(조울증)

(Ava T. Albrecht 뉴욕 대학교 의학전문대학원)
의학박사 **에바 알브레히트**

(Charles Herrick 뉴욕 의과대학)
의학박사 **찰스 헤릭** 지음

인제대학교 상계백병원 정신과 임상심리학실 **이 지 연**
인제대학교 부산백병원 정신과 **강 제 욱** 옮김

圖書出版 하나醫學社

100 Questions & Answers About Bipolar(Manic-Depressive) Disorder

by Ava T. Albrecht, MD & Charles Herrick, MD

ORIGINAL ENGLISH LANGUAGE EDITION PUBLISHED BY

Jones and Bartlett Publishers, Inc.

40 Tall Pine Drive

Sudbury, MA 01776

100문 100답을 내면서

'병은 널리 알려라' 란 옛말이 있다. 병을 알려 사람들의 조언도 듣고 빨리 치료 받을 수 있게 하라는 뜻이다. 반대로 병을 숨기다 보면 치료 받을 수 있는 기회를 놓쳐 안 좋은 결과를 초래할 수 있다는 의미도 내포되어 있다. 이 말의 뜻을 백번 이해하면서도 남들에게 쉽게 알릴 수 없는 것이 정신질환이다.

정신질환은 질병 자체의 고통도 적지 않지만, 아직 곱지 않은 주위의 시선 때문에 당사자들을 더욱 힘들게 만든다. 정신질환을 바라보는 부정적인 사회의 시선 때문에 정신질환으로 고통 받는 많은 분들은 노출을 꺼릴 수밖에 없다. 자의 반 타의 반으로 사회의 음지에 머무르게 된다. 어두움에 머무르는 것은 정신질환에 걸린 환자만이 아니다. 정신질환에 대한 지식 또한 공개적으로 토의되고 교환되는 경우가 많지 않다.

이번에 출간하는 정신질환에 대한 100문 100답 시리즈의 가장 큰 의미는 정신질환에 대한 전문적인 지식과 정보를 누구나 쉽게 접근할 수 있게 해 준 점에 있다. 이번 시리즈에서는, 가장 발생 빈도가 높은 정신병인 정신분열병과 양극성 장애(조울증), 소위 현대를 특징짓는 시대의 병이라고 불리는 불안장애 및 공황장애와 섭식장애 그리고 소아와 청소년 질환의 대표적 질병인 주의력 결핍 과잉 행동 장애(ADHD), 여섯 질환에 대한 전문적인 지식과 정보를 담았다. 미국의 각 질환 전문의학자들이 저술한 만큼 내용이 광범위하면서도 충실하다. 그러면서도 어렵지 않게 기술되었다. 번역 또한 각 질병의 전문적인 지식을 가진 정신과 교수와 임상심리 교수에 의해 번역되었다.

100문 100답 시리즈가 일차적으로 정신질환으로 고통 받는 분들과 특히 그 가족들에게 도움이 되기를 바란다. 구체적으로 알기 어려웠던 치료와 관련된 세밀한 지식과 정보–사실 진료실에서 이런 부분들을 자세하게 모두 설명하는 것은 결코 쉬운 일이 아니다–들이 그들에게 많은 도움이 되기를 바란다. 또 각 환자들이 앞으로 자신의 질병을 치료해 나갈 때 좋은 길잡이 역할을 할 수 있기를 바란다. 100문 100답 시리즈는 정신질환에 대한 지식과 정보를 누구나 이해하기 쉽게 저술되었다. 이 시리즈를 통해 정신질환에 대한 일반 대중의 이해 또한 높아지길 기대한다. 그래서 사회 전체가 정신질환을 따뜻하게 바라볼 수 있기를 소망해 본다.

2009년 10월

북한산과 도봉산 그리고 수락산과 불암산에 깃드는 가을을 바라보며

인제대학교 상계백병원 정신과학교실 주임교수 최영민

차 례

제4부 : 치 료 95

제5부 : 동반 질환들 *165*

제6부 : 특별한 사람들 *179*

저자의 소개

에바 알브레히트(Ava T, Albrecht) 박사는 일리노이즈(Illionis) 주 시카고에 있는 러쉬(Rush) 의대를 졸업했다. 그녀는 뉴욕 대학교 의학 전문 대학원에서 일반 정신과 전문의 과정뿐만 아니라 아동 및 청소년 정신과 전문의 과정을 이수하였다. 현재 뉴욕시 벨레뷰(Bellevue) 의료원에서 청소년 낮병동 책임자로 근무하고 있으며, 뉴욕 대학교 의학 전문 대학원 조교수로서 의대생과 정신과 전공의들의 교육을 담당하고 있다. 벨레뷰(Bellevue) 의료원의 통합 정신과 응급 프로그램(Comprehensive Psychiatric Emergency Program)에서 응급 정신의학 부분을 담당한 임상 경험이 있다. 또한 YAI 장애인 국립 연구소(YAI/NIPD) 네트워크의 최상의 건강관리(Premier Health Care) 외래 환자 클리닉에서 정신과 전문의로서 발달 장애 청년들을 담당하였다. 알브레히트(Albrecht) 박사는 현재 기분 장애가 있는 아동, 청소년 및 성인 등 많은 환자들을 평가하고 치료하는 뉴욕시 개업의도 겸하고 있다. 저술 활동이 취미인 그녀는 정신 건강 전문가로서 이 책을 공동 집필하였으며, 전문가를 위한 학술지인 최신 정신의학(Primary Psychiatry)의 의학 평론가로서도 활동하고 있다.

찰스 헤릭(Charles Herrick) 박사는 남부 일리노이즈 대학교 의학 전문 대학원을 졸업하였다. 그는 터프츠(Tufts) 의대와 뉴잉글랜드 의료원에서 정신과 전공의 과정을 이수했고, 샌프란시스코의 캘리포니아 대학에서 아동 및 청소년 정신과 과정을 이수했다. 헤릭(Herrick) 박사는 코네티컷 주 댄버리(Danbury)의 댄버리 병원 정신과 주임 교수로 재직하고 있다. 그는 뉴욕 의과 대학의 정신과 임상 조교수로서 의대생과 정신과 전공의의 교육을 담당하고 있다. 헤릭(Herrick) 박사의 임상 경험은 환자군, 임상 장면, 지역에 따라 다양하다. 그는 남샌프란시스코 카이저 퍼머넌트(Kaiser Permanente) 병원의 관리보호 장면(managed care setting)에서 외래 환자를 담당하는 전문의로서 일하였다. 또한 그는 브롱크스(Bronx)의 야코비(Jacobi) 의료원에서 전임의로 입원 및 외래 환자, 응급실 정신과를 담당하였고, 앨버트 아인슈타인(Albert Einstein) 의대에서 정신과 임상 조교수를 겸임하였다. 그는 댄버리 병원에서 자문 서비스, 위기 관리 서비스, 입원 환자 서비스, 약물 의존 서비스를 포함한 다양한 프로그램을 총괄하고 있다. 그는 일반 대중과 의학 분야의 종사자들을 대상으로 다양한 정신과 주제로 강연도 하였다. 헤릭 박사는 교육, 진료, 행정업무에 시간을 할애하고 있다.

도 입

우울증에 대한 100문 100답이 출간된 이후, 뒤늦은 감이 있지만 언론에서 자주 다루고 있는 기분 장애 즉 양극성 장애에 대해 집필하게 된 것은 매우 자연스러운 일이었다. 우울증처럼 흔치는 않지만 양극성 장애로 진단받는 사례가 점점 많아지고 있는데, 이는 양극성 장애의 모든 진단 기준에 충족되지는 않지만 유의한 손상을 일으키는 많은 유사 증상들을 대상으로 한 연구와 그 시사점 때문이다. 이런 증상학은 "양극성 장애 스펙트럼"의 일부분으로 볼 수 있는 다양한 양극성 범주들을 포함하고 있다. 물론 기존의 개념들이 확장되고 발전됨에 따라 진정한 양극성 질환이 무엇인가에 대한 정신의학계의 의견은 다양하다. DSM-V 위원회가 보다 세밀한 진단 기준을 위해 활발하게 연구를 진행하고 있지만, 이 책에서는 쉽게 접할 수 있는 자료와 증거를 제시하고 있다.

역사적으로 진단은 자주 바뀌었다. 20세기초 에밀 크래플린(Emil Kraeplin)은 조울증으로 알려진 양극성 장애를 처음으로 기술하였다. 이전에는 이런 상태를 순환성 정신증이라고 하였다. 어떤 환자들은 시간이 흐름에 따라 증상이 점점 악화되는 반면 일부 정신 질환자들이 완전히 회복되었다가도 다시 재발하는 흥미로운 현상을 보였기 때문에 순환성 정신증이라는 용어가 생겨났다. 의사들은 이런 차이 때문에 곤혹스러워했고 세밀한 관찰을 통해 크래플린(Kraeplin)은 이 질환을 정신증적 장애가 아닌 기분 장애라는 결론을 내렸다. 이런 재분류에도 불구하고 미국 정신의학은 이 질환의 근본적 특징을 기술한 유럽 정신의학보다 뒤쳐져 있었다. 1970년대 후반과 1980년대 초반에 이르러서야 미국에서 이 질환의 특징을 정립하게 되었는데, 여기에는 미국 약물 사전에 리튬이 다시 실리고, 해리슨 포프(Harrison Pope)와 조셉 리빈스키(Joseph Lipinsky)라는 두 명의 미국 정신의학자가 행한 정신분열증과 조울증의 구별에 대한 연구가 학술적인 관심을 끌었던 점이 부분적으로 영향을 미쳤다. 이후 정신분열증과 조울증의 구별은 실질적인 치료적 지침이 되었다. 즉 정신분열증은 일생 동안 항정신병제 치료를 받아야 하지만 조울증은 리튬만으로도 안정적이고 효과적인 치료가 가능하게 되었다.

1980년대 후반 헤릭(Herrick) 박사가 전공의 과정으로 있을 때만 해도, 진단적 지침으로 인해 정신분열증이 조증으로 잘못 진단되지는 않았다. 그러나 1990년대 후반 이후, 조울증이 양극성 장애로 불려지고, 기분 장애로 굳건히 안착되면서 임상가들은 조울증을 정신분열증으로 오진단 할 가능성에 대한 걱정을 덜게 되었다. 요즘에 대두되는 이슈는 양극성 장애가 단극성 우울장애, 인격 장애 혹은 약물 및 알코올 남용과 같은 다른 정신증적 상태로 잘못 인식될 가능성이 있다는 것이다. 장애를 구분하는 강조점의 변화는 무엇 때문에 발생했는가? 그 답은 길고도 복잡하다. 간략하게 우리는 몇 가지 이유를 설명하고자 한다.

양극성 장애에 대한 정신의학의 이해와 기술이 바뀌었다. 예를 들어 1980년 대에는 제2형 양극성 장애와 아동기 양극성 장애가 존재하지 않았다.

정신의학적 약물이 폭발적으로 증가하면서 많은 환자들은 자신의 기분에 긍정적 및 부정적 영향을 미칠 수 있는 약물을 접하게 되었고, 동시에 어떻게 약물로 기분 장애를 조절할 수 있는지에 대한 이해의 폭을 넓힐 수 있었다. 예를 들어 선택적 세로토닌 재흡수 억제제(SSRIs)는 사용의 용이성과 안정성으로 삼환계 약물(tricyclics)보다 보편적으로 사용되고 있다. 이 약물로 치료 받기를 원하는 환자의 수가 증가하면서 많은 사람들은 자신도 모르게 조증 혹은 경조증 삽화로 바뀌게 되었고, 그러면서 기분 장애의 본질에 대한 전문가들의 견해가 변화하게 되었다. 게다가 사용의 안정성과 용이성 때문에 비전형적 항정신병제는 선택적 세로토닌 재흡수 억제제(SSRIs)에 치료적 반응이 없는 "기분 변화(mood swings)"를 보이는 환자들과 전통적인 기분 안정제 치료에 적합하지 않은 환자들에게 도움이 되었다.

정신의학에 영향을 미치는 다양한 분야의 문화적 변화 때문에 정신과적 장애들을 서로 구별하는 것에 대한 중요성이 더욱 강조되고 있다. 탈입원화, 구금 법률(commitment law), 특정 정신증적 상태에 대한 탈낙인찍기(destigmatization)가 이런 변화를 이끌었다. 제인 파울리(Jane Pauley)와 브룩 쉴즈(Brooke Shields)가 정신 질환에 대한 자신들의 견해를 개방적으로 표현한 것은 사람들이 양극성 장애가 의학적 보호가 필요한 질병이라는 인식을 갖게 하는데 기여했다. 탈입원화와 구금 법률은 정신과에 입원한 다양한 환자들에 의해 변화되었다. 현재 구금 법률은 정신과적 증상의 존재보다는 그 위험성을 강조하고 있다. 환자들이 우울한지 혹은 정신병적 상태인지 보다는 일차적으로 충동적 공격성이 환자 자신에게 향해졌는지 아니면 타인에게 향해진 것인지에 따라 우선적으로 입원이 결정된다. 이런 환자의 대부분은 인격 장애와 물질 남용 장애를 가지고 있다. 이에 정신의학적 보호의 초점은 정신질환을 치료하는 것에서 폭발적인 기분 및 행동을 치료하는 것으로 급변하게 되었다. 현재는 양극성 장애와 정신분열증 간의 공통점보다 양극성 장애와 충동적 공격성 간에 공통점이 훨씬 많으며, 이는 점점 지역 사회에서 우선적으로 관리되어야 할 외래 요건이 되었다.

이런 변화 즉 다양한 약물들의 활용, 새로운 과학적 이해, 장애 분류의 확장, 구금 법률 또는 탈낙인찍기는 양극성 장애로 진단 받은 환자 수를 늘렸을 뿐만 아니라 그 원인이 무엇이고 어떻게 치료해야 하는지에 대한 관심을 고취시켰다. 희망적이게도, 이 책은 양극성 장애에 대한 소개와 독자들이 가장 관심 있어 하는 부분들–그리고 이를 치료하는데 사용되는 많은 약물에 대한 수많은 질문들에 답을 해줄 것이다.

의학 박사, 에바 알브레히트(Ava T. Albrecht)
의학 박사, 찰스 헤릭(Charles Herrick)

정보 제공에 기여한 환자의 일대기

스캇 베이만(Scott Weimnann)은 1962년 8월 31일 펜실베니아 주 랜스데일(Lansdale)에서 태어났다. 뉴욕 주의 퀸즈(Queens)에서 성장하여 브롱크스(Bronx) 과학 고등학교를 다닌 스캇은 자신이 가지고 있는 능력 이상의 성취를 보이는 학생이었다. 스캇은 초등학교와 중학교 통틀어 모두 "A"학점을 받았고, 중산층 수준의 교육을 받았다. 스캇은 뉴욕 주립 대학교에 다닐 당시 한 여성을 만났고, 그 여성과 4년 반의 연애 끝에 결혼했다. 스캇과 부인과의 관계는 LA에서 부부치료를 받기 시작한 1987년 전까지는 좋았다. 1998년 스캇은 부인의 사소한 말에도 몹시 화를 내기 시작했고, 부인이 이전에 수없이 봐왔던 시나리오 작업을 끝마치는 모습을 보였다. 분노 폭발의 경향은 특히 집에서 많이 나타나 스캇의 부인은 늘 살얼음판을 걷는 기분이었다. 스캇의 부인은 스캇이 화를 내지 않도록 늘 말하는 데 있어 신중을 기하고자 애썼지만, 그 과정은 매우 힘들었다. 스캇은 어떤 것도 자신의 마음에 들지 않는다는 것을 갑자기 깨닫게 되면서 자신이 전과 다르다는 것을 알게 되었다. 그는 그날 오후에 자신을 압도했던 분노의 감정을 다음과 같이 회상하였다. "정말이지, 나는 나한테 일어난 분노를 통제할 수 없었다." 스캇은 분노를 몸으로 느꼈고 더 이상 이런 식으로 살아갈 수 없다는 것을 알았다. 정신과 상담을 통해 양극성 장애로 진단 받았다. 약을 처방 받은 이후 스캇과 그의 부인은 스캇의 기분과 성격의 극적인 변화에 대해 보고했고, 약을 오랫동안 복용하면 복용할수록 증상을 통제할 수 있게 되었다고 말했다. 더 이상 그의 예민한 반응에 걱정할 필요가 없게 되자, 스캇의 부인은 이전 보다 효과적으로 남편과 대화를 할 수 있게 되었다. 그들의 관계는 전보다 더 가까워졌고 스캇은 자신의 절도 있고 관대하며 인정 많은 행동이 아이들에게 좋은 모델이 된다는 사실에 행복해 했다. 현재 스캇은 포춘 20(Fortune 20) 기술 회사의 IT 정보처리 자동화의 소재 전문가로서 근무하고 있다. 그는 아내와 결혼한 지 21년 되었고 호기심 많은 16살과 11살 난 두 딸이 있으며, 카야(Kaya)라는 골든 리트리버를 기르고 있다. 그들은 롱 아일랜드에 살고 있다.

레슬리 맥코맥(Leslie McCormack)은 30세 때 양극성 장애로 진단 받았는데 진단 받기 전 15년 동안은 증상으로 매우 힘들어 했었다. 여러 해가 지나고 나서야 주변 사람들이 그녀의 질환에 대해 알게 되었고, 그녀는 주변 사람들 모두에게 사과하고 싶어했다. "나를 이끌어주고 지지해준 루이스(Lois)와 내 옆에서 시종일관 사랑으로 있어 준 쉐린(Sharyn)에게 진심으로 감사해요."

제 1 부

기본 지식

- 정서란 정확히 무엇이며, 왜 우리는 정서를 가지고 있나요?
- 사고와 감정의 차이는 무엇인가요?
- 어떻게 뇌가 행동에 영향을 미치고 정서 상태를 조절할 수 있나요?

Q1 정서란 정확히 무엇이며, 왜 우리는 정서를 가지고 있나요?

정서를 말로 표현하기는 어렵다. 많은 사전에서 정서(emotion)란 단어를 느낌 혹은 기분이라고 정의하고 있지만, 그 의미가 정확히 무엇인지에 대해서는 교묘하게도 답을 피하고 있다. 정서를 연구하는 과학자들은 자신들의 관심 영역에 따라 정서를 설명하고 있다. 그렇기 때문에 정서에 대한 정의는 과학자의 연구가 생물학적 기초, 심리학적 기초, 사회적 기초 중 어디에 기반을 두는지에 따라 달라진다. 물론 이 때문에 정서에 대한 이해가 보다 복잡해진다.

역사적으로 마음(the mind)은 육체와 분리된 것이고 영혼의 일부분으로 여겨져 왔다. 사실, "정신(psyche)"은 영혼(soul)이라는 뜻을 가지고 있는 그리스어에서 기원하고 있다. 뇌와 마음에 대한 과학적 이해가 깊어진 이후, 일부 과학자들은 마음을 소프트웨어로 그리고 뇌를 하드웨어로 비유하고 있다. 하지만 실제로는 그리 간단하지 않다. 사고, 감정, 지각 또는 행위의 모든 변화는 두뇌 활동의 동시적 변화에 따른 것이다. 현재 과학자들은 뇌와 마음 사이에 명확한 구분이 없다는 사실을 인정하고 있는 추세이다.

마음과 뇌가 원래 하나라는 사실에도 불구하고, 뇌와 마음 사이에 경계를 짓고자 하는 것은 일상 생활에서 마음과 뇌에 대한 실질적인 개념적 차이를 만들어내고 있다. 예를 들면 그런 경계는 행위와 동기 간의 구별을 가능케 한다. 동기로부터 행위를 구별하는 것은 일상의 사회적 상호작용에서 타협을 할 때 도움이 된다. 누군가가 당신의 발을 밟았을 때 어떤 기분이 들지 생각해 보자. 즉각적인 통증과 함께 당신은 충격을 받고 놀라면서 화가 나겠지만, 동시에 당신은 그 사람의 동기 또는 마음 상태가 궁금해질 것이다. 당신은 감정에 따라 반응할 것이다. 그러므로 정서는 신체를 어떤 특정방식으로 행동하게 만들며 보통 이런 행동은 개인에게 있어 일종의 생존적 가치를 지니고 있다.

그렇기 때문에 정서 결핍은 신체적 통증의 결여로 비유될 수 있다. 당신은 환경에 의해 무기력해질 수 있고, 그 때문에 환경 안에서 적절히 상호작용하는데 문제가 있을 수 있다. 분노, 기쁨, 슬픔, 공포 또는 사랑을 느낄 수 없다면, 당신은 행위의 우선 순위를 매기는 것이 불가능할 것이다. 정서는 언제 행동해야 하고 행동하지 말아야 할지 결정할 수 있도록 도와준다. 이런 능력이 없다면, 당신은 일상 생활에서 당면한 많은 결정들 중 어느 것을 먼저 선택해야 할지 그 우선 순위를 정하는 것이 어려울 것이다.

Q2 사고(thoughts)와 감정(feelings)의 차이는 무엇인가요?

정서 또는 감정은 종종 사고와 구별된다. 일반적으로 사람들은 정서를 비합리적이거나 동물적인 것으로 생각하는 반면 사고는 합리적인 것으로 생각한다. 분노, 기쁨, 공포 및 슬픔과 같은 강한 감정은 항상 이익이 되는 행동으로 귀결되지는 않는다. 사고는 희망, 꿈, 소망이라는 정신적 내용을 담고 있는 단어이다. 사고는 대안들을 추론하고 숙고하게 해주므로 당신은 행위를 하기 전에 결과에 대해 평가할 수 있다.

요즘 과학자들은 실험과 임상적 관찰을 통해 사고, 감정 및 지각은 전체로서 공존하는 것이지 각각 따로 분리될 수 없다는 것을 알고 있다. 그렇기 때문에 모든 사고는 우리의 행위들 중 어느 것을 먼저 해야 할지를 결정하는 긍정적 혹은 부정적인 정서적 요소들을 가지고 있다. 이를 지지하는 증거는 신경학 그리고 컴퓨터 과학 분야에서 볼 수 있다. **신경학적(neurological)** 연구들은 감정과 사고의 연결이 끊어진 뇌 손상 환자들이 매우 간단한 목표일지라도 어떤 행동을 먼저 선택해서 행동해야 할지를 계획하지 못한다는 것을 보여주었다. 심지어 이들은 식당을 고르는 매우 단순한 과제조차 제대로 할 수 없었는데, 이는 다양한 선택사항에 대한 끊임없는 비용 대비 이익 분석에서 빠져나오지 못하기 때문이다. 컴퓨터 프로그래머들은 1과 0의 의미 없는 무한 반복이 아닌 적절한 가격과 이윤 창출을 결정하는 단순 **알고리즘(algorithms)**을 발달시키는 데서 비슷한 어려움을 겪는다. 그러므로 정서는 의사 결정과 미래의 목표를 계획하는 사고에 영향을 미치는 필요한 부분이다.

> ***신경학적(neurological) :***
> 뇌, 뇌간, 척수 및 말초신경을 포함한 신경계의 모든 측면을 말한다. 특정하고 확인 가능한 병리생리학적 과정의 문제는 일반적으로 정신의학이 아닌 신경학적 문제라고 본다. 병리생리학적 및 정신의학적 특징을 모두 가지고 있는 문제들은 신경정신의학적 문제라고 본다.
>
> ***알고리즘(algorithms) :***
> 특정 문제에 접근하기 위해 이루어지는 일련의 단계들을 말한다.

Q3 어떻게 뇌는 행동에 영향을 미치고, 정서 상태를 조절할 수 있나요?

뇌의 다양한 구성 요소들과 환경 간의 복잡한 상호작용을 통해 정서가 조절되는데, 이는 환경이 뇌의 구조와 기능에 영향을 미치고 뇌가 활동을 통해 환경에 영향을 미치는 순환 피드백 과정을 통해 이루어진다. 우리의 뇌는 다양한 환경 정보와(일부는 우리의 의식에서 활용되지만 대부분 무시되는) 이런 정보에 가장 빨리 반응하는 초고속망과 같다. 일반적으로 우리 의식에 활용되는 환경적 정보는 우리의 오감 즉 시각, 후각, 미각, 청각 그리고 촉각과 관련 있다. 사소한 말 한마디가 과거 경험과 관련된 수많은 정서적 기억들을 불러 일으킨다. 어떤 향기나 노래가 갑자기 과거 대인 관계나 상황을 떠올리게 할 수 있다. 현재 환경적 단서와 기억들 간의 연관은 뇌의 실질적 구조 변화에서 기인된 것이며, 장기 기억은 뇌의 구조적 변화 때문에 오랫동안 유지되는 것이다. 컴퓨터와 달리 뇌는 개인의 일생 동안 물리적으로 변할 수 있는 역동적인 기관이다.

보통 감각 정보들은 분명하지만, 수많은 환경 정보들은 의식의 각성 없이 나타난다. 뇌는 항상 우리 몸의 내적 환경–쉽게 활용되는 영양소와 화학물질, 혈압, 맥박, 체온 그리고 호흡–을 감시하고, 적절히 조절한다. 또한 겉으로 나타나지는 않지만 외부 환경을 감시하기도 한다. 이런 무의식적인 정보들이 때로는 명확하지 않은 방식으로 정서 상태에 영향을 줄 수 있다.

행동을 유발하는 이런 정보들에 대한 해석은 2가지 중요한 요인의 영향을 받는데, 이 요인은 정보를 받아들이기 전부터 이미 오랫동안 뇌에 영향을 미치고 있는 것들이다. 뇌를 구성하는 것은 성향(biases)의 집합들인데, 이들 중 일부는 **유전자(gene)**와 발달이 시작되는 생물학적(자궁) 환경에 의해 결정되고, 또 다른 일부는 과거 경험에 따라 결정된다. 유전자가 행동을 일으키지는 않을지라도, 유전자는 그 사람의 전체 기관을 구성하는 기초이다. 단백질 유전자 암호와 다양한 단백질은 인간이라는 유기체의 구조와 기능을 위한 기초 요소들이다. 유전자는 **신경해부학(neuroanatomy)**의 기초가 되었고, 반대로 신경해

유전자(gene) :
DNA 결과물로 특정 단백질을 암호화하거나 다른 유전자들을 통제한다. 유전자는 다음 세대로 유전된다.

신경해부학(neuroanatomy) :
신경계와 신경 조직에 대한 구조적 구성을 말한다.

신경생리학(neurophysiology) :
신경계의 기능과 활동, 특히 생리학에 기여한 과학의 한 분야를 말한다.

부학과 **신경생리학**(neurophysiology)은 행동에 대한 연구의 기초가 되었다. 한편 과거 경험은 **뉴런 가소성**(neuronal plasticity)이라 알려진 과정을 통해 뇌에 기록된다. 뇌는 반복 경험을 통해 보다 효과적이고 빠른 소통 경로를 만들려고 하므로, 이런 학습과 경험을 통해 효율적이지 못한 신경은 나뭇가지처럼 제거될 수 있다. 유전의 본질과 발달 경험은 사람들이 특정한 방식으로 환경에 반응하게끔 한다. 성향이 사람들로 하여금 부정적 행동을 하게 하고 일부 **정신질환**(mental illness)의 발달에 숨겨진 기제 중 하나일지라도, 이것은 단지 빠르고 효과적으로 행위를 하게 만드는 단순화된 행동 전략의 생물학적 경로일 뿐이다. 정서 없이는 행동의 우선 순위를 매길 수 없다; 우선 순위가 매겨진 행위는 당신이 결정을 내리는데 있어 중요하다고 예상하는 것과 반드시 관련 있다. 이 성향은 당신의 정서 경험과 **구조적**(constitutional) 본질에(유전자 및 비유전적 생물학적 효과) 기초한다.

정서를 통제하는 뇌의 특정 부위 또는 해부학적 위치를 밝히려는 연구에 의하면 각 부분들의 구분은 명확하지 않다. 가장 오래 되었으면서도 쉽게 이해되는 이론 중의 하나는(모든 것이 꼭 정확하지는 않지만) 뇌를 세 영역 혹은 층으로 나눈 것이다. 가장 기본적인 것은 뇌간과 **기저핵**(basal ganglia), 다음으로는 **변연계**(limbic system) 그리고 피질로 이루어진 합리적인 뇌이다. 첫 번째 층인 뇌간은 자기-보호의 기능을 한다. 위험 인식에 대한 반응으로 "**투쟁 혹은 도피**(fight or flight)" 반응이 나타난다. 뇌

뉴런 가소성(neuronal plasticity) :
학습의 결과로 신경의 성장과 변화 활동을 말한다.

정신질환(mental illness) :
사고, 기분 및 행동의 변화와 관련된 의학적 상태를 말한다.

구조(constitution) :
성격 및 특질이라는 개인의 생물심리학적 구조를 말한다.

기저핵(basal ganglia) :
신경 세포의 세 집단으로(미상핵, 내과피, 담창구) 이루어진 뇌의 영역으로 선택적으로 움직임의 통제를 담당한다. 기저핵의 이상은 불수의적 운동 장애를 일으킨다.

변연계(limbic system) :
섭식, 생식 그리고 정서적 사건에 대한 기억 및 감정을 담당하는 뇌의 한 부분이다. 변연계에는 시상하부, 해마, 편도체 그리고 대상회뿐만 아니라 기저핵의 일부분이 포함된다.

투쟁 혹은 도피(fight or flight) :
즉각적인 위협에 대한 신체적 반응이다. 아드레날린이 증가하는데 아드레날린은 위협에 부딪쳤을 때 도망치든지(flight) 혹은 맞서 싸우는데(fight) 필요한 에너지를 빨리 제공한다.

본능적(visceral) :
신체적 감각으로 주로 소화 기관을 말한다.

간은 또한 **본능적(visceral)** 혹은 "생장(vegetative)" 기능을(수면, 식용, 리비도, 심박동, 혈압 등) 통제한다. 변연계(고리 혹은 둘러싸기의 뜻인 'limbus'라는 라틴에어서 기원한 것으로 뇌간 주변의 부분으로 구성되어 있음)는 보상 센터로 잘 알려져 있는데, 여기에서 분노, 공포, 사랑, 미움, 기쁨, 슬픔과 같은 정서와 감정이 시작된다. 또한 변연계는 기억의 정서적 영향력과 관련하여 개인 정체성의 일부를 담당한다. 세 번째 대뇌 영역은 "합리적 뇌"라고 여겨지는 곳으로, 상징적 언어를 만들어 내고 읽기, 쓰기 및 수리적 연산과 같은 지적 능력을 발달시킨다. 이런 신경해부학적 구별은 명확하게 구분되는 것이 아니라 전체로서 기능을 의미하는 것이며, 여기에는 어떤 하나의 체계가 다른 체계보다 우월하지 않다는 가정이 내포되어 있다. "원초적인(primitive) vs 고등적인(advanced)", "열등한 vs 우등한"과 같은 뇌 영역의 개념은 현대 과학에서 지지 받지 못하고 있다. 뇌 구조는 위계적인 것이 아니라 평등한 것이다. 뇌의 기능은 군대 지휘 사령부라기 보다는 오케스트라와 유사한데, 즉 각각의 부분들은 전체와의 조화 속에서 기능을 하며 지휘자는 단지 "기계속의 영혼"에 불과하다.

Q4 정신 질환이란 정확히 무엇인가요? 주요 정신 질환에는 어떤 것이 있나요?

정신질환(mental illness) :
어떠한 병리생리학적 증거 없이 사회적, 학업적 및 직업적 기능을 손상시키는 기능적 증상으로 정의되는 의학적 상태이다.

정신질환(mental illness)을 질환이라는 개념으로 정의하기 위해서는 이에 대한 완벽한 이해가 필요하다. 과학의 발달로 의학이 발달하면서 질병의 개념은 질환의 개념으로 대체되었다. 의학은 객관적 증거를 요구하고 주관적 경험은 제외한다. 주관적 자료가 질병에 대한 이해에 도움이 될지라도 주관적이라는 고유의 특성 때문에 본질적으로 신뢰할 수 없다. 반대로 다양한 질병과 치료법에 대한 객관적이고 경험적인 접근은 상당히 발전하였다. 의료비의 급등으로 의료에 투자되는 비용이 줄고 질병을 치료하는 경우가 감소되면서, 단순 경제 원리에 따라 우리는 원하는 결과를 얻기 위해 돈을 쓰고 있다. 재정 상의 제한으로 보다 분명하고 쉽게 치료되는 질병에 투자된다.

그렇지만 인간은 인류가 가지고 있는 질병보다 그 수가 많다. 인간이란 말은 타인과 다른 자신만의 독특한 방식으로 질병을 경험한다는 것을 의미한다. 질병을 가진 인간이라는 것은 질환을 앓고 있다는 의미이다. 질환이 있다는 것은 질병에 대한 객관적 증거보다 상대적으로 중요하지 않다고 여겨지는 주관적 경험을 말한다. 개개의 환자들을 치료하는데 있어, 의사들은 질병과 질환 모두를 설명한다; 그 일부로서 치료(treatment)는 질병의 제거 또는 통제이다. 다른 한편으로 치유(healing)는 질병의 제거 그 이상의 것이 요구된다; 치유는 질환의 형태로 질병을 가지고 있는 환자 개개인의 경험에 대한 이해를 필요로 한다.

정신 질환을 정의하기는 어려운데 이는 대개 질환을 가지고 있는 사람들의 주관적 경험에 기초하기 때문이다. 다행히도 정신의학 분야는 과학적 기술 진보를 이루었고, 정신질환 치료에 효과적인 수많은 정신과적 치료법들이 지난 10년간 급증했다. 과학 이론들이 정신질환의 가능한 원인에 대한 이해를 넓혀주었지만 불행히도 질병의 개념을 입증할 수 있는 유용한 객관적인 정보는 거의 없다. 이것은 왜 정신 질환이 있는 사람들의 상태가 더욱 악화되는지 그리고 질환에 대한 이해 부족으로 질병을 가지고 있는 사람들이 낙인 찍히게 되는지에 대한 이유가 될 수 있다. 다양한 신체적 호소로 내과 의사를 만난 환자가 시험을 망친 이후 "머리 전체가 아프다"라는 불평을 한다고 생각해 보자. 하지만 같은 호소로 정신과 의사에게 환자가 진료를 받는다면, 환자는 자신의 질환에 대한 의학적 설명을 듣고 난 다음에 "머리 전체가 아픈 게 아니다"라고 확신을 하게 된다. 웹스터(Webster) 사전은 정신 질환을 "마음의 질병"으로 정의하고 있으며 질병과 질환, 마음과 신체 사이의 경계를 확인하기 위한 노력이 이루어지고 있다고 설명하고 있다. 이런 구별은 그것 자체만으로도 유익하지만 정신 질환을 앓고 있는 사람들에게는 수치와 낙인이 될 수 있다.

만약 정신 질환이 있다고 명명되는(label) 것이 환자들에게 안정감을 주고 도움이 된다면, 질병에 걸렸다는 것은 그리 모욕적인 게 아니라고 볼 수 있을 것이다. 어떤 임상적 검증이 없더라도 이런 정의는 충분한 생물학적 증거를 가지고 있다. 정신장애의 진단 및 통계 편람 4판 본문 개정판(DSM-IV-TR)은 각 장애의 증상 "메뉴"만 나열한 것이 아니다. DSM-IV-TR은 심리적 고통과 장해의 관점에서 개인의 삶에 영향을 미치는 증상에 대해 고려할 것을 요구하고 있다. 게다가 의학적 질환은 증상의 원인이 될 수 없다. 정상적인 수준의 변화, 정신적인 병, 신체적 병 간의 명확한 구별을 위해서는 의학적 원인이 없어야 하며 증상의 영향 정도를 알아야 한다. 정상과 병적인 수준 간의 차이를 명확하게 하는 것은 사고, 정서 또는 행동의 질환을 정의할 때 발생할 수 있는 주관성을 피하게 해 준다.

오늘날 대중 문화에서 기인한 많은 용어들이 정신 질환의 유형들을 구별하는데 사용되고 있는데, 이 용어들 중 대부분은 진단에 따른 낙인과 수치심에 관한 논쟁을 일으키고 있다. 이런 용어들에는 행동 장애, 뇌 장애, 미세한 뇌 기능 장해, 신경 쇠약, 신경증, 정신증, 공황 장애, 우울증, 정신분열증, **인격 장애(personality disorder)**, 특성(character) 장애, 주요 정신 질환,

> ***인격 장애 (personality disorder) :*** 평생에 걸쳐 지속되면서 기능적 손상을 일으키는 부적응적 행동 유형을 말한다.

경미한 정신 질환 및 "생물학적으로 기초한 상태"가 포함된다. 이 용어들 중 대부분은 이를 정의하는 사람들에 따라서 하나 이상의 의미를 가진다. 이 용어들은 대략 다음에 따라서 정의된다.

- 미디어 및 대중 문화
- 치료 비용을 부담하는 보험 회사의 재정에 영향을 미치는 정책
- 정신 이상을 이유로 유죄가 아님을 밝히는 사법 결정에 도움이 되는 법 체계
- 정신의학 및 심리학 위원회

첫째, 대중 문화와 미디어는 종종 정신 질환을 "미치거나" 혹은 그렇지 않은 것이라는 관념에 따라 정의한다. "제정신이 아닌", "미친", "정신이 나간", "정신적으로 병이 있는", "정신증적" 및 "정신분열증적"이라는 용어는 경찰이나 언론이 납득할 만한 동기가 없다고 밝히는 끔찍한 폭력 혹은 범죄 행위와 매우 관련 높다. 이런 상황에서 "미친"이라는 용어는 명백한 동기가 없다는 것으로 대체될 수 있다. 정신병이 일반 사람들보다 폭력적이지 않다는 논쟁이 계속되고 있지만 정신병이 있는 사람이 흉악범으로 체포되었다는 것이 언론에 알려지는 것은 결코 막을 수 없다. 이런 용어들 중 정신분열증과 같은 일부 용어는 DSM-IV에서 특정한 정신의학적 정의를 가지고 있다. 정신 이상과 같은 일부 용어는 오직 법정에서만 사용되고 있다. 그러나 언론과 대중 문화는 이러한 용어들을 도덕성의 의미를 내포한 경멸적인 것으로 사용하고 있다. 이런 "미친" 또는 "정신적으로 병이 있다"고 낙인찍히는 것에 대한 두려움 때문에 사람들이 정신과를 찾지 않는 것이다.

둘째, 정신 질환에 대한 정치적, 사법적 또는 경제적 정의는 환자들이 가진 질환때문에 나타나는 행동으로부터 그들을 보호한다는 것을 의미한다.

이런 용어에는 "생물학적으로 기초한", "행동 장애" 그리고 "정신이상"이 포함된다. 타당한 생물학적 검사가 없는 정신 질환의 정의는 광범위한 행동 양상들로 구성되어 있기 때문에 우리 사회에서 이런 용어가 남용될 가능성이 높다. 그 결과 사법적 및 정치적 정의는 이런 용어의 잠재적 남용으로부터 개인 및 조직을 보호하기 위해 만들어졌다. 개인을 보호하기 위해 "생물학적으로 기초한"이란 용어는 DSM-IV의 정신분열증, 주요 우울 장애, 및 **양극성 장애(bipolar disorder)**와 같은 장애들에 대한 치료 비용을 보험회사가 지불하도록 하기 위해서 만들어진 것이다. 대신에 보험회사는 "행동 장애"는 "생물학적으로 기초하지" 않는다고 생각하기 때문에, 이는 개인의 책임이지 제 3자가 지불할 대상이 아니라고 말한다. "정신이상"이란 용어는 오직 법정에서만 사용되는 엄격한 법적 정의이다. 어떤 사람이 정신 질환을 앓고 있다고 공개될 수 있지만 이는 오직 평등 원칙의 일부분일 뿐이다. 정신분열증을 앓고 있는 한 사람이 순전히 금전상의 문제로 식품점을 털었을 때 정신과 전문의가 그 사람은 정신 질환이 있다고 진단하고 언론에서 그를 "미쳤다"고 말할지라도, 그 사람은 정신 이상으로 판단하지는 않는다.

> ***양극성 장애(bipolar disorder) :*** 조증 혹은 경조적 삽화, 우울 삽화가 번갈아 가며 나타나는 정신 질환이다. 그리고 반복적으로 조증 삽화만 나타날 수 있고, 다른 삽화가 번갈아 나타나지 않을 수 있는 등 다양한 형태가 있다.

과학자와 임상가의 관심을 많이 끄는 정의는 세 번째 유형이다: 이는 정신 및 행동 현상을 체계적으로 분류하기 위한 시도로 만들어진 특정한 조작적 기준의 형태로, 특정 병인론(원인), 진단적 증상 목록(유형), 예후(결과)를 포함하고 있다. 정신 질환을 이해하고 분류하고자 한 노력의 역사는 의학 그 자체의 역사만큼이나 오래되었다. "생물학적으로 기초한", "심리학적으로 기초한" 그리고 "사회적으로 기초한" 간의 구별은 각 장애의 원인이 되는 개인적, 생물학적, 심리학적 및 사회적 요소들을 이해하려는 시도와 관련 있다. 그러나 정신 의학은 이에 대해 임의적인 구별을 한다. 임상가는

DSM-IV에서 축 I과 축 II 진단으로 "주요 정신 질환"과 "인격 장애"를 구분한다. 두 개의 축은 시간 경과 및 치료에 따라 증상이 악화되거나 호전되는 주요 정신 질환이나 상태들, 그리고 생물학적 치료에 반응하지 않고 증상이 지속되는 인격 장애나 특성들로 구분된다. 상태는 변하고 특성은 지속된다. 일반적으로 이 구별은 일반적인 행동과 특정한 정신 질환에 대한 우리의 이해를 높일 수 있는 "유용한 가설" 중 하나이다. 상태와 특질 사이의 경계가 명확하지는 않지만 그 경계가 정확히 무엇이며, 치료될 수 있는지에 대한 관심과 한계를 정신의학이 알게 해주었다. 과거에 정신의학자들은 인격 장애를 변화할 수 없고 치료가 불가능한 것으로 생각했었다. 하지만 과학이 발전하면서, 성격의 일부 측면은 시간에 따라 변할 수 있고 치료로 인해 나아질 수 있다는 것이 입증되고 있다. 그렇지만 여전히 보험회사와 법원은 "생물학적으로 기초한" vs "행동 장애" 또는 정신적으로 병이 있는 vs 인격 장애가 있는 것을 구별하려고 애쓰고 있다.

Q5 DSM-IV-TR이란 무엇인가요?

DSM-IV-TR(정신 장애의 진단 및 통계 편람 4판 본문개정판)은 다양한 정신 장애의 진단을 구축하기 위해 만들어진 표준화된 진단 편람을 말한다. 정신 장애의 진단 및 통계 편람의 서론에는 몇 개의 주의 사항이 개괄되어 있다. 정신 장애는 신체 장애와 마음의 장애가 구별된다는 것을 의미하는데 이 가정은 더 이상 타당하지 않은 것으로 본다. "정신 장애"란 용어는 모든 상황에 적용되는 일관된 정의가 결여되어 있다. 특정 장애들을 범주화하는 것에는 한계가 있는데, 왜냐하면 여러 장애들을 서로 구분할 수 있는 절대적인 경계가 없기 때문이다. 각 장애의 진단 목록은 오직 진단을 위한 지침서이지 "자세한 설명을 포함하고 있는 책(cookbook fashion)" 또는 "광범

위한" 방식으로 적용될 수 있는 것이 아니다. 결과적으로 정신 장애의 진단 및 통계 편람의 목적은 임상가와 연구자들 간의 의견 일치를 높이는 것이지, 법적 혹은 다른 비의학적 기준에 충족되는 정신 질환, 정신 장애, 정신 장해"를 나타내려는 것이 아니다(DSM-IV-TR의 서론 및 주의 사항 부분 참조).

치료 계획(treatment plan): 정신 질환의 치료를 위해 환자와 임상가의 합의 하에 세워진 계획이다. 여기에는 모든 치료 양식들이(치료 및 약물) 통합되어 있다.

일반의들도 쉽게 진단을 내릴 수 있기 때문에 항상 이런 주의 사항을 가슴 깊이 새겨두어야 한다. 치료에 관한 새로운 정보들이 축적됨에 따라 진단과 **치료 계획**(treatment plan)은 달라져야 한다. 게다가 과거에 사용되었던 진단 지침 때문에 임상가들 사이에서 진단적 불일치는 흔하다. 개개인의 다양한 증상들을 파악할 때 많은 증상들을 쉽게 확인할 수 있지만 동시에 기술된 상태만 가지고 속단하기도 쉽다. 임상가가 자신의 의문에 대해 탐구하고, 포괄적으로 이해하고 있는 노련한 임상가로부터 지도를 받는 것은 효과적인 치료 계획을 세울 수 있게 해주는 진단 확립에 도움이 될 것이다. 진단을 확립하는 능력은 개인의 건강을 회복시키는 치료 계획 개발에 중요하며, 만일 치료 계획이 실패했다면 의사가 해야 할 가장 첫 번째는 진단을 다시 고려하는 것이다.

Q6 뇌에서 어떤 화학 작용이 일어나나요?

우리 뇌는 **회백질**(gray matter)과 **백질**(white matter)로 구성된 복합적인 기관이다. 회백질은 **뉴런**(neurons)의 세포체와 다른 지지 세포들로 이루어져 있고, 백질은 뉴런 사이를 연결하는 **축색**(axons)이라는 긴 연결 통로로 구성되어 있다. 그림 1은 뉴런을 설명하고 있다. 뇌의 각 부위는 특정 기능을 담당한다. 예를 들어 **운동 피질**(motor cortex)은 우리 몸의 수의적 움직임을 통제하고, 시각 피질은 감각들의 정보처리를 담당한다. 각기 다른 뇌 영역들은 가까이 있는 것뿐만 아니라 멀리 떨어져 있는 영역들과 상호교류를 한다. 정보는 뇌의 백질 내 위치한 뉴런의 축색을 따라 이동한다.

그림 1.

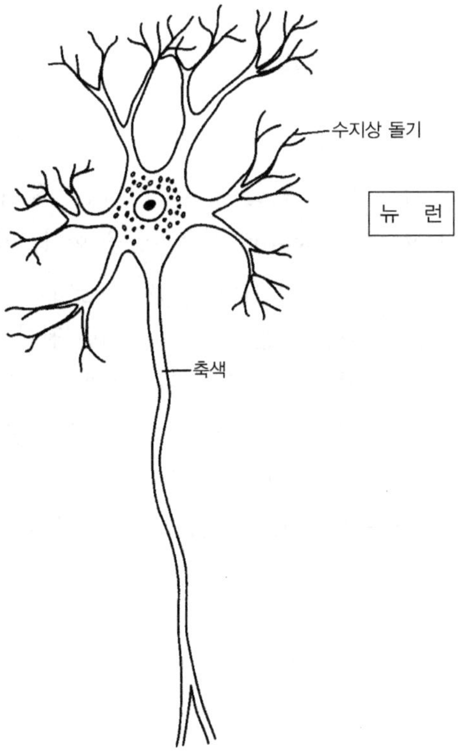

회백질(gray matter) :
신경 세포에서 "신경전달 transmission wires"의 역할을 하는 축색과 달리, 세포 핵과 세포의 신진 대사 기관을 포함하는 신경 세포체를 담고 있는 뇌의 일부분이다. 대뇌 피질은 회백질을 포함하고 있다.

백질(white matter) :
긴 신경 섬유를 감싸고 있는 수초(마이엘린myeline이라 불리는)로 이루어진 뇌의 통로를 말한다.

뉴런(neuron) :
세포체에 수지상 돌기와 축색이라 불리는 부분까지 확장된 신경 세포이다. 수지상 돌기는 시냅스로부터 세포체에 메시지를 전달하고 축색은 다른 신경 세포와의 교류를 위해 시냅스에 메시지를 전달한다.

축색(axon) :
신경 세포의 단일 섬유로 전기 충격에 의해 메시지를 수용 뉴런에 전달한다. 각각의 신경 세포는 하나의 축색을 가지고 있다.

운동 피질(motor cortex) :
대뇌 피질의 한 부분으로 수의적 운동과 직접적으로 관련 있다. 운동 영역으로 알려져 있으며 팔다리를 좌우 위아래로 움직이는 것처럼 특정한 신체적 움직임과 정확하게 연관되어 있다.

그림 2.

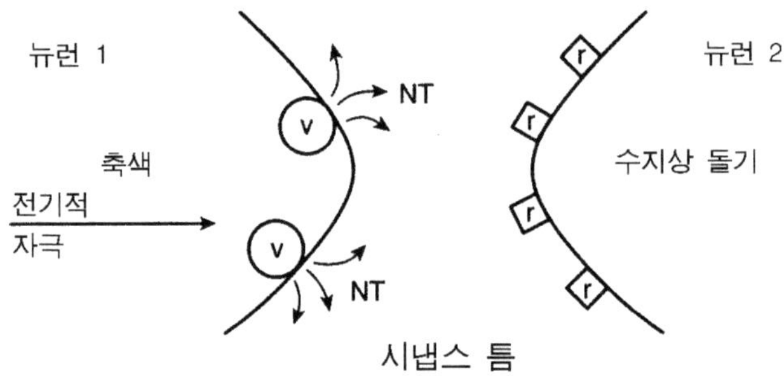

전기화학적으로 (electrochemically) : 신호가 신경학적으로 전달되는 방법을 말한다. 뇌의 화학 물질 또는 신경전달물질이 신경조직의 전기적 활동으로 바뀌어져서 신호가 전달된다.

시냅스 틈(synaptic cleft) : 두 개의 뉴런 사이의 연결 부분으로 신경전달물질을 방출하여 상호간의 교류를 유지하거나 변화시킨다.

신경전달물질 (neurotransmitter) : 뇌의 화학 물질로 신경 세포에서 방출되고 세포 수용기를 통해 다른 세포에 메시지를 전달한다.

수용기(receptor) : 세포의 단백질로서 세포 내 또는 외부 환경에서 나오는 특정한 화학 물질로 이루어져 있다. 세포에 변화를 일으키기 위해 전기화학적 메시지를 세포가 받아들이는 특정 활동을 한다.

뇌는 수백만 개의 뉴런으로 이루어져 있고 각각의 뉴런들은 각기 다른 **전기화학적 (electrochemically)** 상호작용을 한다. 이는 신경이 자극을 받으면 일련의 화학 작용이 전기적 자극을 일으킨다는 것을 의미한다. 이런 전기적 자극은 축색이라 알려진 신경 통로를 통해 전파되고, 자극을 받은 신경과 다른 신경세포 사이의 공간 즉 **시냅스 틈(synaptic cleft)**(그림 2)이라 알려진 곳에 **신경전달물질(neruotransmitters)**이라는 화학 물질이 방출된다. 방출된 신경전달물질은 이차 신경 수용기와 상호작용을 해서 그 신경전달물질의 방출을 촉진하거나 억제하게 된다. 신경전달물질과 **수용기 (receptor)** 간의 상호작용은 신경전달물질을 수용기에 채우는 "차단(lock)"과 수용기를 "개방(open)"하는 핵심적인 역할을 한다. 이 "개방(opening)"은 실제 이차 신경 안에서 신경의 "점화(fire)" 또는 비점화를 일으키는 일련의 화학적 변화이다. 그러므로 두뇌 활동은 이진법의 원리처럼 신경의 점화 또는 비점화에 관한 일련의 조직화된 결과이다. 이런 맥락에서 보면, 생존을 위해 일련의 1 또는 0(켜짐 또는 꺼짐, 점화 또는 비점화)의 복잡한 과정이 이루어지는 점이 컴퓨터와 상당히 유사하다.

신경 점화 이후 시냅스 틈으로 신경전달물질이 방출되면, 신경전달물질은 신호 차단을 위해 반드시 제거되어야 한다. 신호 차단을 위해 신경전달물질을 제거할 수 있는 방법에는 2가지가 있다. 첫째는 신경 **효소**(enzyme)로 알려진 특정 효소가 화학 물질을 파괴하는 것이다. 두 번째 방법은 수송기 또는 수송 펌프로 알려진 특별한 화학 물질을 활용하여 화학물질을 방출한 신경에 그 화학 물질이 다시 들어가게 하는 것이다. 신경에 화학 물질이 다시 들어가도록 펌프질하는 이 과정을 재흡수라고 한다. 모든 정신활성 합성물, 신경전달물질, 호르몬, 약물 또는 중독성 약물이 이런 단순 기제를 하나 혹은 그 이상 가지고 있기 때문에 신경생물학의 기본 원리를 이해하는 것이 중요하다.

> ***효소(enzyme) :***
> 체내에서 만들어진 단백질로 다른 화학 분자를 파괴 혹은 생성한다. 효소는 체내 화학 반응을 촉진하는 역할을 한다.

Q7 양극성 장애란 무엇인가요?

조울증으로 알려진 양극성 장애는 뇌의 의학적 상태로 이전과 다른 기분 변화와 개인의 사고, 감정 및 신체에 부정적 영향을 미치는 특징이 있다. "기분 변동(mood swing)"이라 불리는 기분의 변화는 정상적인 기분의 변화와는 달리 수면, 식욕, 에너지 및 성욕 영역에서의 이상(abnormality)과 관련 있고 개인의 기능에 심각한 영향을 미친다. 다양한 양극성 장애의 기분

생리학적(physiological) :
기관, 조직 또는 세포처럼 살아있는 물질(matter)의 기능과 활동이 지속되는 것이다.

스트레스 요인(stressor) :
신체와 정신에 대한 환경적 영향으로 점진적으로 부정적 효과를 일으킨다.

조증(mania) :
사고의 질주, 수면 욕구의 감소, 과잉행동과 충동 통제의 어려움과 관련된 기분의 상승(극심한 다행감 또는 과민함)이 특징인 상태다. 하나의 조증 삽화(물질의 섭취 없이)가 양극성 장애를 진단하는데 필요하다.

이환률(morbidity) :
특별한 질병의 과정 혹은 질환이 개인의 사회적, 학업적 혹은 직업적 기능에 영향을 미치는 것이다.

사망률(mortality) :
질환 또는 질병으로 인한 죽음을 말한다.

기능적(functional) :
일반적으로 생리학적 또는 해부학적 원인이 명확히 밝혀지지 않은 증상 또는 상태를 말한다.

상태는 개인의 문제나 도덕성 결합으로 인해 나타나는 것이 아닌 치료 가능한 의학적 상태이다. 정상적인 기분의 변화와 양극성 질환의 기분 변화를 구별하는 가장 최선의 방법은 양극성 장애를 정서와 인지를 포함한 다양한 생리 체계에 의거해서 **생리학적**(physiological) 활동이 감소 혹은 증가되는 것이라고 생각하는 것이다. **스트레스 요인**(stressor)이 우울증 혹은 **조증**(manic) 삽화를 유발하기는 하나 스트레스가 되는 일상적인 사건 단독으로는 이런 상태가 유발되지 않는다. 특정한 사람이 병에 걸릴 위험이 높기는 하지만, 어느 누구도 양극성 장애에 걸릴 수 있다. 치료가 되지 않은 양극성 장애는 이상 기분 상태로 나타나고, 그 빈도가 보다 잦아지는 만성적인 상태로 이어질 수 있다. 여느 질환과 마찬가지로, 양극성 장애의 우울과 조증은 모두 **이환률**(morbidity)과 **사망률**(mortality)을 가진다. 이환률은 직장, 학교 및 대인 관계의 영역에서 종종 나타나는 **기능적**(functional) 손상의 결과이다. 양극성 장애의 사망률은 기능적 손상 때문에(예를 들면 교통사고, 불법 약물 사용, 영양 실조, 건강 방치, 무모한 행동) 자살 혹은 사고사로 죽는 것이다.

양극성 장애를 가진 사람들은 대부분 치료에 반응이 있기 때문에, 이들이 우울증이 있다고 정당화할 수도 조증이 지속되고 있다고 말할 수 없다. 간혹 조증 증상은 그 병을 앓고 있는 사람에게 매우 좋은 기분을 안겨주지만 그 주변의 사람들은 조증에서 기인된 태도와 행동으로 고통을 받을 수 있다. 양극성 장애의 평생 **유병률**(prevalence)은 대략 1%로 알려져 있지만, 최근 양극성 스펙트럼까지 고려한 역학 연구에서는 4% 정도라고 보고하고 있다. 미국 국립 정신 건강 연구소(NIMH)는 미국에서 5백 70만 명의 성인이 양극성 장애를 가지고 있다고 보고하고 있다. 양극성 장애는 환자와 그들의 가족들 뿐만 아니라 사회적으로도 상당한 부담을 준다. 우울 및/또는 조증을 경험하고 있는 많은 사람들이 치료를 받지 않으려 함에 따라, 사회에서 치료되지 못한 **기분 장애**(mood disorder)에 드는 비용이 100억 달러에 이르고 있는데, 이는 직장에서의 생산력 감소와 일차 정신건강 서비스의 과도한 남용 때문이다. 제2형 양극성 장애 또는 양극성 스펙트럼 증상을 가지고 있는 많은 사람들은 일의 생산성을 감소시키는 기능적 손상이 큰데도 치료를 받으려 하지 않고 있다.

유병률(prevalence) :
일정 기간 전체 인구에서 사건의 위험 요소를 가진 사례의 빈도 비율을 말한다.

기분장애(mood disorder) :
정신 질환의 한 유형으로 일차적으로 기분에 영향을 미치고 이차적으로는 인지에 영향을 준다. 기분 장애는 주로 우울증 및 양극성 장애로 구성되어 있다.

■ 레슬리의 조언 :

완전한 조증 상태를 경험해 본적은 한번도 없지만 때때로 나는 내가 경조증적 상태에 있다는 것을 알곤 한다. 이럴 때면 나는 너무나 기분이 들 뜬 나머지 이를 제어하기 위해 약을 먹어야 한다는 사실을 받아들이기 어렵다. 내 몸 안에 흐르는 순수한 에너지; 무엇이든지 다 이룰 수 있다는 감정을 놓아버리는 것은 매우 힘들다. 이것이 내가 가지고 있는 장애의 증상이며 반드시 제어해야 한다는 것을 알기에 증상이 발생할 때 마다 나는 내 안의 무언가를 해결하기 위해 노력한다.

Q8 양극성 장애의 원인은 무엇인가요?

양극성 장애의 원인을 명확하게 밝힐 수는 없다. 원인에 대해 이야기하기

전에, 폐의 감염이 폐렴을 일으키고 흡연이 폐암을 유발한다는 인과관계에 대해 생각해보자. 과학자들이 흡연과 폐암사이의 인과관계를 증명하기까지는 수 년이 걸렸다. 오늘날에도 사람들은 말한다; "우리 할머니는 한 평생 담배를 피우셨지만 90세의 고령으로 사망하셨습니다. 어떻게 담배가 암을 유발할 수 있는 거죠?" 사실 흡연은 암을 일으키는 원인 중 가장 큰 비율을 차지하고 있으며, 이 밖에도 다양한 원인들이 모여서 폐암이 발생한다는 것이 정설이다. 이는 오늘날 대부분의 질병에 적용이 되고 있다. 대신 의사가 병의 원인에 대해 말할 때 그들은 실제로 특별 질환의 발현에 영향을 줄 수 있는 위험 요소들에 대해 이야기해야 한다. 예를 들면, 우울증은 다양한 원인을 가진 복합 질환이다. 양극성 장애는 주요 우울 장애보다 유전적 성향이 강하지만 그렇다고 100% 유전된다는 것은 아니다. 이 질환의 가족력이 없는 사람도 양극성 장애에 걸릴 수 있으며 가족력이 높더라도 양극성 장애에 걸리지 않을 수도 있다. 어떤 기분 장애가 나타날지는 그 개인의 다양한 내외적 원인들에 따라 달라질 수 있다. 이런 다양성은 우리가 일반적으로 많이 사용하는 **생물정신사회적(biopsychosocial)** 모델의 근간을 이루고 있다. 이 모델에서 임상가는 기분 장애 발병에 기여하는 생물학적, 심리학적 그리고 사회적 요소들을 고려하고 있다. 이 모델은 개인에게 발생할 수 있는 대부분의 질병에 적용될 수 있다. 예를 들어 심장병에 대해 생각해 보자. 심장병에 생물정신사회적 모델을 적용해 보면 가족력, 현재 고혈압과 높은 콜레스테롤 수치, 동맥 경화는 생물학적 위험 요소이다; A유형의 성격 및/또는 스트레스 대처 능력의 부족은 심리학적 위험 요소이며; 흡연, 다이어트 그리고 전반적인 활동 수준은 사회적 위험 요소이다.

생물정신사회적 (biopsychosocial) :
다양한 정신질환 발달에 영향을 미치는 위험 요소의 기원을 기술하기 위해 사용되는 모델로 한 개인에게 생물학적, 심리학적 그리고 사회학적 요소들이 통합되어 있다는 것이다.

생물학적으로 양극성 장애는 다양한 신경전달물질의 수준 및 활동의 변화와 관련 있는데 일반적으로 이를 뇌의 **화학적 불균형**(chemical imbalance)이라 말한다. 게다가 양극성 장애는 일반적으로 유전된다고 말할 수 있는 가족력을 가지고 있다. 심리학적으로 특정 성격 유형의 사람들이 스트레스 상황에서 일관되지 못한 대처 유형을 보이는 경향이 있다. 낮은 자존감과 비관적인 생각을 가진 사람들은 우울증에 걸릴 위험이 높다. 불안, 정신증 또는 물질 남용과 같은 다른 심리적 장애들은 양극성 질환에 취약한 사람들에게 양극성 질환이 발생할 가능성을 높인다. 사회적으로 양극성 장애의 발병은 스트레스를 유발하는 생활 사건과 관련 있는데 보통 배우자, 자녀, 직업 또는 재정적 안정의 상실이 포함된다. 간혹 기분 장애는 스트레스를 유발하는 사건이 아닌 긍정적인 사건으로 인해서도 유발될 수 있다. 이런 사건들에는 결혼, 자녀 출산, 직업의 변화 또는 승진 혹은 새 집 또는 새로운 이웃이 있는 곳으로 이사하는 것이 포함될 수 있다.

***화학적 불균형* (chemical imbalance) :** 정신 질환을 앓고 있는 환자들의 뇌에서 발생한다고 생각되는 현상에 대한 일반적인 전문용어이다.

■ 레슬리의 조언 :

나는 내 증상이 10대부터 나타났던 걸로 기억하며, 이제야 알게 되었지만 그 당시 나는 성적 학대를 지속적으로 받았었고 그것이 내 병을 유발시켰다고 확신한다. 또한 삼촌이 나와 같은 병을 앓았기에 이 장애가 유전적인 연관성이 있다고 믿는다.

Q9 양극성 장애에서 일어나는 화학적 불균형이란 무엇인가요?

수 천 개의 다양한 화학 물질이 뇌 기능에 관여하고, 이들은 다시 화학적 구조, 작용기전, **향정신제**(psychotropic) 효과 또는 신체의 어느 부위에서

향정신제(psychotropic) :
보통 약물을 말하는데 뇌에 생물학적 영향을 미침으로써 직접적인 심리적 효과를 보인다.

카테콜라민(catecholamines) :
뇌 신경전달물질의 한 종류로 에피네프린, 노르에피네프린 그리고 도파민이 포함된다.

노르에피네프린 (norepinephrine) :
신경전달물질로 기분의 조절, 각성 및 기억에 관여한다.

세로토닌(serotonin) :
뇌와 신체 전역에서 발견되는 신경전달물질이다. 세로토닌은 기분 조절, 불안, 통증 지각, 식욕, 수면, 성 행동 그리고 충동적 행동에 관여한다.

생체 아민(biogenic amines) :
두뇌 활동의 조절에 관여하는 신경계의 화학물질 집합으로 도파민, 세로토닌 및 노르에피네프린이 포함된다.

유래되는지에 따라 다양하게 나눠진다. 정서 상태에 영향을 미치는 뇌의 화학 물질은 크게 3가지 유형의 복합물질로 이루어진다; 신경전달물질은 단백질의 핵심 구성 성분인 단일 아미노산으로부터 화학적으로 만들어진 것이다; 신경펩타이드는 정신활동에 작용하는 단백질로 여러 개의 아미노산들의 연결로 이루어져 있다. 그리고 호르몬은 신체 다른 영역에서 만들어지는 화학 물질로써 혈류로 방출되고 정신에 작용하는 효과를 가지고 있다.

신경전달물질은 단백질의 핵심 성분인 단일 아미노산에서 화학적으로 만들어지며 우리 몸 전체에 존재한다. 신경전달물질은 뇌 기능에 영향을 미치는 중요한 요소이며 화학 구조에 따라 여러 개의 범주로 나뉜다. **카테콜라민(catecholamines)**은 도파민과 **노르에피네프린(norepinephrine)**을 포함한다. 인돌레라민(indoleamines)은 **세로토닌(serotonin)**을 포함한다. 이런 화학물질들이 모여 **생체 아민(biogenic amines)** 집단을 형성한다. 게다가 신경전달물질보다 훨씬 많은 수의 아미노산 전달물질이 뇌에 존재한다. 아미노산은 뇌의 모든 세포에서 사용되는 단백질을 구성하는 기본 물질이기 때문에 어떤 특별한 아미노산이 전달 물질인지 기술하기는 어렵다. 전달물질을 구성하는 여덟 개의 아미노산이 밝혀졌는데 이들 중 2개는 정서와 관련이 높다고 알려져 있다. 이 전달물질은 뇌의 주요 흥분성 신경전달물질인 글루타민과 주요 억제성 신경전달물질인 감마-아미노부티르 산(GABA)이다.

생체 아민은 세포핵이라 알려진 뇌의 가장 작은 영역에서 만들어지며 생산

공장으로 활동하는 신경 세포체 부위에 집중되어 있다. 세포핵으로부터 나온 축색은 고속도로처럼 뇌 전역에 광범위하게 신경전달물질을 보급하는 역할을 한다. 앞에서 언급된 세 가지 생체 아민은 기분 조절과 관련 있다. 예를 들어 도파민은 뇌의 자연적인 보상 체계로 쾌락을 만들어낸다. 노르에피네프린은 아드레날린이라 알려진 에피네프린 호르몬과 관련 있다. 아드레날린은 "쾌감(rush)"을 유발하는 위험 부담이 큰 활동과 연관된다. 세로토닌은 정신과 영역에서 식물 활동으로 알려진 수면, 식욕 및 성 기능 등과 관련있다고 보는데, 최근에는 기분 및 불안 통제와도 관련 있다고 알려져 있다. 이 세 가지 생체 아민의 역할이 정서 조절임을 지지하는 연구들이 많으며 양극성 장애에서 다양한 신경전달물질의 역할에 대한 연구가 진행 중이다. 이를 입증하는 증거는 무엇으로부터 나오는 것인가? 기본적으로 4가지 경로를 통해서 나온다: 첫째로는 뇌에 작용하는 다양한 정신활성 물질에 대한 연구이다. 둘째로는 사후 연구를 통해서이며; 셋째는 동물 실험이고; 마지막으로는 뇌에서 일어나는 신경전달 체계를 영상화 할 수 있는 뇌 영상 연구를 통해서이다.

- 세로토닌, 노르에피네프린 그리고 도파민의 감소는(특정 항고혈압제와 같은 다른 약물에 의한) 우울증을 일으킬 수 있다.
- 폭력적인 방법으로 자살한 환자들의 부검 결과 **중추신경계(central nervous system)**의 세로토닌 수치가 감소되었음이 밝혀졌다.
- **항우울제(antidepressant)**는 뇌에서 도파민, 세로토닌, 노르에피네프린의 기능을 증가시킨다. 이는 우울증 치료에 효과적이지만 환자가 조증 상태에 빠질 수 있다.
- 흥분제와 같은 일부 약물의 남용은 뇌의 신경전달물질인 도파민을 증가시키고, 양극성 장애 환자의 경우 조증을 유발하며 비-양극성 장애 환자들에게 조증과 유사한 증상을 보이게 할 수 있

> ***중추신경계***
> ***(central nervous system) :***
> 뇌와 척수에 있는 신경 세포와 이를 지지하는 세포들을 말한다.

다.

- 다양한 염증 및 폐 질환의 치료에 사용되는 코티코스테로이드계 약물은 조증 증상을 일으킬 수도 있다.
- **기분안정제**(mood stabilizer)로 사용되는 **비전형 항정신병제**(atypical antipsychotic)들은 도파민 수용기와 일부 세로토닌 수용기를 차단한다.
- 기분 안정제 중 **항경련제**(anticonvulsant)는 감마-아미노부티르 산(GABA)를 늘리고 글루타메이트를 줄임으로써 뇌 활동을 안정시키는 작용을 한다.
- 자기공명 입체스펙트럼 영상(MRSI)과 자기공명영상(MRI)은 임상가들이 뇌의 해부학적 기능뿐만 아니라 생물학적 기능에 대해 연구할 수 있게 해주었다. 통제 집단에 비해 양극성 장애 환자의 경우 특정 대사 산물의 농도가 우측 전 백질(the right frontal white matter)에서 유의하게 높게 나타났다. 게다가 두 개의 다른 신진대사물질의 농도는 통제 집단과 비교했을 때 양극성 장애 환자의 뇌 영역에서 유의하게 낮았다.

> ***항우울제(antidepressant) :***
> 임상적 우울증의 증상을 경감시키기 위해 특별히 판매되는 약물이다. 종종 우울증 보다는 다른 상태를 치료하는데 사용된다.
>
> ***기분 안정제(mood stabilizer) :***
> 일반적으로 우울증에서 조증으로 바뀌는 것처럼 기분 변동을 예방하고 치료하는 약물을 말한다.
>
> ***비전형 항정신병제 (atypical antipsychotic) :***
> 고전적인 항정신병제와 달리 뇌의 수용기에 초점을 둔 차세대 항정신병제로 신경학적 부작용이 적고 기분 안정의 효과가 있다.
>
> ***항경련제(anticonvulsant) :***
> 발작을 통제하고 예방하는 약물이다. 항경련제는 정신과 장면에서 조증, 기분 불안정 또는 다른 정신증적 상태를 치료하는데 사용된다.

우울증은 시냅스 틈에서 생체 아민 수가 불충분하여 뉴런간의 적절한 상호교류가 이루어지지 않는 것이라고 본다. 반면 조증은 생체 아민의 수가 너무 많아 뉴런이 생체 아민의 효과에 지나치게 민감하게 된 것이라고 본다. 게다가 조증은 수면 박탈에 의해 촉발될 수 있는데, 이는 뇌의 생체 시계가 조증의 발현에 중요한 역할을 한다는 것을 의미한다. 조증 치료제로 사용되는 약물 특히 리튬과 항경련제로 알려진 기분 안정제는 뉴런의 세포

막을 안정시켜 신경들 간에 생체 아민에 대한 민감성을 떨어뜨린다. 추가적으로 뇌의 중요 억제성 신경전달물질인 감마-아미노부티르산(GABA)의 양을 늘리는 많은 약물들 역시 흥분성 신경전달물질에 대한 뉴런의 반응성을 감소시키는 역할을 한다. 물론 이차적인 효과도 나타나게 된다. 비전형 항정신병제로 인한 수용기 차단이나 항경련제로 인한 민감성의 감소가 만성적으로 나타날 경우, 신경전달물질을 보다 쉽게 받아들이기 위해서 수용기의 수가 많아진다. 적절한 균형을 유지하기 위해 끊임없이 적응하는 신체에 대해 생각해 보자: 두 체계 간의 균형을 위해 한 체계의 변화는 다른 한쪽 체계의 변화를 일으킨다. 이 과정은 생물학에서 **항상성**(homeostasis)이라 알려진 것이다. 수용기의 **하류조절**(down-regulation) 또는 **상류조절**(up-regulation)은 항성성의 한 형태로, 가용성에 변화가 일어나면, 뉴런은 그 변화를 보상하는 작용을 하게 된다. 이런 조절은 즉각적이지는 않지만 생산성에서 변화를 필요로 하는데, 이는 왜 기분 안정제와 항우울제가 반응이 늦은 지에 대한 이유가 될 수 있다. 기분에 영향을 미치는 신호 조절에 관여하는 많은 화학물질들 사이에 균형이 존재하는데 양극성 장애는 부분적으로 화학적 불균형으로 볼 수 있다. 신경세포막을 안정시키거나 신경전달물질의 수용기를 차단하는 약물을 통해 균형을 맞출 수 있다. 조증은 우울증보다 복잡하고 이에 대한 이해가 부족하기에 화학적 불균형이란 용어가 가치 있는 개념이기는 하지만, 이 용어는 매우 단순화된 것이면서 동시에 많은 오류를 범할 수 있다는 사실을 항상 기억해야 한다.

항상성(homeostasis) : 신체의 안정적인 내적 생리적 상태를 유지하는 것이다.

하류조절(down-regulation) : 항상성 유지를 위해 신경전달물질 증가에 대한 반응으로 관련 뇌 영역의 수용기가 감소하는 것이다.

상류조절(up-regulation) : 항상성 유지를 위해 신경전달물질의 감소에 대한 반응으로 관련 뇌 영역의 수용기가 증가하는 것이다.

■ 스캇의 조언 :

내 심리 상태에 무슨 일이 일어났다는 것을 처음으로 알게 된 것은 8년 전이었

다. 부엌에서 아내가 나에게 어떤 말을 했는데, 그 말이 "나를 화나게 만들었다". 나는 강한 분노에 차 있었다. 나는 아드레날린이 동맥을 통해 순환하고 있으며 이 감각을 멈출 수 있는 방법은 없다고 느꼈다. 나는 화가 나고, 흥분했으며, 목소리도 격양되었다. 나는 금방이라도 싸울 듯한 호전적인 상태였고 감정의 폭발을 되돌릴 수 없었다. 그 순간 나는 내가 일종의 생물학적 불균형 상태에 빠졌고, 단순히 "정신력"만으로 이를 통제할 수 없다는 것을 깨달았다. 동시에 이를 자각하면서 무기력감에 빠졌다. 이 사건을 계기로 나는 정신과 치료를 받기로 마음 먹었다.

Q10 정신의학과 심리학의 차이는 무엇인가요?

역사적으로 볼 때 과학은 순수 철학이라는 철학의 한 부분으로 여겨져 왔는데, 그 이유는 과학이 본질에 관련된 것을 연구한 사상가들로부터 유래되었기 때문이다. 심리학은 인간 본성에 관한 순수 철학의 한 부분이었다. 인간 본성에 대해 철학자들이 처음으로 연구함에 따라 심리학은 도덕 과학을 연구하게 되었고, 정상 범주의 인간 행동을 연구하는 것은 철학자들의 고유 분야가 되었다. 반대로 흔히 정신 병리라고 알려진 이상 행동은 의사들의 고유 영역이 되었다. 당시 의사들은 신경학자 또는 정신질환 보호 시설에 구금되어 있는 환자의 의학적 보호를 담당하는 일반적인 전문가였다. 전문가들은 이런 유형의 환자들을 일차적으로 치료하는 사람이지 정신질환의 진단과 치료에 대해 전문적인 훈련을 받은 사람이 아니었다. 실험적인 방법들이 도입되면서 과학이 철학으로부터 분리되었을 때 심리학 역시 실험적 접근법을 사용하기 시작했다. 심리학은 인간의 행동과 마음이 어떻게 작용하는지에 대한 이해를 돕는 학문 분야로 대학에서 자리잡게 되었다.

신경학자로 훈련 받은 프로이트(Freud)는 환자로 하여금 머리 속에 떠오르는 것을 무엇이든지 말하게 하는 이른 바 **자유 연상(free association)** 기법을 만들고 발달시킨 첫 번째 의사였다. 치료자는 환자가 자신과 관련된 다양한 꿈, 기억 그리고 이야기를 주의 깊게 비평적으로 듣고 이들을 연결한 다음, 환자가 말한 내용의 **무의식적(unconscious)** 의미를 환자에게 해석해 준다. 이런 해석을 통해 환자는 통찰을 발달시키고, 통찰은 환자의 태도와 행동을 변하게 해줌으로써 환자의 고통과 어려움을 경감시켜 준다. 프로이트는 이 방법을 정신분석이라고 말했다. 이것이 근대 정신 치료의 시작이다. 프로이트는 보호시설에서 환자를 데리고 나와서 개인 사무실로 환자를 데려 오는 방식을 통해 정신 질환의 치료를 확장시키는 계기를 마련했다. 프로이트는 정신 분석이 매우 특수화된 훈련을 요구할지라도 이 기법을 익히고 숙달하기 위해서는 어떤 의학적 조건도 필요하지 않다고 굳게 믿었다. 그렇기 때문에 임상가가 되기 위한 관문이 심리학자에게도 개방되었다. 프로이트 시대 이래로 대학의 심리학과 심리학 전문 대학원은 임상가를 목적으로 심리학자들의 훈련을 확장시켰다. 심리학과 학생들은 임상 심리학의 연구 분야나 임상 실제 중에서 진로를 택할 수 있다. 일반적으로 임상심리학자들은 4년의 학사와 4년의 대학원 과정을 이수해야 하며, 이후 정신 건강과 관련된 장면에서 임상심리학 지도감독자 밑에서 1년의 인턴쉽 과정을 밟으면서 환자를 치료해야 한다.

자유연상(free association) : 사고를 검열하는 자연스러운 경향을 억제하고 머리 속에서 떠오르는 것을 소리내어 말하는 정신 과정이다. 이 기법은 정신분석과 정신역동적 정신치료에서 사용된다.

무의식(unconscious) : 의식 또는 숙고하는 마음에서 이용할 수 없는 잠재되어 있는 행동의 동기로서 평생의 경험을 통해 발달한다.

정신과 의사들은 매우 다른 교육적 과정을 밟는데, 보호시설에서 정신 질환자들의 일반적 건강 보호를 담당했던 일반의사 이상의 전문성을 키우는 것을 목적으로 삼는다. 비록 심리학적 철학에 기원을 두고 유사한 훈련 과정을 거치지만, 정신과 의사들은 의대생으로서 인간 해부와 생리학에 대해 공부한다. 모든 일반 의사들처럼 같은 교육적 배경과 학위로 졸업하며 정신의학자들은 정신의학뿐만 아니라 약물, 또는 다른 일차적 순환 근무 및 신경학을 포함한 공부를 인턴쉽 과정 중에 이수해야 한다. 인턴쉽 과정이 끝난 다음에 3년의 전공의 과정을 밟으면서 담당 전임의의 지도 하에 환자를 치료하게 된다. 일반의사와 마찬가지로 정신과 의사는 약물 처방의 권한을 부여 받게 된다. 이런 전문성 때문에 정신과 의사는 정신 질환을 치료하는데 약물을 사용할 수 있는 유일한 전문가이다.

제 2 부

진 단

● 양극성 장애의 증상들에는 어떤 것이 있나요?

● 양극성 장애는 어떻게 진단되나요?

● 양극성 장애에도 여러 가지 유형이 있나요?

Q11 양극성 장애의 증상들에는 어떤 것이 있나요?

양극성 장애의 증상 중 중요한 증상은 조증이다. 왜냐하면 특이하게도 양극성 장애는 오직 조증 삽화가 발생한 이후에만 진단되기 때문이다.

조증의 증세 및 증상은 다음과 같다:

- 극단적인 행복감, 다행감 또는 과민한 기분
- 위험이 큰 행동의 추구
- 높은 에너지 수준
- 주의 집중의 어려움, 쉽게 주의분산이 됨
- 감소된 수면 욕구
- **사고의 질주**(racing thoughts) 또는 말이 많아짐
- 성욕의 증가
- 고양된 자존감 또는 과대 망상
- 환청 또는 환시
- 편집증 또는 망상적 사고

> ***사고의 질주(racing thoughts) :*** 마음 속에 있는 생각들이 하나의 주제에서 다른 주제로 매우 빨리 이동한다는 주관적 느낌으로, 말의 속도가 끼어들 수 없을 정도로 빨라 이를 이해하고 따라가기 어렵다.

만약 위에서 언급된 증상들이 적어도 일주일 이상 지속된다면 조증 삽화가 존재하는 것이다. 특히 다행증과 관련된 많은 증상이 존재한다면, 조증의 가능성은 더 높아진다. 경조증은 같은 증상을 보이지만 그 정도가 덜 심각한 것으로 4일 정도만 지속되며, 정신증적 증상과는 관련이 없다. 또한 위에서 언급된 증상 이외에 자살 사고와 같은 우울 증상도 포함될 수 있는데, 이는 조증과 주요 우울 증상이 혼합된 혼재성 삽화 중에 발생할 수 있

불면증(insomnia) :
잠들기 어려움으로 한 밤 중까지 혹은 이른 아침까지 깨어 있는 것이다.

단극성(unipolar) :
양극성 또는 기분 상태의 양극단으로 알려진 조울증과 반대로, 주요 우울증 또는 한쪽 극단의 기분 상태를 말한다.

다. 조증 환자들은 몹시 충동적이기 때문에 자살 사고는 즉각적으로 평가되어야 한다. 조증은 통상적으로 다행감이 특징이지만, 심한 분노와 격분도 흔히 나타난다. 수면 욕구의 감소는 잠을 자고 싶은 욕구가 감소된 것으로, 잠을 자고 싶어도 못자는 **불면증**(insomnia)과는 다른 것이다.

양극성 장애 환자에게서 나타나는 우울 증세 및 증상은 주요 또는 **단극성**(unipolar) 우울증의 증상과 같고, 다음과 같은 증상을 포함한다:

- 슬픔 또는 과민함
- 한 때 즐거움을 추구했던 활동에 대한 흥미 감소
- 에너지 상실
- 주의집중의 어려움
- 불면증 또는 과다 수면
- 피로감
- 설명할 수 없는 신체적 증상 호소(예를 들면 두통, 요통, 위경련)
- 성욕의 감소
- 식욕의 변화(증가 또는 감소)
- 절망감, 무기력감 그리고/또는 무가치감
- 자살 생각 및 기도

위의 증상들이 2주 이상 지속된다면, 주요 우울 삽화가 존재하는 것이며 슬픔 또는 과민함과 관련해서 더 많은 증상들이 존재할 것이다. 여기서도 자살 생각이 절망감과 관련 있다면 즉시 평가되어야 한다. 우울증은 수 많은 신체 증상들을 가지고 있기 때문에, 실제로 다양한 신체 증상을 호소로 일반 진료를 받고 있는 많은 환자들이 우울증을 앓고 있다. 다른 의학적 상태를 확실히 배제하기 위해 신체적 평가가 필요하며 우울증 역시 가능한 상태로 고려되어야 한다. 만약 조증이나 경조증의 과거력이 있으면서 이런 증상들이 존재한다면 **양극성 우울증**(bipolar depression)을 고려해야만 한다.

> ***양극성 우울증 (bipolar depression) :*** 양극성 장애 경과 중에 발생하는 우울 삽화를 말한다.

■ 레슬리의 조언 :

불행하게도 내 증상은 10대에 시작되었고 30대 초반까지 나는 정확한 진단과 치료를 받지 못했다. 증상이 십대에 나타났기 때문에 나는 이 증상들을 생애의 한 부분에서 나타날 수 있는 "정상적인" 성장통 중 하나라고 착각했었다. 나는 내가 원하는 것을 무엇이든지 할 수 있다는 넘치는 에너지와 의욕을 느끼는 시기가 있었고 심각한 우울의 시기도 경험했다. 나는 이런 감정들 사이를 매우 빠르게 왔다갔다 했고 동시에 나 이외의 무언가를 마음대로 할 수 있다고 느꼈다.

이제 나는 내가 매우 짧은 시간 동안에 기분이 낮은 곳에서 높은 곳으로 다시 낮은 곳으로 이동한다는 것을 알고, 이런 상태가 "급성, 급성" 순환형 또는 "24시간 주기" 순환형이라는 것을 알게 되었다. 이런 끊임없는 감정의 기복은 매우 지치고 고통스러운 것이며 정서적으로 나를 힘들게 한다.

Q12 양극성 장애는 어떻게 진단되나요?

양극성 장애는 철저한 정신의학적 또는 기타 정신 건강 평가를 통해서 진단된다. 이 평가에는 현재 및 과거 증상의 탐색, 정신과적 및 의학적 과거력, 가족력, 사회력 그리고 물질-사용의 과거력이 포함된다. 게다가 현재 **정신 상태**(mental status)에 대한 평가도 있다. 양극성 장애의 진단에 어

정신 상태(mental status) :
특정 시점에서 한 개인의 인지적 및 정서적 기능에 대한 짧은 묘사로 이것은 항상 정신과적 평가의 일부분으로 포함된다.

떤 검사나 절차가 필요하지 않더라도, 간혹 정신과적 증상을 일으킬 수 있는 일반적인 의학적 상태를 배제하기 위해 신체적 검사가 필요한 경우가 있다. 경우에 따라서 임상가는 가족들로부터 부수적인 정보를 얻고 싶어할 수 있다. 이렇게 모아진 증상, 과거력 그리고 정신 상태에 기초해서 특정 진단이 내려진다. DSM-IV-TR은 제1형 양극성 장애 진단을 위해 가장 최근에 경험한 삽화의 유형-조증, 경조증, 주요 우울 또는 혼재성-에 기초하여 6개의 진단 기준 조합을 정의하고 있다.

조증 삽화는 다음에 의해 정의된다:

- 비정상적이고 일관되게 의기 양양하거나 과대하고 또는 과민한 기분 상태가 적어도 일주일 이상 지속되어야 하며, 다음 중에서 3개 이상의 증상을 보여야 한다:
  - a. 팽창된 자존심 또는 **과대망상**(grandiosity)
  - b. 수면 욕구의 감소
  - c. 평소보다 말이 많아지거나 끊임없이 말을 함
  - d. **사고의 비약**(flight of ideas) 또는 사고 질주(사고가 연달아 일어나는 주관적 경험)
  - e. 주의 산만
  - f. 목표지향적 활동의 증가 또는 **정신운동성 초조**(psychomotor agitation)
  - g. 위험하고 고통스러운 결과를 초래하는 쾌락 활동에 지나치게 몰두

과대망상(grandiosity) :
자신 또는 개인의 생각이 현실의 것보다 우월하다고 생각하는 경향을 말한다.

사고의 비약(flight of idea) :
사고 장애의 한 유형으로 문장 중간에 또는 이야기 중 부적절한 주제로 계속해서 전환되는 것이다.

정신운동성 초조 (psychomotor agitation) :
과잉활동 또는 안절부절못하는 움직임으로 매우 불안하고, 조증 기분 상태 또는 중독 상태에서 자주 볼 수 있다.

조증 삽화의 증상은 현저한 기능 손상을 일으키거

나 입원을 해야 할 정도로 심각한 것이며, 이 증상들은 물질의 사용 또는 일반적인 의학적 상태에서 기인된 것이 아니어야 한다. **경조증**(hypomanic) 삽화는 같은 증상들로 정의되지만 이는 현저한 기능의 손상이나 입원이 요구될 정도로 심각하지는 않다. 게다가 경조증적 증상들은 일상적인 수준의 어려움을 보이며, 적어도 4일간 지속되는 것을 요구한다. 주요 우울 삽화는 다음의 증상들로 정의된다:

경조증(hypomanic) : 조증과 같은 증상을 보이나 경미한 형태로 그 정도는 약하다.

과다수면(hypersomnia) : 깨어있기 어려운 것이다. 지나치게 많이 자는 것이다(oversleeping).

- 하루의 대부분 그리고 거의 매일 지속되는 우울한 기분
- 흥미 또는 즐거움의 상실이 있어야 하며, 다음의 것들 중 4가지 이상 해당되어야 한다.
    - a. 유의한 체중 감소(다이어트를 하지 않음) 또는 체중 증가 또는 식욕의 변화
    - b. 무가치감 또는 부적절한 죄책감
    - c. 주의집중력 감소
    - d. 불면증 또는 **과다수면**(hypersomnia)
    - e. 정신운동성 초조 또는 지체
    - f. 피로감 또는 활력 상실
    - g. 반복되는 죽음에 대한 생각 또는 자살 생각

다시 말해 현재 시점에서 유의한 기능적 손상이 있어야 하며, 증상들은 물질 또는 일반적인 의학적 상태에서 기인된 것이 아니어야 한다. 혼재성 삽화는 주요 우울과 조증 삽화가 적어도 1주 이상 존재할 때 진단된다.

제1형 양극성 장애 진단에 사용되는 6개의 기준은 다음과 같다: 단일 조

증 삽화, 가장 최근의 경조증 삽화, 가장 최근의 조증 삽화, 가장 최근의 혼재성 삽화, 가장 최근의 우울 삽화, 가장 최근의 달리 구별되지 않는 삽화.

Q13 양극성 장애에도 여러 가지 유형이 있나요?

질문 12는 제1형 양극성 장애의 6개 진단 기준을 제시하였다. 다른 양극성 장애의 진단으로는 다음과 같다:

- 제2형 양극성 장애
- 순환성 장애
- 달리 구별되지 않는 양극성 장애

제2형 양극성 장애는 경조증과 주요 우울 삽화가 특징이다. 제1형 양극성 장애와 달리 제2형 양극성 장애는 주요 우울과 경조증의 과거력이 모두 있을 때만 진단된다. 제1형 양극성 장애는 조증의 과거력만 있어도 진단될 수 있다. 만약 주요 우울증의 과거력은 없지만 경미한 우울증 삽화가 존재한다면, 순환성 장애로 진단된다(보다 자세한 설명은 질문 21에 있다). 달리 구별되지 않는 양극성 장애는 양극성의 경향은 있지만 전체 준거가 어떤 특정 진단에도 충족되지 않을 때 내려진다. 예를 들어 우울증의 과거력 없이 재발성 경조증 삽화가 존재하면 양극성 장애로 진단될 수 있다. 각 상태에 대한 기준에(1주 간의 조증 및 2주 간의 주요 우울증) 충족되지 않은 급변하는 기분 상태가 있다면 이 역시 양극성 장애로 진단될 수 있다.

양극성 장애 유형에 추가적으로 제1형 양극성 장애와 제2형 양극성 장애를 기술하는 세부 진단이 있다. 일년 동안 조증, 경조증, 주요 우울 또는 혼재성 삽화가 4번 이상 있을 때 급성 순환성 유형으로 진단될 수 있다. 다른 세부 진단으로는 삽화의 심각성, 정신증의 존재유무, 산후 발병, 장기적 경과, 관해 단계가 있다.

Q14 양극성 장애를 위한 혈액 검사나 다른 검사들이 있나요?

양극성 장애를 진단하는 객관적인 검사는 없다. 혈액 검사나 뇌 영상과 같은 몇몇 검사들은 특정 화학 물질의 수치를 측정하거나 뇌 기능을 살펴본다. 이 검사들은 현재 임상 실제에서 진단적 유용성을 가지고 있다. 담당의는 우울증이나 조증과 유사한 상태를 보일 수 있는 어떤 기저 상태를 확인하기 위한 목적으로 혈액 검사를 시행한다. 혈액 검사나 심전도 검사는 약을 처방하고 나서 그 약물이 신체의 특정 기관에 영향을 미쳤는지 그리고 그 기저선이 무엇인지를 측정하기 위한 목적으로 시행되기도 한다; 예를 들어 리튬은 갑상선이나 신장 기능에 영향을 미칠 수 있다. 덧붙여서, 치료 약물의 혈중 농도는 양극성 장애의 약물치료가 잘 이루어지고 있는지를 평가하는데 사용되기도 한다.

평정 척도 또는 자기 보고 형식이 평가의 필수 요건은 아니지만 일부 임상가들은 치료 과정의 보조 수단으로 이를 사용한다. 척도는 수직적인 방법으로 증상의 진행 양상을 추적하는데 유용하다. 포괄적인 진단 척도들은 임상가들이 감별 진단을 내리는데 도움이 될 수 있다. 이런 척도들로 진단을 내릴 수 있는데 이 척도들은 동일한 임상적 기준에 기초하고 있다. 이런 척도들은 진단의 신뢰도와 연구의 타당도를 높이는데 가장 유용하다.

■ 레슬리의 조언 :

솔직히 나는 생물학적 검사를 받고 싶다. 나는 반박할 수 없는 과학적 증거의 존재가 이 장애를 "정상화"할 수 있고 많은 사람들이 느끼는 낙인의 정도를 줄일 수 있다고 생각한다. 나는 이 장애를 우리가 극복하고자 노력하는 다른 의학적 질환과 같은 것으로 보며, 이 장애가 "정신" 질환의 영역으로부터 벗어나게 된다면 이 장애를 앓고 있는 사람들이 자신의 병을 다른 사람들에게 터 놓고 이야기하는 것을 덜 망설이게 될 거라고 생각한다.

Q15 저는 잠을 잘 수 없고 사고의 질주를 경험하고 있습니다. 저는 실제로 제가 불안해서 그렇다고 생각했지만 이제는 의문이 듭니다. 제가 양극성 장애일까요?

사람들이 경험하는 많은 증상들은 DSM-IV-TR에 기술되어 있다. 불안은 정신적 불편감을 의미하는 용어이다. 불안은 흔히 그 원인을 명확히 알 수 없지만 금방이라도 일어날 것 같은 운명적 사건에 대한 공포를 포함하며, 불안의 원인이 무엇인지 전혀 알 수 없다고 느끼는 것이다. 불안 장애에는 몇 가지 유형이 있다: 공황 장애, 광장공포증, 특정 공포증, 사회 공포증, 강박 장애, 외상후 스트레스 장애, 급성 스트레스 장애 그리고 범불안 장애. 불안 장애는 심리적 불편과 함께 신체적 증상과도 관련 있다. 신체적 불편이 극심할 때 불안은 종종 공황으로 나타난다. 공황과 관련된 신체적 증상들에는 가쁜 호흡, 어지럼증, 마비 및 저림(**감각이상** paresthesias), 가슴 통증, 심계항진, 위경련, 설사가 있다. 심리적 증상들을 기술하는 것은 복잡하지만 여기에는 금방이라도 어떤 일이 일어날 것 같다는 느낌과 함께 걱

감각이상(paresthesias) : 마비와 사지 저림을 보이며, 종종 불안 장애의 증상이다.

정, 공포, **불쾌감(dysphoria)**, 고통 및 초조 또는 과민함이 포함된다. 고통스러운 생각은 고통스러운 감정과 같이 발생한다. 통상적으로 생각은 자신의 행동이나 결정으로 인해 재정 및 건강 상의 문제, 경력 손상과 같은 부정적 결과가 발생하지 않을까와 같은 두려움에 초점이 맞추어진다. 대개 이런 두려움들의 일부는 완전히 왜곡되어 있지만 현실적인 것일 수도 있다. 실제로 걱정거리들은 반추되는 특성이 있어 마음을 매우 심란하게 만든다. 마음이 심란할 때 걱정거리는 성가신 존재로 주로 잠을 자야 하는 밤에 자주 발생한다. 이런 사라지지 않는 걱정거리들은 그 시점에서 종종 다른 걱정거리들과 합쳐져서 점점 커지고 이는 불면증과 자신의 생각이 질주한다는 주관적 느낌을 유발한다. 그리고 반대로 이런 걱정거리들은 신체적 초조 및 과잉활동을 일으키기도 한다. 수면 결핍과 좌절에 대한 낮은 내성으로 쉽게 화를 내는 것은 타인과의 잦은 말다툼으로 이끈다. 불안 상태와 조증 상태의 증상을 비교할 경우, 많은 유사성들을–불면증, "사고의 질주", 과민성, 주의 분산 및 낮은 좌절에 대한 내성–발견하게 된다. 다른 사람들에게 과잉활동으로 보이는 것은 실제로 안절부절 못함의 주관적 느낌일 수 있다. 불안과 조증 모두 스트레스에 의해 촉발될 수 있다. 스트레스는 정의가 불분명한 개념이지만 모든 사람들은 스트레스적 생활 사건이 발생할 때 그것이 무엇을 의미하는지를 인식할 수 있다. 스트레스에 대한 대부분의 초기 반응은 불안과 과민한 기분이다.

> ***불쾌감(dysphoria) :***
> 불행하고 기분이 좋지 않은 정서적 상태이다.

하지만 불안과 조증은 몇 가지 중요한 차이점이 있다. 조증은 현저한 과민성과 관련이 있으며, 이는 보통 한 개인이 자신의 목표가 다른 사람에 의해 좌절됐다고 느낄 때 발생하는 과민성을 동반한 다행감으로 경험된다. 다른 한편으로 불안은 분명히 불쾌한 것이다. 이 두 장애에서 불면증의 본질 역시 다르다. 조증 환자들은 잠을 자야 할 필요를 느끼지 못할 뿐만 아니

자아동질적(ego-syntonic) :
자기(자아)가 용인할 수 있는 것을 말한다.

자아이질적(ego-dystonic) :
자기(자아)가 받아들일 수 없는 것을 말한다.

공존률(comorbidity) :
우울증과 불안 장애와 같이 2개 이상의 정신 장애가 존재하는 것이다.

회복(recovery) :
정신 질환의 성공적 치료 후에 병전 기능으로 되돌아 가는 것을 말한다. 회복은 증상이 없어진 지 6개월이 지났을 때 사용되는 용어이며, 그 전까지는 관해(remission)라는 용어가 사용된다.

라 잠 자기를 원하지 않는다. 그리고 그들은 수면 결핍으로 고통스러워 하지도 않는다. 오히려 조증 환자들은 너무나 많은 일들이 있기 때문에 잠 드는 것을 걱정한다. 게다가 조증 환자들에게 있어 사고의 질주는 불필요하거나 고통스러운 것이 아니라 성취해야 할 일들에 대한 멋진 생각들로 가득 찬 것이다. 일반적으로 그들의 사고는 **자아동질적인(ego-syntonic)** 것이다. 반대로 불안 환자들은 그들의 생각과 걱정거리로부터 벗어나기 위해 필사적으로 잠을 자려고 노력한다. 그들은 자신들의 질주하는 사고를 멈추기를 간절히 바라는데, 그 이유는 이런 생각들이 심리적으로 고통스럽고 혹은 **자아이질적(ego-dystonic)**이기 때문이다. 불안 장애 환자들이 과잉활동적이고 초초한 것처럼 보일지라도, 그들은 편안하고 방해 받지 않는 수면을 통해 주관적으로 소진된 느낌으로부터 벗어나길 원한다.

임상적 연구들은 양극성 장애와 공황 장애, 강박 장애, 사회 공포증 그리고 외상후 스트레스 장애 간에 **공존률(comorbidity)**이 높다는 것을 보여주었다. 최근 연구에서 양극성 장애 환자의 과반 수 이상이 불안 장애를 가지고 있다는 것이 밝혀졌다. 불안과 양극성 장애의 혼합 증상을 가지고 있는 환자들은 보통 발병 연령이 어리고, 기능 수준이 낮으며 자살 기도의 가능성이 높고 추가적으로 **회복(recovery)**의 가능성도 낮았다. 정신과적 상태와 관련된 불안의 경우 자살 시도의 위험이 수배나 높다는 증거들이 점점 많아지고 있다. 그러므로 기분의 불안정성과 함께 불안을 치료하는 것도 상당히 중요하다.

불안 장애와 양극성 장애의 높은 공존률을 설명할 수 있는 정신생물학적 기제들은 다양한 신경전달체계 간의 복잡한 상호작용과 개인이 경험하는 환경 자극에 대한 반응과 관련 있다. 이런 신경전달물질 체계에는 노르에피네프린, 도파민, 감마-아미노부르틴산(GABA) 그리고 세로토닌이 있다. 게다가 특정한 조증 억제 약물들은 명백하게 공황 증상을 억제하는 속성과 **항불안제(anxiolytic)** 속성 역시 가지고 있다(예를 들면 에퀘트로Equetro(카바마제핀cabamazepine), 데파코트Depakote(나트륨 발프로에이트sodium valproate), **항정신병제(antipsychotics)**). 일부 항불안제(예를 들어 알프라졸람(alprazolam)보다는 가바펜틴(gabapentin)과 벤조디아제핀(benzodiazepines)) 역시 불안 증상을 느끼는 양극성 장애 환자들의 급성 조증을 치료하는데 유용하다.

항불안제(anxiolytic) : 불안의 주관적 및 객관적 증상을 경감시키는 물질이다.

항정신병제(antipsychotic) : 환각, 망상, 사고 장애와 같은 정신증적 증상을 치료하는 약물이다. 항정신병제는 특정 기분 장애를 치료하는데 사용될 수 있다.

Q16 양극성 장애, 정신분열증, 분열정동 장애 간에 어떤 차이가 있나요?

엄밀히 말하면 양극성 장애는 기분 장애로 정신분열증은 정신증적 장애로 분류된다. 분열정동 장애는 우선적으로 정신증적 장애로 고려되지만 기분 장애가 동반된다. 양극성 장애, 정신분열증, 분열정동 장애 모두 많은 증상들이 중복되기 때문에 각기 다른 시점에서 질환의 경과에 따라 진단이 달라질 수 있다. DSM-IV-TR에 기재되어 있는 많은 장애들의 경우, 증상들이 중복되어 많은 상태들이 동시에 진단될 수 있는데(예를 들어 우울 장애 및 불안 장애) 이는 공존이라 알려져 있다. 많은 사람들이 동시에 다양한 상태들을 경험할 지라도 특정한 배제 기준을 두어서 동시에 진단내릴 수 없게 하는 경우도 있다. 역사적으로 양극성 장애 환자들이 정신분열증으로 잘못 진단되는 경우가 있었다. 양극성 장애와 정신분열증은 증상이 서로 유사하지만 예후는 매우 다르기 때문에 정확한 진단이 중요하다. 이전에는 치료가 서로 달랐지만 비전형 항정신병제의 출현으로 치료 역시 자주 중복되면서 약물 복용의 과거력은 개인의 과거 정신과적 진단을 결정하는 적절한 방법이 아니다. 증상의 중복에도 불구하고 특히 양극성 장애의 조증 삽화의 경우, DSM-IV-TR에 의하면 질문에서 언급된 세 가지 상태는 동시에 진단될 수 없다. 정신분열증의 증상들로는 다음의 것이 있다:

정동의 단조로움(affective flattening) : 외적 자극에 표정 및 정서 반응이 없는 것을 말한다.

운동성 실어증(alogia) : 정신적 무능력으로 인해 말을 할 수 없는 것을 말한다.

무의욕증(avolition) : 일반적으로 바람, 동기 그리고 끈기의 결여로 설명되는 심리적 상태이다.

- 망상
- 환각
- 와해된 말
- 와해된 행동
- 음성 증상(**정동의 단조로움**[affective flattening], **운동성 실어증**[alogia], **무의욕증**[avolition])

조증 삽화 동안에 정신증적 상태라면 이 증상들 중 어느 것이라도 존재할 수 있다. 그렇기 때문에 정신분열증으로 진단되기 위해서는 정신증적 특징을 동반하는 분열정동 장애 혹은 기분 장애(양극성 장애)의 진단이 배제되어야 한다. 분열정동 장애는 위에서 언급한 정신분열증 증상을 동반하는(또는 혼합된) 주요 우울 또는 조증 삽화가 존재할 때 정의된다. 게다가 현저한 기분 증상 없이 적어도 2주 동안 망상과 환각 증상이 있어야 한다. 그러므로 분열정동 장애는 종종 특정 시점보다는 전체적인 질환의 경과로 쉽게 진단된다. 정확한 과거력 역시 필요한데 질환의 급성 단계에서 과거력에 대한 정보를 얻는 것은 쉽지 않을 수 있다.

17 저는 제가 행복하고 생산적인 사람인 것 같습니다. 제가 정신 장애를 가진 걸까요?

여기에는 몇 가지 가능한 답이 있다. 첫째, 당신은 정신 장애를 가진 것이 아니며 주위 사람이 당신의 낙관적이고 패기에 찬 태도를 지나치게 병적으로 받아들이는 것일 수 있다. 정상적인 기분 변화와 병적인 변화를 구별하는 것은 대개 주관적 판단에 의한 것이다. 일반적으로 임상가가 어떤 상태를 정신분열증, 제1형 양극성 장애 그리고 주요 우울 장애로 진단내리더라도, 이런 장애들이 경미한 수준으로 나타날 때는 성격 문제와 많은 부분이 중복된다. 여기에는 제2형 양극성 장애, 순환성 장애, 달리 구별되지 않는 양극성 장애, 달리 구별되지 않는 우울 장애 그리고 기분부전증과 같은 기분 장애가 해당된다. DSM-IV-TR은 각각 이런 상태에 대한 특정 진단 기준을 제시하고 있다. 하지만 환자의 특정 행동, 감정, 생각 또는 태도가 질환의 증상인지를 결정하는 것은 객관적이기보다는 주관적인 요소가 더 많다. 그리고 DSM에는 포함되지 않았지만 급성 순환성이나 24시간 주기의 양극성 장애와 같은 양극성 스펙트럼 장애가 문헌에 많이 설명되어 있다.

둘째, 당신이 행복하고 생산적이라 인식하는 것이 꼭 옳지 않을 수 있다. 당신 주변의 사람들이 자주 당신의 행복감이나 창의성을 방해하는지 혹은 목표를 향해 가는 당신에게 장애물이 되는지를 스스로에게 물어봐라. 행복과 창의성에 대한 당신의 생각이 실제 다른 사람들이 보는 것과 다르다는 것을 발견하게 된다면, 그 차이가 왜 나타나는지를 곰곰이 살펴볼 필요가 있다. 일반적으로 조증을 앓고 있다면 그 자신은 행복하겠지만 주변 사람들은 비참할 것이다. 그 이유는 누군가가 조증 환자의 목적과 행복을 방해할 때 환자들이 심하게 화를 내고 공격적이기 때문이다. 이 시점에서 과민성은 가장 두드러진 기분이다. 조증 환자들은 무모하고 쾌락적인 활동에 충동

재발(relapse) :
적극적인 치료를 받은 사람이 정신 질환의 증상으로 되돌아가는 것을 말한다. 재발은 종종 치료 반응 동안 혹은 증상의 관해 기간에 발생한다. 만약 증상이 회복 단계라고 말하는 동안 즉 성공적인 치료의 6개월 이후에 나타났다면 이때는 재현(recurrence)이라 한다.

적으로 몰두할 뿐 파산, 이혼 혹은 더 나쁜 결과들을 생각하지 않는다.

마지막으로, 당신의 좋은 기분은 당신이 복용하고 있는 약으로 인해 그럴 수 있다. 양극성 장애는 만성적이고 반복해서 발생하는 상태이며, 약물은 단지 증상을 조절하고 **재발(relapse)**을 예방하는 것이라는 사실을 항상 명심해야 한다. 많은 경우 약물 효과로 문제가 해결되어 더 이상 약이 필요하지 않다고 생각하는데, 특히 스트레스로 인해 기분 삽화가 나타났다고 믿는 경우에는 더 그렇다. 정신과 의사가 미래를 예측할 수는 없지만 미래 삽화와 관련된 이런 이슈는 약물 복용 중단 이후의 재발 및 약물 부작용의 위험을 평가하는데 중요하다. 보통 임상적으로 의미 있는 우울 삽화의 위험 요인이 조증의 재발보다는 많기에, 양극성 장애의 우울 삽화가 가장 취약한 것이다.

Q18 양극성 우울과 주요 우울증은 어떻게 다른가요?

양극성 장애의 우울 증상은 주요 우울증의 증상과 같다. 사실 양극성 장애의 우울 삽화 기준는 이미 질문 12번에서 기술된 DSM-IV-TR의 주요 우울 삽화의 기준과 동일하다. 이 질환들 간 차이는 유전성, 임상적 경과, 예후 그리고 치료와 관련 있다. 양극성 장애는 우울증과 양상이 같아서 양극성 장애라는 진단을 놓치는 경우가 많다. 우울증 치료를 받고 있는 환자가 양극성 장애로 정확히 진단 받기 위해서는 평균 8년이 소요된다. 환자들이 자주 경조증이나 조증 증상에 대한 병력 보고를 빠뜨리기에 임상가들 역시 과거 조증 증상을 알아차리지 못할 수 있다. 제2형 양극성 장애의 경우 경조증 증상의 심각성이 덜하기 때문에 제1형 양극성 장애 보다 자주 진단을 놓치게 된다. 우울한 사람들 중에서 양극성 장애를 정확히 진단하기 위해서는 과거력이 무엇보다 중요하다. 그렇지만 몇몇 임상적 특징들은 주요 우울증 보다는 양극성 장애를 시사하는 것으로 볼 수 있다. 이런 임상적 특징들에는 어린 나이의 발병(25세 이전), 비전형적 증상의 존재, 정신증적 증상 그리고 물질 남용과의 공존이 있다. 양극성 질환의 가족력 역시 시사하는 바가 크다. 다른 관련 사항으로는 여러 번의 우울 삽화, 단기 우울증 그리고 항우울제로 유발된 조증 또는 경조증이 있다. 이런 관련 사항들 중 어느 것으로도 양극성 우울을 진단할 수 없지만 이를 통해 임상가들은 향후 나타날 수 있는 조증 삽화를 고려할 수 있다.

일차 진료 의사가 양극성 우울증을 포함한 우울증 진단을 내리더라도, 양극성 우울증은 치료가 어렵기 때문에 정신과 의사가 치료 과정을 반드시 지켜봐야 한다. 항우울제 치료로 인해 조증으로 바뀔 위험이 높기 때문에 양극성 우울의 치료는 어려울 수 있다. 역사적으로 리튬은 양극성 우울의 치료에 있어 가장 중요한 약물이며 양극성 환자들의 자살 위험을 줄일 수 있지만 많은 부작용이 있다. 최근에 올란자핀(olanzapine)과 플루오세틴(fluoxetine)이 조합된 심비악스(Symbyax)가 양극성 우울증 치료제로 허가 받았다. 항경련제는 조증 삽화의 치료에 우선적으로 사용된다. 라모트리진(Lamotrigine)은 양극성 장애의 우울 **재현(recurrence)**을 예방하는 약물로 승인받았다. 정신과 의사가 항우울제 치료가 필요하다고 결정할지라도, 현재 임상 실제에서는 항우울제보다 기분 안정제를 먼저 사용하는데 이는 항우울제로 인해 조증으로 증상이 전환되는 것을 예방하기 위해서이다.

재현(recurrence) :
완벽한 회복 이후 정신 질환 증상이 다시 나타나는 것으로 증상이 완전히 없어진지 6개월이 지나서 증상이 다시 나타나는 것을 말한다.

19 저희 남편이 우울해하고 감정 기복(mood swing)을 보입니다. 조울증일 수 있나요?

감정 기복(mood swing)은 종종 조울증 혹은 양극성 장애가 있다는 것과 같은 뜻으로 여겨진다. 하지만 "감정 기복"의 존재만으로 그 사람이 양극성 장애인지를 결정하는 것은 충분하지 않다. 상당 수의 우울한 사람들은 기분의 고조와 저하를 경험할 수 있다. 양극성 우울이 주요 우울증 보다 치료하기가 어렵기 때문에 이 차이는 중요하다. 양극성 장애는 주요 우울증보다 발생 빈도가 적은데 전체 인구에서 대략 1%가 양극성 장애를 앓는다(반면 우울증은 15%이다). 또한 가족력과 밀접한 관련이 있고 일반적으로 보다 심각한 질환이다. 주요 우울증과 달리 양극성 우울이 있는 사람들은 일생 동안 적어도 한번 이상의 조증이나 경조증 삽화를 경험한다. 조증 또는 경조증을 경험하는 것으로 "감정 기복"이 있다고 말할 수 있지만, 이런 기분 상태는 특정 기준들을 가지고 정의해야 한다. 감정 기복은 사람들마다 다양한 의미를 가지는데, 여기에는 계속해서 우는 것에서부터 과민성 혹은 분노의 삽화까지 다양하다. 조증 또는 경조증 삽화는 수면 욕구의 감소(불면증은 아님), 상승된 자존감(과대망상), 빠른 **말의 압박(pressured speech;** 계속 말을 하고 싶은 욕구), 다행감, 증가된 활동 수준으로 설명된다. 기간에 대한 기준도 진단을 위해 필요하다. 우울증이 과민성과 분노 조절의 문제를 일으킬 수 있고, 둘 다 "감정 기복"처럼 보일 수 있기에 진단 기준을 면밀하게 평가해야 한다. 정확한 과거력은 올바른 진단을 내리는데 필요하다. 일단 조증 또는 경조증 삽화가 과거에 발생한 적이 있다고 밝혀지면 치료적 접근은 반드시 달라져야 하며, 항우울제 복용과 관련하여 다양한 위험이 있을 수 있다는 것을 진단에 반영해야 한다.

말의 압박(pressured speech) : 말을 계속 하고 싶어하는 욕구이다. 이런 유형의 말은 다른 사람이 중간에 끼어들기가 어렵다. 조증 혹은 경조증적 기분 상태에서 흔히 나타난다.

Q20 저는 항우울제를 복용하면 과민하고 초조해집니다. 주치의는 제가 경조증일거라 말합니다. 이게 무슨 뜻이죠?

양극성 장애는 적어도 한번의 조증(제1형 양극성 장애) 또는 경조증(제2형 양극성 장애) 삽화의 과거력이 있을 때만 진단될 수 있다. 때때로 개인의 첫 번째 기분장애 삽화가 우울 삽화일지라도 실제로는 양극성 장애일 가능성이 있다. 이 가능성은 양극성 장애의 가족력이 있다면 높아진다. 실제로는 우울한 사람이 양극성 장애가 있다면 항우울제가 경조증 또는 조증 기분상태를 발현시킬 수 있으므로, 이는 양극성 장애가 있는 사람이 항우울제를 복용할 때 왜 기분 안정제가 필요한지 그 이유가 된다.

그렇지만 항우울제로 인해 경조증적 혹은 조증 상태가 되는 것만으로 양극성 장애라고 진단할 수는 없다. 이런 반응은 양극성 우울을 가지지 않은 사람들에게서도 나타날 수 있다. 이런 특징이 양극성 스펙트럼 질환의 특징인지에 대해서는 많은 전문가들 사이에 논쟁이 있다(질문 21을 보라). 만약 당신에게서 조증 반응이 나타났다면 주치의는 항우울제 사용을 중단할 것이다. 과거 개인력 및 가족력에 대한 질문은 이전의 경조증이나 조증 삽화의 증거가 누락되었는지 확인하기 위해 필요하다. 항우울제 복용을 중단하면 당신의 경조증 혹은 조증 증상은 해결될 것이다. 항우울제 복용을 중단했어도 증상이 여전히 존재한다면 양극성 장애일 가능성이 높다. 만약 증상이 사라졌다면 조증 반응이 다른 약물에서는 나타나지 않을 수도 있기 때문에 다른 항우울제 치료를 시도해 볼 수 있다. 혹시 증상이 다시 나타난다면 항우울제 복용을 위해 기분 안정제가 필요하다.

Q21 저는 순환성 기분 장애(cyclothymia)로 진단 받았습니다. 이 진단은 회복이 빨라질 수 있다는 것을 의미하나요?

순환성 기분 장애는 양극성 장애보다 만성적이지만 증상의 정도는 덜 심각하다. 만성의 측면에서 보면 순환성 기분 장애는 기분 상태가(우울이든 경조증이든) 양극성 장애보다는 지속적으로 유지된다는 것을 의미한다. 병의 심각성 측면에서 보면 순환성 기분 장애의 기분 상태는 식물 증상(수면, 식욕 또는 에너지 감퇴 등) 혹은 정신증적 증상(자책망상 혹은 과대망상) 어느 것도 나타나지 않는다는 것을 의미한다. 순환성 기분 장애는 주요 우울 장애 진단 기준에 충족되지 않은 수많은 우울 삽화와 수많은 경조증적 삽화들이 2년 이상 지속되는 것으로 DSM-IV-TR에서 정의하고 있다. 이런 우울 삽화의 특징이 제2형 양극성 장애와(주요 우울 삽화가 있는) 순환성 기분 장애를 구별하는 특징이다. 추가적 기준으로는 증상이 없는 기간이 2개월 이상 지속되어서는 안 된다. 흥미롭게도 질환이 처음 발생한지 2년 이후에 주요 우울 삽화가 나타났다면 순환성 기분 장애와 제2형 양극성 장애 모두 진단 내려질 수 있다. 다른 질환들과 마찬가지로 증상은 물질의 사용에 의해 유발된 것이 아니며, 반드시 임상적으로 유의한 심리적 고통 또는 사회적, 직업적 또는 다른 일상의 중요 기능의 손상이 있어야 한다.

순환성 기분 장애가 별개의 진단이기는 하나, 이는 북미 정신과 클리닉(Psychiatric Clinics of North America)에서 양극성 장애의 변형 분야에서 독보적인 연구를 하고 있는 야곱 아키스칼(Hagop Akiskal)에 의해 기술된 양극성 변형 또는 스펙트럼의 일부분으로 볼 수 있다. 양극성 장애 하위 유형에 관한 아키스칼(Akiskal)의 도식은 다음과 같다:

- 양극성 I: 완전한 조증
- 양극성 I$\frac{1}{2}$: 오래 지속되는 경조증을 동반한 우울증
- 양극성 II: 경조증 삽화가 있는 우울증
- 양극성 II$\frac{1}{2}$: 순환성 기분 장애
- 양극성 III: 항우울제로 유발된 경조증
- 양극성 III$\frac{1}{2}$: 물질 사용과 관련된 경조증 및/또는 우울증
- 양극성 IV: 과다기분(hyperthymic) 기질과 관련된 우울증

이런 하위 유형에 대한 임상가들의 관심이 높아지고 있는데, 이는 양극성 스펙트럼에 관한 개념이 일반적으로 다른 상태로 분류가 되던 행동 양식들을 포함하기 때문이다. 양극성 장애에 비해 심각성은 덜하지만 만성적인 증상으로 인해 신속한 회복이 더 복잡해진다. 제일 먼저 생각해야 할 질문은 어떤 치료적 접근을 사용해야 하는가이다. 당신이 경험하고 있는 심리적 고통과 장해의 수준에 따라서 **약물학적(pharmacological)** 개입이 이루어질 수 있다. 그러나 순환성 기분 장애에 대한 약물치료 연구는 아직까지 이루어지지 않았는데, 이는 대부분의 약물을 연구하는 제약 회사들이 약물 **반응(response)**의 결과 측정이 쉽다는 이유로 보다 더 심한 형태의 질환에만 초점을 두기 때문이다. 그러므로 순환성 기분 장애나 다른 양극성 장애 변이에 대한 약물 치료는 주로 시행착오를 포함한 경험적인 것일 수 밖에 없다. 둘째, 증상이 양극성 장애보다 오래 지속되기 때문에 약물치료 유무를 떠나 정신치료가 중요해진다. 왜냐하면 정신 치료는 당신이 일상의 스트레스 요소들과 기분 변동을 수반하는 부정적 자기-사고를 보다 효과적으로 다룰 수 있는 기술을 발달시키게 도와주기 때문이다. 순환성 기분 장애를 앓고 있는 사람들

약물학적(pharmacological) :
섭취 시 체내에서 생리적 과정을 일으키는 모든 화학 물질을 포함한다. 정신약물학적(psychopharmacological)이라는 것은 직접적인 심리적 효과를 가지는 생리적 과정을 말한다.

반응(response) :
우울증과 같은 특정 정신 질환과 관련된 모든 증상이 완벽히 없어지지는 않았지만 적어도 50%가 감소된 것을 말한다.

심리사회적(psychosocial) :
개인의 심리적 안녕에 영향을 줄 수 있는 환경적 상황과 관련있다.

중 상당수가 인격 장애를 동반하는데, 이런 경우에는 약물치료 보다는 **심리사회적**(psychosocial) 개입이 효과가 좋다.

Q22 저는 양극성 장애로 진단 받았습니다. 가족과 친구들에게 뭐라고 말해야 하나요?

양극성 장애와 단극성 우울증에 대한 사회적 이해가 높아졌다고 하여도, 여전히 낙인찍기(stigmatization)는 존재하기에 가족과 친구들에게 병의 어떤 점을 공유해야 하는지 걱정이 될 것이다. 당신이 전염병, 심장병, 당뇨 혹은 암에 걸렸다고 말할 때 보다 양극성 장애가 있다고 이야기 할 때 주변 사람들의 반응이 더 걱정될 것이다. 어떤 질환을 가졌든지 간에 당신은 정보 공개에 대한 사생활 보호의 권리를 가지고 있다. 확실히 당신이 다른 질환과 마찬가지로 주위 사람들에게 당신의 양극성 장애를 공개하면 공개할수록 당신이 필요로 할 때 훨씬 많은 지지를 받을 수 있을 것이다. 개인적인 것을 주변 사람들과 얼마나 공유할지는 스스로 정하는 것이 좋다. 양극성 장애도 마찬가지다. 하지만 당신이 가장 가까운 사람들과도 병에 대해 상의하지 않는다면, 당신은 자신의 장애에 대해 더욱더 수치스러운 감정을 느낄 것이고, 도움을 구하거나 필요한 치료를 유지하는데 제약이 있을 것이다. 사람들은 자신이 아프다는 것을 수치스럽게 여겨서 이를 숨길 때 낙인찍기가 발생한다. 자신의 주위에 양극성 장애나 다른 정신 질환을 앓는 사람이 없다고 믿는 사람들은 편견을 쉽게 가지게 된다. 가까운 가족과 친구들은 당신이 생각하는 것보다 훨씬 지지적일 수 있다. 게다가 양극성 장애의 만성적인 특성과 관련해 본다면 향후 필요한 치료를 "숨기는 것"은 어려워질 것이다. 주변 사람들이 당신이 고통 받고 있는 것이 무엇인지를 모른다면 **하위증후군적**(subsyndromal) 증상들은 당신의 가족과 친구들을 더욱더 혼란스럽게 만들 수 있다. 조증 환자의 경우 조증 발병을 스스로 인식하기 어렵기 때문에 가족과 친구들이 협력하여 당신의 증상을 살피는 것이 필요할 수 있다. 질문 92는 가족 참여에 대한 보다 많은 내용을 설명하고 있다.

하위증후군적(subsyndromal) : 증후군으로 설명될 만큼 심각하지 않은 증상을 보이는 것이다.

■ 스캇의 조언 :

나는 이 책에서 가명을 사용하지 않기로 했다. 당뇨병이나 다른 병에 걸렸다고 말할 수 있는 것처럼 더 이상 숨길 필요가 없다고 생각한다. 우리 할아버지는 양극성 장애를 가지고 있었고 나 역시 양극성 장애를 가지고 있다. 나는 기분 변화를 안정화시키는 약을 복용하고 있으며, 이 상태가 더 이상 부끄럽지 않다. 나는 양극성 장애를 내가 해결해야 할 생물학적 현실로 단순하게 본다. 나는 양극성 장애와 관련된 낙인이 무엇이든지 간에 이것이 빨리 해소되기를 바란다. 왜냐하면 우리로 하여금 행동하게 만드는 것이 무엇인지를 이해하려고 노력하는 것이야 말로 약한 것이 아니라 강한 것이기 때문이다. 나는 누구에게나 내가 양극성 장애라고 말할 수 있다. 나는 약을 먹고 있다. 그것이 어쨌다는 건가?

■ 레슬리의 조언 :

양극성 장애로 진단을 받은 후 내가 10대부터 경험해 온 모든 감정 기복의 원인을 알게 되면서 안심이 되었다. 그러나 이런 안정과 함께 내 자신이 낙인찍혔다는 느낌도 함께 받았다; 정신 장애를 앓고 있는 사람들에 대한 나를 포함한 사회의 인식. 나는 친구들과 가족들에게 나의 병에 대해 털어놓기 전까지 이런 감정들을 감수해야만 했다. 내가 이에 대해 주변 사람들에게 이야기 할 수 있게 되었을 때 나는 그들의 반응에 매우 상처 입었고, 아마도 이 때문에 내가 장애가 있다는 사실을 숨기려고 했던 것 같다. 나한테는 주변 사람들에게 내가 앓고 있는 병이 무엇인지를 이해시키는 것은 중요했다; 기분의 상승

과 하강 그리고 내가 관계에서 느꼈던 긴장 모두가 설명되었지만 완전히 없어지지는 않았다. 불행하게도 나는 여전히 내가 양극성 장애라는 것을 친구들이나 가족들에게 이야기 할 때 수치심을 느낀다. 왜냐하면 나는 이에 대한 이야기 자체가 수 년간 지속되고 있는 나의 변덕스러운 행동에 대한 확실한 설명이기 보다는 하나의 변명거리에 지나지 않는다고 그들이 생각할 것이라고 믿기 때문이다.

Q23 양극성 장애의 진단과 치료의 자격은 누가 가지고 있나요?

보통 양극성 장애로 진단되면 약물 치료의 필요성은 우울증보다 높아진다. 양극성 장애는 의학적으로 치료하기 복잡한 것이므로, 전문적인 임상가를 구하고자 할 때 이에 대한 궁금증은 당신의 첫 번째 걱정거리가 될 수 있다. 다양한 교육적 배경을 가진 많은 임상가들은 교육 수준에 따라 양극성 장애의 진단과 치료의 자격을 부여 받는다. 부분적으로 전문가 유형의 선택은 증상의 심각성, 치료의 필요성, 약물 또는 이런 요소들의 혼합에 달려 있다. 당신의 내과 전문의 또는 가족 주치의는 간호사처럼 제한된 수준에서 양극성 장애를 진단 및 치료할 수 있다. 그러나 일반적으로 심층적인 평가가 필요하기 때문에 당신을 정신 건강 전문의에게 의뢰할 것이다. 때때로 해당 보험 제도 안에서 이용할 수 있는 선택이 제한적일지라도, 대부분의 보험 제도는 정신건강 서비스를 제공할 수 있게 되어 있다. 지역 역시 치료자의 선택에 영향을 미칠 수 있는데, 왜냐하면 미국의 몇몇 지역에서는 특정 임상가(예를 들면, 소아청소년 전문의)의 수가 부족하기 때문이다. 또한 양극성 장애의 경우 약물 치료의 필요성 때문에 반드시 정신과 전문의는 치료 팀에 포함되어야 한다. 양극성 장애를 평가하고 치료에 참여할 수 있는

정신 건강 전문가들은 다음과 같다:

- 사회사업가
- 심리학자
- 정신보건 전문 간호사 또는 고등 실습을 공인 받은 간호사(APRNs)
- 정신과 전문의

정신건강 전문가들을 찾을 때 적절한 자격과 훈련을 받은 사람을 선택하는 것은 중요하다. 어떤 사람들은 전문적인 훈련이나 자격을 가지고 있지 않으면서 스스로를 심리 치료자라고 말하기도 한다. 치료자에게 양극성 장애의 평가와 치료에 관한 훈련 및 배경에 대해 묻는 것이 좋다. 위에서 언급한 정신건강 전문가의 자격은 다음과 같다.

사회 사업가는 평가, 진단 및 치료를 비롯한 매우 다양한 분야의 정신 건강 서비스를 제공한다. 대부분의 사회 사업가는 약물 처방을 할 수 있는 일차 진료 전문가 혹은 정신과 전문의와 협력하여 일을 한다. 그들은 사회 사업 또는 다른 분야에서 학사 과정을 이수하고 사회사업 석사(MSW) 또는 박사 학위를 얻기 위해 대학원 교육을 받은 사람이다. 사회 사업 석사 학위는 임상 사회 사업가로서 훈련을 받고 치료를 하기 위해서 필요하다. 대부분의 주(states)에서는 공인되거나 자격증이 있는 임상 경험이 풍부한 사회 사업가를 필요로 한다. 대학원 교육은 2년 과정으로 사회 복지, 심리학, 가족 체계, 아동 발달, 진단 및 아동과 노인의 학대/방임에 대해 이루어진다. 2년 대학원 과정 동안 사회 사업 대학원생들은 자신의 관심 영역에 따라 인턴 과정을 밟는다. 석사 학위를 취득한 다음에, 직접적인 임상 지도감독을 일정 기간 받은 후에 자격증을 취득하게 된다.

심리학자들은 학사 과정을 이수한 다음 심리학 박사 학위(PhD or PsyD)를 받기 위해 대학원에서 몇 년간 공부를 해야 한다. 대학원 심리학 교육은 다양한 분야 즉 특히 통계, 사회 심리학, 발달 심리학, 성격 이론, 심리 검사(성격 특성, 지능, 학습 장애 및 정신 병리 평가에 도움이 되는 지필식 검사), 심리치료 기법, 심리학의 역사 및 철학, 정신약물학과 생리심리학에 대해 공부한다. 대학원 과정을 이수한 다음에, 1년 동안 선임 심리학자의 지도감독 하에 심리치료 및 심리학적 검사를 할 수 있는 정신건강 분야에서 훈련을 받는다. 심리학자들이 주(states)에서 실시하는 심리학 개업 인가 시험에 응시하기 위한 자격을 부여 받으려면 최소한의 시간을(보통 약 1500)을 입증해야 한다. 루이지애나 주와 아리조나 주에서, 심리학자들은 정신과 전문의의 지도감독 하에 약물을 처방할 수 있는 제한된 권한을 가지고 있다. 이 두 개의 주는 심리학자들이 대학원 과정 이외에 임상 정신약물학 프로그램을 이수할 것을 요구하고 있다. 만약 약물을 처방할 수 있는 정신과 전문의가 부족하다면 이런 특혜는 환자들에게 하나의 선택 사항이 될 수 있다.

정신과 전문 간호사는 일반적으로 간호 대학을 졸업하고, 대학원에서 석사 혹은 박사 학위를 취득하기 위해 교육을 받는다. 석사 프로그램은 2년 과정으로 생리학, 병리생리학, 정신병리, 약물학, 심리사회적 및 심리치료적 치료 양식, 고급 간호학, 및 진단에 대해 교육받는다. 훈련에는 지도감독 하의 임상적 훈련이 포함된다. 자격증과 실습의 범위는 주(states)마다 다양하다.

정신과 전문의는 정신 의학에 대해 전문적으로 훈련 받은 일반 의사를 말한다. 이들은 학부 과정을 마친 다음 4년 동안 의과 대학에서 교육을 받는다. 의학 교육에는 기초 과학에 기반을 두고 있는 해부학, 생리학, 약물학,

미생물학, 조직학, 면역학 및 병리학이 포함된다. 이후에는 2년 동안 내과, 외과, 소아과, 산부인과, 가정의학과 그리고 정신과를 포함한 전문 분야에서 임상 순환 근무를 한다. 이 기간에 의대 대학원생들은 자격증을 얻기 위해서 2가지 시험을 통과해야만 한다. 의과 대학을 졸업한 다음에, 일반의는 적어도 4달 동안 내과 또는 소아과와 같은 일차 진료 분과에서 그리고 2달은 신경과에서 근무해야 하는 인턴 과정을 1년 동안 이수한다. 인턴 과정을 마친 다음에, 일반의는 해당 주(state)에서 자격증(이후 수련)에 대한 자격을 부여 받기 위한 시험을 치르고 합격해야 한다. 정신과 전문의 훈련 과정은 레지던트 과정으로 3년 이상이 걸리며, 이 과정을 이수하면 자격증을 받을 수 있는 권한이 부여된다. 레지던트 과정 이후 많은 정신과 전문의들은 최대 2년 동안 연장할 수 있는 임상 강사로서의 훈련을 받는다. 이런 임상 강사 과정에는 아동 및 청소년 정신의학, 노인 정신의학, 상담 자문 정신의학, 중독 정신의학, 범죄 의학 그리고 연구가 있다. 특정 분야의 정신 건강 전문가는 공인 자격증을 가지고 있다. 비록 많은 병원과 보험회사가 환자 치료를 위해 전문 자격증을 요구하지만 공인 자격증은 임상 실제에서 필수 요건은 아니며, 레지던트 과정 이수 후에 즉시 취득할 수 있는 것은 아니다.

덧붙여 정신 건강 서비스를 받기 위해 개업의를 찾고자 한다면, 당신은 평가와 치료를 받을 수 있고 다양한 정신 건강 전문가가 일하는 시설과 프로그램에 대한 선택권을 가질 수 있다. 여기에는 지역사회 정신 건강 센터, 병원의 정신과 및 외래 환자 진료소, 대학 부설 프로그램, 사회 서비스 소개소 그리고 고용 지원 프로그램이 포함된다.

제 3 부

위험/ 예방/ 병인론

- 양극성 장애를 유발하는 위험 요소들에는 어떤 것이 있나요?
- 양극성 장애로 추정되는 많은 사람들의 경우 문화적 배경이 서로 다른가요?

Q24 양극성 장애를 유발하는 위험 요소들에는 어떤 것이 있나요?

위험이라는 용어는 현대적 개념이다. 위험(risk)이라는 단어는 "위험을 무릅쓰고 도전하다"라는 의미인 이탈리아어 riscare에서 기원한다. 이 개념이 발달하기 전에 미래는 오직 신, 예언자 또는 점술가에 의해서만 예측될 수 있는 것이었고 안 좋은 일이 발생할 때 이를 운명의 탓으로 돌렸다. 그러므로 위험이라는 개념은 큰 변화를 가져온다는 의미가 될 수 있는데 왜냐하면 위험은 경제, 재정, 의료, 기상 그리고 다른 자연 및 사회 과학 분야를 비롯한 많은 분야에서 예측을 할 수 있게 해주기 때문이다. 하지만 이 개념은 중요한 삶 또는 죽음에 대한 질문의 답이 아닌 금전 상의 위험에 처했을 때, 게임에서 이기길 바라는 소망에서 발생하였다. 게임에서 어떤 일이 발생할지 우리가 알 수 있다면 게임에서 이길 가능성은 얼마나 될까? 여기서부터 미래를 예측하는 모든 것이 생겨났고, 다양한 미래 사건들의 확실성 정도를 예측하는 것이 발달하게 되었다. 위험에 대한 지식은 우리에게 미래를 극복할 수 있는 일종의 힘을 주고, 개인의 목적을 달성하기 위한 유리한 가능성을 만들어준다. 안전 벨트를 매는 것은 사고가 발생할 가능성을 변화시키지 않지만 개인의 생존 가능성을 변화시킨다는 것은 매우 단순하면서도 실질적인 예이다. 의료 분야에서 위험 요소에 대한 지식은 특정 질병 발달의 가능성을 이해하는데 도움이 된다. 하지만 위험 요소라는 것이 긍정적 혹은 부정적이라 할지라도, 이는 단지 위험 요소일 뿐이지 어떤 영향을 미치는지는 알 수 없다. 당신이 하루에 담배를 한 갑씩 피었기 때문에 폐암에 걸릴 가능성이 높다는 것은 당신은 폐암에 걸릴 수 있지만, 비흡연자가 폐암에 걸리지 않을 거라는 사실을 의미하지는 않는다. 대나 리브(Dana Reeve)

와 앤디 카프만(Andy Kaufman) 모두 담배를 피우지 않았지만 둘 다 폐암으로 사망했다.

당신이 바꿀 수 있는 위험 요소가 있는 반면 바꿀 수 없는 위험 요소도 있다. 부모로부터 물려받은 유전자는 바뀔 수 없지만, 가족력에 대한 지식은 특정 질병의 발병 가능성에 영향을 미치는 다른 위험 요소를 줄이는데 도움이 될 수 있다. 그러므로 유방암, 결장암 그리고 심장 질환에 대한 다양한 진단적 검사들의 권유는 개인이 특별한 가족력을 가졌는지의 여부에 따라 달라진다. 이 점을 염두에 두고 보면 양극성 장애의 위험 요소는 다음과 같다:

- 성별 : 제1형 양극성 장애는 남녀 모두에게서 비슷한 비율로 발생한다; 급성-순환성 양극성 장애(한 해에 4개 혹은 그 이상의 삽화)와 제2형 양극성 장애는 남성 보다는 여성에게서 흔하다.
- 연령 : 양극성 장애의 발병 연령은 다양하다. 제1형 양극성 장애와 제2형 양극성 장애의 연령 범위는 아동기에서부터 50대까지 이며 평균 발병 연령은 대략 21세이다. 대부분의 경우 첫 번째 증상은 15~24세 사이에 나타난다. 재발성 주요 우울증으로 진단 받은 환자들의 일부가 양극성 장애에 걸릴 수 있지만, 그들의 첫 번째 조증 삽화는 50세 이후에 나타날 수 있다. 그들은 양극성 장애의 가족력을 가지고 있을 수 있다. 50세 이후 첫 번째 조증 삽화를 경험한 환자들은 모든 의학적 혹은 신경학적 정밀 검사를 받아야만 한다.
- 가족력 : 제1형 양극성 장애가 있는 사람들의 **직계 가족들(first-degree relatives)**은 일반 사람들에 비해 양극성 장애에 걸릴 가능성이 7배 가량 높다. 게다가 부모가 양극성 장애를 가지고 있다면 다

직계 가족
(first-degree relative) :
생물학적으로 직접 관련된 가족 구성원으로 생물학적 부모 또는 친 형제자매를 말한다.

른 주요 정신과적 장애를 가질 가능성은 50% 가까이 올라간다. 쌍생아 연구들은 일란성 쌍생아의 경우 제1형 양극성 장애에 걸릴 **일치율**(concordance)은 33~90%라고 밝혔다. **양자연구**(adoption studies)는 제1형 양극성 장애 또는 주요 우울 장애가 있는 생물학적 부모의 아이들이 기분 장애가 없는 양부모의 아이들에 비해 기분 장애로 발달할 위험이 높다는 것을 입증하였다.

> ***일치율(concordance) :*** 유전학적으로 질병의 존재 유무의 관점에서 쌍생아들의 유사성을 말한다.
>
> ***양자연구(adoption studies) :*** 입양된 아이와 그렇지 않은 형제들을 비교함으로써 유전적 관련성과 환경의 영향을 통제하기 위해 고안된 과학적 연구이다.
>
> ***산후(postpartum) :*** 출산 후 특정 기간 이내 발생하는 사건으로 보통 출산 이후 첫 4주를 말한다.

- **산후**(postpartum) : 양극성 스펙트럼 질환이 있는 여성의 반 이상은 산후기에 우울증, 조증 혹은 혼재성 상태의 삽화를 경험한다. 양극성 장애는 산후기에 처음으로 발병될 수도 있다.
- 스트레스를 유발하는 생활 사건들 : 조증의 주기는 종종 직접적으로나 간접적으로 외적 스트레스 요인과 관련 있다. 흔한 첫 번째 증세로는 스트레스로 과도한 걱정에 빠지면서 잠을 잘 자지 못하는 것이다. 스트레스는 부정적인 것만 있는 것은 아니다. 결혼의 임박, 아이의 출산, 직장에서의 승진 또는 다른 축하할만한 사건 역시 조증이나 우울증을 일으킬 수 있다.
- 병전 성격 요인들 : 어느 정도 관련이 있는데 특히 순환성 기분 장애를 가진 환자의 경우 그러하다.
- 물질 남용 또는 알코올중독의 과거력 : 관계가 있다.
- 사회경제적 상태 : 어느 정도 관련 있다.

콜레스테롤 수치와 혈압을 낮추고 다이어트, 운동, 금연, 약물 처방을 비롯한 다양한 선택들에 중점을 두어야 하는 심장 질환과 비교해 본다면, 양극성 장애에서 관리할 수 있는 위험 요소들은 매우 제한적이다. 불가능하지는 않지만 여기서 언급된 양극성 장애의 위험 요소들에 노출되는 것을(물질 남용과 알코올중독을 제외하고) 변화시키기는 어렵다. 양극성 장애의 발병을 예방하는 것에 대한 인식이 다른 질환에 비해 점점 높아지고 있는데 이 얼마나 역설적인가! 재발 위험을 살펴본다면 유능한 임상가나 임상가 집단에 의해 적극적인 치료를 받고, 치료 계획을 충실히 이행하며 이용할 수 있는 모든 치료를 통해 효과적으로 증상을 조절할 수 있도록 자주 정기적인 진료를 받는다면, 몇몇 위험 요소들은 통제가 가능해질 수 있다. 약물을 지속적으로 복용하는 것과 별도로 규칙적이고 적절한 수면 패턴을 가지는 것은 안정된 기분을 유지하는데 도움이 될 것이다.

Q25 양극성 장애로 추정되는 많은 사람들의 경우 문화적 배경이 서로 다른가요?

최근 FDA가 흑인에게 심부전 치료로 비딜(BiDil)을 승인한 이후 민족적 혹은 인종적 차이를 초래하는 의학적 개념에 대한 논란이 가열되고 있다. 피부색과 민족적 배경 때문에 이 개념은 집단 내에서 특정 질환이 존재한다는 우생학적이고 근시안적인 상당히 무서운 생각을 만들어 내고 있다. 사실, 동류교배로 알려진 과정을 통해 소위 인종적 혹은 민족적 배경에 기초한 유전적 차이가 존재하기는 한다. 그 때문에 전체 인구에서 특정 질병을 유발하는 특정 유전자의 발현이 늘어난다는 것이다. 하지만 이러한 사실이 모든 인종에서 일어나는 유전 변이를 설명하지는 못한다. 한 개인의 피부색이 다른 사람과 다르다는 것은 그 사람이 특정 질병을 가지기 쉽거나 또는 가지지 않는다는 것을 반드시 의미하지 않는다. 예를 들어 겸상 적혈구 빈혈증(sickle cell anemia)은 아프리카 계 미국인과 관련 있지만, 백인들 역시 이 질환에 걸릴 수 있다. 유전자 검사 비용이 저렴해지고 검사 실시가

쉬워지기 전까지, 개인의 피부색 또는 개인의 지정학적 근원은 특별한 질병을 발달시킬 가능성을 결정하는 "미완성 지표"로 남아 있게 될 것이다.

양극성 장애의 경우 어떠한 인종적 예측치도 존재하지 않는다. 다만 인종에 대한 선입견 때문에 아프리카 계 미국인 그리고 라틴 아메리카 계 사람들이 기분 장애 또는 양극성 장애보다 정신분열증으로 진단 받기 쉽다고 여겨지고 있다. 인종과 양극성 장애에 대한 연구들은 유럽 계 백인 집단에 비해 아프리카 계 미국인 집단이 첫 번째 조증 삽화가 발생하기 전에 우울 삽화를 적게 경험한다는 것을 밝혔다. 또한 아프리카 계 미국인과 라틴 아메리카 계 사람들이 첫 번째 조증 발병시 보다 심각한 정신증적 증상을 경험하지만 **기분과 조화되지 않는(mood-incongruent)** 정신증적 증상들에서는(정신증적 증상이 환자의 기분을 반영하지 않는 것으로 우울한 표정으로 과대 망상을 말하는 것을 말함) 차이가 없다는 연구도 있다. 급성 조증은 임상적으로 급성 정신분열증과 구별할 수 없기 때문에, 이런 연구 결과는 백인이 제1형 양극성 장애 보다 정신분열증으로 진단을 왜 더 많이 받는지에 대한 이유가 될 수 있다. 이런 차이가 일부 유전적 또는 환경적 문제에서 기인된 것인지 아닌지는 여전히 분명하지 않은 채 남아 있다. 인종, 신념 또는 피부색에서 제1형 양극성 장애는 인종, 신념, 그리고 피부색과는 아무런 관련이 없기 때문에 이런 결과는 우울증 보다 양극성 장애가 인간 생물학에 기원하고 있다는 주장을 더욱더 강력히 지지해 준다.

> ***기분과 조화되지 않는 (mood-incongruent) :***
> 위협을 당할지 모른다는 편집증이 있지만 다행감을 보이는 것처럼 증상이 우세한 기분 상태와 일치하지 않는 것을 말한다.

Q26 최근에 양극성 장애로 진단 받았습니다. 제 아이들에게 양극성 장애가 유전될 위험이 있나요?

역학 연구에 따르면 전 세계적으로 제1형 양극성 장애의 평생 유병률은 0.3~1.6%이며, 제2형 양극성 장애의 유병률은 이보다 높은데 제1형 양극성 장애의 유병률에 0.5~4%를 더한 비율로 생각하면 된다. 개인의 배경과는 상관없이 유병률은 장애의 발달 위험을 나타내는 것이다. 당신이 양극성 장애를 가지고 있다고 가정해 본다면 당신의 아이가 가지는 위험은 얼마나 클 것인가? 우리는 양극성 장애 특히 제1형 양극성 장애는 유전적 요인의 영향이 크다는 것을 여러 연구 결과를 통해 알았다. 직계 가족-즉 당신 유전자의 50%를 공유하고 있는 가족(형제 및 자녀들)-은 일반 인구에 비해 제1형 양극성 장애를 가질 가능성이 7배나 높다. 게다가 양극성 장애가 있는 부모의 자녀들이 양극성 장애나 다른 정신과적 장애를 가질 가능성은 무려 50%나 된다. 연구에 따라 다르기는 하나 일란성 쌍생아 연구에서는 쌍생아 간 일치율이 33~90%나 된다. 이란성 쌍생아 연구에서는 일치율이 15~20%였다. 직계 가족의 경우-즉 양극성 장애가 있는 부모의 자녀들 또는 쌍생아가 아닌 형제 및 자녀-일치율은 5~10%이다. 양자 연구에서는 생물학적 부모가 양극성 장애를 가지고 있을 경우 아이들이 양극성 장애로 발달할 가능성이 높음이 나타났다. 정신분열증, 분열정동 및 조증 증후군들은 유전적 위험 요소들을 공유하고 있는 것 같은데, 이는 제1형 양극성 장애가 기분 장애 보다는 정신증적 장애와 보다 유사하다는 것을 시사한다.

그러나 일란성 상쌍아들이 100%의 일치율을 보이지 않는다는 사실은 여전히 환경적 영향이 장애의 발달에 중요한 역할을 한다는 것을 의미한다. 환경적 영향은 비유전적인 모든 것을 의미할 수 있는데, 여기에는 유전자에 대한 국소적인 화학적 환경에서부터 아직 밝혀지지 않은 물질에 태아가 노출되는 것과 같은 광범위한 생물학적 영향, 가족 및 사회적 환경과 같은 환경적 요소들까지 포함된다. 만약 환자가 부정적인 가족 및 사회적 환경을 가지고 있다면 환경은 실제 원인보다는 유발 원인으로 생각되며, 유전적 취약성은 안정적인 환경에 의해 보호될 수도 있지만 불안정한 환경에 의해 촉발될 수도 있다. 양극성 장애와 연관된 유전요인, 환경적 요소들을 가진다는 것은 일반인에 비해 **상대적 위험도(relative risk)**가 더 높다는 것을 의미한다. 스트레스 사건, 특수한 환경이나 특정한 심리변화는 장애의 유전적 소인을 가진 사람에게 조증 삽화를 일으킬 수 있다.

상대적 위험도(relative risk) : 위험 요소에 노출된 사람이 장애에 걸릴 비율 대 같은 위험 요소에 노출되지 않은 사람이 장애에 걸릴 비율을 말한다.

Q27 간질과 양극성 장애 간에 관련이 있나요?

간질과 양극성 장애 간의 관련성에 대한 질문은 항경련제가 양극성 장애를 치료한다는 사실에서 자연스럽게 나올 수 있다. 과거에는 신경학자들만이 신경과와 정신과 영역 모두를 치료할 수 있는 전문가였고, 대부분의 의료계 종사자들은 정신과적 상태가 근본적으로 신경학적 문제라고 생각했었다. 그렇지만 간질은 순전히 정신적 혹은 심리적 질환으로 여겨졌었다. 19세기 후반에 들어서야 간질은 별개의 현상으로 간주되기 시작했고, 심리적 상태인 히스테리아가 간질 혹은 아동기 외상에서 기인될 수 있다는 논쟁이 제기되었다. 당시 최면을 활용한 히스테리아 연구 분야에서 제일 유명했던 프랑스의 저명한 신경학자인 장-마르탱 샤르코(Jean-Martin Charcot)는 이 간질에 대한 논쟁에 가담하였다. 최면에 대한 그의 임상적 견해는 그가 이전에 간질에 대해 가졌던 임상적 견해와 유사하다. 그는 간질이 **강직증(catalepsy)**, 기면증 그리

강직증(catalepsy) : 다양한 신체적 및 심리적 장애에서 발생하는 상태로 외부 자극에 대한 반응의 결여와 근육 경직이 특징이다. 그 결과 팔다리가 놓여진 자세가 어떻든지 간에 그대로 유지되어 있다.

고 **몽유병**(somnambulism)의 세 가지 임상 단계를 보이기 때문에 히스테리아는 간질의 한 형태이며, 이를 최면을 통해 입증할 수 있다고 믿었다. 강직증은 갑작스런 마비의 한 형태이며 몽유병은 수면 중 돌아다니는 것이다. 히스테리아가 아동기에 원인이 있다는 이론을 처음으로 발달시킨 지그문트 프로이트는 이에 동의하지 않았다. 결국 프로이트의 견해가 승리했다. 프로이트와 샤르코 두 사람 모두 모든 정신과 질환이 뇌의 질환이라고 믿었음에도 불구하고, 결국 프로이트의 저서는 모든 정신 질환에 대한 정신 치료를 발달시킴과 동시에 정신 질환의 생물학적 원인을 단기간에 포함하게 만들었다.

몽유병(somnambulism) :
수면 중 걸어 다니는 것이다.

발화(Kindling) :
역치 하의 전기적 또는 화학적 자극에 반복적 혹은 간헐적으로 노출되면서 뇌에서 발생하는 변화로 흥분성 역치가 영구적으로 감소하게 되는 것이다.

일반 인구에 비해 간질 환자들이 생물행동학적 장애 발생률이 높다는 연구들이 점점 많아지고 있다. 특히 측두엽 혹은 복합 부분 발작으로 알려진 특정한 간질과 신경행동학적 장애 간에는 강한 연관이 있다.

양극성 장애의 근본적인 기전 또는 원인은 간질과 많은 유사점이 있다. 간질처럼 양극성 환자에서도 초기에 삽화가 많이 나타날수록 빈도가 잦아지고, 삽화의 심각성은 더욱 악화될 것이다. 이는 **발화**(kindling)라고 잘 알려진 것에서 기인되는 것으로 본다. 발화는 뇌에서 자극이 반복될수록 점점 더 약한 자극에도 유발되는 간질로 정의된다. 동물 연구 결과, 발화 후 굉장히 약한 자극에도 간질이 유발된다는 것이 밝혀졌다. 이는 간질을 유발하는 역치가 감소했다는 것을 의미한다. 발화는 어떤 사람에게 조증 삽화를 촉발시킬 수 있는 스트레스 수준이 왜 시간이 지남에 따라 점점 감소하는지를 설명해 줄 수 있다. 게다가 항경련제는 양극성 장애의 치료에 중요한 역할을 한다. 항경련제는 간질과 양극성 장애 모두에 영향을 미치는 신경전달물질체계 즉 감마-아미노부티르산(GABA)/글루타메이트 신경전달 체계에 영향을 미친다. 감마-아미노부티르산(GABA)은 뇌의 중요한 억제 뉴런으로 신경세포막의 안정화를 통해 뇌의 활동을 억압하거나 완충하는 역할을 한다. 글루타메이트는 중요한 흥분성 신경전달물질로 뇌 활동을 촉진시키는 역할을 한다. 간질은 상대적인 감마-아미노부티산(GABA)의 감소나 글루타메이트의 증가로 인해 상당수의 뉴런들이 자극되어 나타나는 것이다. 이것은 운동 장해뿐만 아니라 감각 및 정신 장애 역시 초래한다.

Q28 저는 최근에 우울증으로 진단 받았는데 양극성 장애의 가족력이 있습니다. 만약 제가 항우울제를 복용하게 된다면 조증으로 발전할 위험이 있나요?

포괄적인 정신건강 평가 중 일부는 개인뿐만 아니라 가족의 정신과적 병력에 대한 자세한 파악이다. 가족의 정신과적 병력은 중요한데 왜냐하면 많은 정신과적 상태들이 유전적 요소들을 가지고 있으며, 임상가들에게 특정 질환에 대한 정보를 줄 수 있기 때문이다. 양극성 장애가 유전적 관련성이 높다고 알려져 있기는 하나, 양극성 장애의 가족력이 있다고 해서 주요 우울 삽화를 보이는 사람을 양극성 장애라고 쉽게 단정지을 수는 없다. 조증 또는 경조증에 관한 개인의 정신과적 병력이 존재하지 않을 경우 양극성 장애는 진단되지 않는다. 다시 말해서 양극성 장애는 처음에 우울증으로 나타날 수 있으며 양극성 장애의 가족력이 없을 수도 있다는 점을 항상 염두에 두고 있어야 한다. 양극성 장애의 가족력이 있는 사람은 그 상태에 걸릴 위험이 높아지는 것일 뿐이며, 꼭 양극성 장애가 아닐지라도 일반적인 기분 장애의 위험 역시 높아진다. 게다가 위험 수준도 높은 편이다. 양극성 장애가 열성이든 우성이든 간에 유전적 상태이며 매우 특정한 위험을 가지고 있을지라도(예를 들어 헌팅턴씨 무도증의 경우 부모 중 한 사람이 이 질환을 앓고 있으면 병에 걸릴 확률이 50%임), 다른 기분 장애는 말할 것도 없거니와 양극성 장애에 걸릴 위험에 대해 정확하게 정의할 수 없다.

그런 상황이라면 항우울제 복용 여부에 대한 득실을 따져봐야 한다. 중등도에서 고도 우울증의 경우 약물 복용을 하지 않을 경우의 위험으로 자살, 직장 혹은 가정 등에서의 유의한 기능 손상이 포함될 수 있다. 이런 위험은 항우울제로 인한 조증 변환의 위험보다 훨씬 중요한 것이다. 물론 여기에는 안전 요원이 배치되어 있는 지속적이고 꾸준한 정신과에서 외래 진료가 필요하다(예를 들어 가족들은 위험 발생에 대한 특수한 계획을 가지고 조증 증세를 감시할 수 있다). 조증 또는 경조증의 과거력에 따라 정신과 전문의는 항우울제와 결합하여 기분 안정제 사용을 고려할 수 있다; 그러나 기분 안정제 복용에 따른 부작용과 위험은 항우울제로 인해 조증이 발달하게 될 위험보다는 적은 것 같다. 당신의 담당 정신과 전문의와 관련 가능성에 대해 논의해라.

Q29 저는 과거에 양극성 우울로 치료 받은 적이 있습니다. 앞으로 발생할 삽화를 예방할 수 있나요?

양극성 우울을 가진 환자들은 조증 삽화보다 다른 우울 삽화를 경험할 가능성이 매우 높으며, 이는 최근 조증 삽화를 경험한 양극성 환자가 다음에 조증으로 발전할 가능성이 더 높은 것과 같은 현상이다. 대다수의 제2형 양극성 장애 환자들은 평균적으로 거의 매일 경조증 증상을 보이고 37일 정도는 우울해 한다. 우울증을 경험한 환자의 과반수 이상은 언젠가는 또 다른 삽화를 경험하게 될 수 있다. 향후 삽화에 대한 위험은 우울 삽화가 많을수록 높아진다. 향후 삽화를 예방할 수 있는 가장 단순하면서도 좋은 방법은 약물 치료를 중단하는 것이 아니라, 약물을 꾸준히 복용하는 것이다. 다른 방법으로는 스트레스 수준을 줄이고 문제 해결 전략을 발달시키는 것이다. 운동, 좋은 영양 상태 그리고 적절한 수면은 건강 관리에 대한 긍정적 느낌을 촉진시킴으로써 스트레스의 부정적 영향을 피할 수 있게 해준다. 게다가 수면 결핍은 취약한 사람에게 조증이나 우울증을 촉발시킬 수 있는 과민성의 증가, 막연한 불안 그리고 하루 동안의 기능 수준 저하와 관련될 수 있다. 일부 사람들은 명상이나 요가와 같은 이완 기법이 스트레스 수준을 낮춘다는 것을 안다. 정신치료는 스트레스 상황에 대한 반응으로 새로운 대처 방법과 병식을 발달시키는데 도움이 된다. 자신에 대한 인식과 자존감의 증가는 삽화를 유발시킬 수 있는 상황에 대한 취약성을 감소시킬 수 있다. 또한 조증 혹은 우울증의 증상이나 증후를 조기에 인지하는 것이 조기 치료를 받을 수 있게 해준다. 그러나 가장 중요한 권고는 약물을 꾸준히 복용하는 것이며, 당신이 우울증에 빠졌다는 것을 가능한 빨리 인식하고 도움을 받아서 약물에 대해 재평가를 받는 것이다.

■ 레슬리의 조언 :

양극성 우울을 경험하면서 나는 폐인이 되었고 또 다른 삽화를 경험할지도 모른다는 두려움 속에 살고 있다. 이를 예방하기 위해 나는 약물을 복용하고 매주 정신과 전문의의 진료를 받지만 우울증이 소리 소문 없이 찾아온다는 것을 느낄 때가 여러 번 있다. 이럴 때면 나는 매우 소스라치게 놀라고 이 기간에는 회사에 출근하는 것이 힘들다. 나는 내가 복용하는 약물에 의문이 든다; 삶에 대한 나의 목적에도 의문이 생긴다; 내 기분이 나아질지 아니면 악화될지 궁금하다. 이것은 내가 우울할 때 생기는 두려움이다.

Q30 만약에 순환성 기분 장애로 진단 받았다면 양극성 장애의 위험 요소로는 어떤 것이 있나요?

양극성 장애보다 덜 심각한 형태로 여겨지는 순환성 기분 장애는 경조증 삽화와 단기간 우울(주요 우울증의 진단 준거에 충족되지 않는) 사이를 왔다 갔다하는 것이 특징이다. 미국에서 순환성 기분 장애의 유병률은 0.4~1%이며 보통 청소년기 또는 초기 성인기에 시작된다. 순환성 기분 장애가 "조기" 양극성 장애이며 양극성 장애를 가질 것이라는 사실을 의미하지는 않지만, 이 장애에 걸릴 위험은 15~50%나 된다. 중요한 것은 당신이 치료를 받고자 할 때 당신의 질환에 대해 반드시 인지하고 있어야 한다. 즉 이 질환의 우울 삽화 기간에 항우울제를 복용하게 되면, 조증이 유발될 수 있고 이로 인해 양극성 장애가 발전할 수 있기 때문이다. 당신이 약물 치료를 원한다면 당신의 주치의는 양극성 장애의 치료 지침에 따라서 기분 안정제를 처방할 것이다. 정신치료는 주요 우울증과 조증의 위험을 가능한 줄일 수 있으며 양극성 장애의 재발 위험을 줄이는데도 사용된다.

Q31 창의적이고 예술적 능력을 가지고 있는 사람들이 양극성 장애를 가질 위험이 높다는 것이 사실인가요?

아마도 정신 질환과 관련 있는 예술적 천재로 가장 유명한 사람은 빈센트 반 고흐(Vincent Van Gogh)일 것이다. 평생 동안 그에게 있어 조울증(양극성 장애로 알려진)과 정신분열증 간에 명쾌한 구별은 존재하지 않았다. 에밀 크래플린(Emil Kraeplin)은 처음으로 이 장애를 현상학적으로 구분하여 기술하였다. 즉 그는 처음으로 이 장애의 행동 양상과 경과를 세밀히 관찰하였다. 이전에는 완전히 회복한 정신증 환자와 점점 황폐화되어 가는 정신증 환자들 간의 구별은 질병 대 선천적 차이라고 여겨졌었다. 반 고흐가 주기적인 삽화를 경험했음에도 반 고흐의 진단에 대한 의문점은 여전히 풀리지 않은 채 남아 있다. 위험 행동에 몰입하는 것 외에는 조증을 앓았다는 어떤 증거는 없지만, 어니스트 헤밍웨이(Ernest Hemingway) 역시 양극성 장애를 가진 천재의 예로 인용되고 있다. 위험을 무릅쓰는 대부분의 사람들처럼 그는 일생 동안 수 많은 격동적인 일을 경험했다. 또한 그는 폭음을 했으며 생애 마지막 20년 동안에는 여러 약물을 처방 받아 복용했다. 그의 개인 정신과 의사는 그를 조울증이라 진단하지 않았고 재발성 우울증으로 치료했다. 현재 DSM 체계는 25년 전에 만들어졌다; 예술가의 삶에 대한 고대의 기록에 이를 적용하는 것은 복잡할 뿐만 아니라 문화적으로나 역사적으로 왜곡될 수 있다. 예술적 천재성과 광기 사이의 연관성을 믿고 싶어하는 편향된 생각 때문에, 언제라도 이에 대한 예가 있다면 사람들은 즉시 그것이 사실이라고 믿어 버리게 된다.

현재의 예술가들의 정신과적 진단에 대한 연구로는 어떤 것이 있을까? 1986년 작가들을 대상으로 예술적 창의성과 양극성 장애 간의 관련에 대해 조사했는데, 일반 인구의 2%가 양극성 장애를 경험하는 것과 대조적으로 13%가 양극성 장애를 경험했고, 그들 중 80%가 기분 장애를 가지고 있었다. 최근에 로얄 아카데미(Royal Academy)의 작가, 화가 및 조각가 47명을 대상으로 한 케이 레이필드 제이미슨(Kay Redfield Jamison)의 연구는 연구 참여자들 중 38%가 양극성 장애로 치료 받은 경험이 있다는 점을 밝혔다. 다른 연구들의 경우 예술가들은 예술 작품활동이 저조한 다음에 매우 강렬한 창의적인 삽화가 뒤따랐다고 보고하였다. 불행히도 여기에는 수상 경험이 있는 인지도가 높은 사람들로 표본이 이루어졌고 그 사례 수가 작은 문제점이 있었다. 제이미슨(Jamison) 박사는 명백한 연관이 있다고 말하길 꺼렸지만 그 개인의 창의성은 그 사람이 가진 양극성 질환에 대한 위로 차원의 보상이 아닐까라고 말하고 있다.

둘 사이에 연관이 있든지 없든지 간에 예술가와 작가들이 지닌 가장 큰 문제는, 그들이 가지고 있는 질환에 대한 치료가 그들의 창의성을 약화시킬 수 있다는 점이다. 대부분의 예술가와 작가들이 조증삽화에 의지해서 최고의 창의성을 가질만큼의 여유가 없기 때문에, 양극성 장애의 강약이 개인의 창의성에 영향을 미친다는 점은 의심스럽다. 그러나 조증 삽화는 주의집중과 에너지에 부정적 영향을 미친다. 치료가 개인의 생산성에 영향을 준다는 증거는 어디에도 없다. 사실 피터 크래머(Peter Kramer)의 최근 저서인 우울증에 맞서기(Against Depression)에 의하면, 치료를 받지 않은 채 장애의 기복이 지속되는 삽화는 개인의 이환률과 사망률에 큰 영향을 미친다고 말하고 있다. 조증 상태는 창의적인 생각의 지표로서 대중들에게 낭만적인 것으로 인식될 수 있지만, 이런 상태를 경험하고 있는 사람들에게 있어 현실은 매우 다르다. 양극성 상태는 다른 심각한 의학적 상태와 마찬가지로 그 사람을 고통스럽고 지치게 만든다.

Q32 가족 중 한 사람이 양극성 장애를 앓고 있습니다. 제가 무엇을 도울 수 있을까요?

가족을 돕기 위해 치료를 알아보는 것은 특히 조증 환자에게 있어 가장 중요한 지지 중 하나이다. 종종 조증은 이 질환을 가지고 있는 사람들에게 긍정적인 경험으로 인식되기 때문에 조증이 있는 사람이 자발적으로 치료를 받으려 하는 것은 거의 0에 가깝다. 반면 우울한 사람들은 정신건강 전문가들과 약속을 잡는 그 첫 번째 단계 조차 어려워한다. 이런 저런 이유로 가족의 지지는 치료의 성공에 있어 결정적으로 중요하다. 혹시 이미 치료 중이라면 진료 날짜를 기억하도록 돕는다든지 치료를 지속적으로 받게 격려하는 것은 큰 도움이 될 것이다. 임상가에게 피드백을 주기 위해 진료에 동행하는 것 역시 도움이 될 수 있는데, 왜냐하면 일부 사람들은 자신의 증상이 조증인지 우울증인지 잘 모르기 때문이다. 환자가 약을 복용하고 있다면 약 복용을 주지시키거나 제때 먹게끔 도와주는 것이 유용한데, 일반적으로 약에 대한 **순응성**(compliance)의 결여는 재발의 원인이기 때문이다. 혹시 누군가 자살할 것 같다는 느낌이 들면 가능한 빨리 도와주는 것이 필요하다. 조증 상태의 가족이 통제가 안 되고 그들 자신이나 타인에게 해를 끼칠 것 같고, 도움을 거절한다면 응급의료서비스와 같은 지방 자치단체에 연락해야 한다. 응급의료서비스는 환자가 응급실에서 평가 받을 수 있게 해줄 것이다. 이 방법이 어떤 사람에게는 받아들이기 힘들 수도 있지만, 어떤 사람이 다른 사람을 해칠 것 같거나 자살할 것 같은 꺼림직한 느낌이 든다면 이것이 최선의 방법이다.

> ***순응성(compliance) :***
> 처방 받은 치료를 유지하는 것처럼 의학적 권고를 따르는 행동의 정도를 말한다. 순응성은 약물뿐만 아니라 치료 약속과 정신 치료 회기에도 해당될 수 있다.

■ 레슬리의 조언 :

나에게 도움이 되었던 관점에서 이 질문에 답하고 싶다. 핵심은 이해하는 것이다. 하지만 이해라는 것은 내가 감정 기복이 있을 때 무조건 나에게 맞춰주는 것이 아니다. 이해는 규준을 벗어난 나의 행동을 확인해서 나에게 그 행동에 대해 알려주는 것을 말한다. 이를 통해서 나는 내 기분을 평가할 수 있고, 내가 느끼는 것이 일상의 스트레스에 대한 반응인지 아니면 양극성 장애 때문에 나타난 것인지를 판단할 수 있다.

무엇보다도 양극성 장애의 실체에 대해 이해한 것이 나에게 큰 도움이 되었다.

Q33 어머니가 경조증이 있는 것 같은데, 진료를 거부합니다. 제가 어떻게 해야 하나요?

이 상황은 경조증 환자의 가족들에게 있어 매우 복잡한 문제일 수 있다. 왜냐하면 경조증이 기능의 변화가 특징이지만 현저한 고통이나 장애를 일으키지 않는다는 정의 때문에 이 질환을 알아차리는 게 쉽지는 않다. 경조증은 사람들의 업무 수행을 떨어뜨리는데, 이는 자존감의 상승으로 종종 타인의 말에 귀 기울이지 않거나 지시를 잘 따르지 않아서 그러하며, 이런 상황은 경조증이 있는 사람들에게 잦은 논쟁과 과민성을 유발한다. 성격의 극적인 변화가 아닐지라도 이런 증상은 늘 가지고 있는 성격 특성일 수 있다. 또한 정신질환에 대한 낙인 때문에 기분 장애를 가지고 있는 많은 사람들이 치료를 받지 않는다. 치료 회피는 연령(높은 연령), 성별(남성) 또는 민족적 및 문화적 정체성(정신 질환은 많은 문화에서 크게 낙인 찍힌다)에 따라 심해지는 것 같다. 당신의 어머니가 정신과 진료를 거부할지라도 일반의사한테 진료 받는 것은 동의할 수 있다. 당신이 의사에게 걱정이 되는 부분에 대해 이야기하는 것을 어머니가 동의한다면 진료 시간에 같이 가는 것이 좋다. 정신건강 전문가와의 첫 면담 예약을 어머니를 대신하여 잡고 진료에 같이 가기로 하는 것은 진료 받는 것에 대한 어머니의 동기를 높이기에 충분하다. 그렇지만 당신의 어머니가 사람을 만나는 것을 심하게 거부한다면, 자신이나 타인에게 위험을 일으킬 수 있기에 결정이 필요하다. 예를 들어 자살 사고가 의심된다면 응급의료센터 직원에게 응급실을 방문할 것이라고 전화할 수 있다. 어머니가 이에 대해 화를 낼 수 있겠지만 자살의 가능성이 높다면 이런 위험은 감수해야 한다. 일부 지역사회에서는 정신건강 전문가 팀이 집으로 방문하여 어머니를 평가할 수 있는 모바일 위기 체계를 갖추고 있는데, 당신의 어머니가 위기 상태에 있고 진료에 동의한다면 이를 이용할 수 있다. 보통 위기 상황에 처한 사람은 이런 프로그램을 후원하는 지역 사회 또는 시 병원으로부터 가정(home)에 기초한 정신건강 서비스에 대한 정보를 얻을 수 있다.

■ **레슬리의 조언 :**

사랑하는 사람이 경조증적 상태가 되어가는 것을 보는 것은 매우 힘든 일이다. 내 경우 이런 상태에서 벗어날 수 있는 방법은 내 행동이 정상적이지 않다는 것을 말하는 것이다; 나는 담당 임상 간호사에게 전화를 해서 내가 복용하고 있는 약에 대해 문의한다; 아마도 나는 다른 의견을 듣기 위해 나의 심리치료사를 만날 것이다. 하지만 내가 상당히 많은 시간을 우울증에 빠져 있을 때면 이런 방법을 생각하고, 주변으로부터 조언을 구하는 것이 쉽지 않다. 그리고 나는 에너지가 넘쳐 잠이 필요치 않고, 모든 것을 다 할 수 있다고 느낄 때가 있다. 실제로 내가 지나친 자신감에 차 있고 안정을 위해 도움이 필요하다는 것을 인정하는 것은 쉽지 않다.

제 4 부

치 료

●양극성 장애의 치료에는 어떤 종류들이 있나요?

●양극성 장애의 형태에 따라 치료가 달라지나요?

Q34 양극성 장애의 치료에는 어떤 종류들이 있나요?

양극성 장애의 치료는 크게 둘로 나뉜다: 정신 사회 치료와 약물 치료 각각의 치료 내에서도 다양한 선택을 할 수가 있다. 정신 사회 치료는 개인 치료, 집단 치료, 작업 치료, 가족/부부 치료 등을 포함한다. 개인 치료에도 지지적, **통찰지향적(insight-oriented)**, 인지 행동 치료 등의 여러 종류의 치료가 있다. 또한 치료 환경에도 여러가지 수준이 있는데, 개인적이며 실용적인 치료 환경, 외래 통원치료, 낮 병원 혹은 부분 입원 치료 프로그램, 입원 치료 프로그램 등이 있다.

통찰지향적(Insight-oriented) : 정신역동적(Dynaminc)이라고도 한다. 개인의 발달력, 가족과의 관계, 친구, 배우자 및 다른 사람들과의 현재 관계에 초점을 두는 심리 치료의 한 형태이다. 보통 그런 관계는 치료자와의 전이 관계 발달을 통해 탐색된다.

약물 치료는 여러가지 약물들을 사용하게되는데, 그 중에는 항경련제, 항정신병제, 항우울제, 기분 안정제 혹은 항불안제 등이 있다. 향정신성약물은 정신질환을 치료하는 정신과의 기본적인 약물이다. 향정신성약물은 정신과 영역외에도 다양한 의료 영역에서 처방이 되는데, 예를 들어 양극성 장애에서 효과가 있다고 알려진 항경련제는 신경과에서 항간질제로서 많이 사용되고 있다. 41번 질문에서 양극성 장애 치료에 쓰이는 약물들에 대해 더 자세히 알아볼 것이다.

평가의 일부분으로써 당신의 주치의는 당신의 양극성 장애에 가장 적절한 치료를 고려할 것이다. 치료적 개입은 당신이 우울한 상태인지, 조증 상태인지 또는 혼재성 상태인지에 따라 달라지게 된다. 첫번째 결정은 질환이 외래에서 빠르게 치료가 될 것인지 입원이 가장 좋은 방법인지를 결정하는 것이다. 조증 상태는 빨리 증상이 잡히지 않으면 입원을 필요로 한다. 심각한 양극성 우울증의 경우에도 자살의 위험성이 있으면 입원이 필요하다. 급성 혼재성 삽화는 조증의 충동성과 동반되는 우울 증상으로 인해 특히 자살의 위험이 더 높다. 만약 외래 치료가 안정적이라고 생각된다면 정신 치료와 함께 약물 치료가 추천된다. 만약 일반의사가 진단을 내렸다면, 그는 약물 치료를 위해서 정신과 의사에게 의뢰할 것이다.

양극성 장애에 대한 다양한 치료 방법들은 비용, 기간 혹은 환자에 따라 선택할 수 있다(표 1). 양극성 장애에 흔히 쓰이는 정신 사회적 치료에는 인지 행동 치료, 정신 교육, 가족 치료, 대인 치료 그리고 대인간 사회적 리듬 치료 등이 있다. 인지–행동 치료는 양극성 장애 환자들이 가진 부적절하거나 부정적인 생각 및 질환과 관련된 행동을 바꿀수 있도록 돕는다. 정신 교육은 양극성 장애를 가진 사람들에게 질환과 치료법, 재발하기 전에 조기 치료를 할 수 있도록 재발의 징후를 어떻게 알 수 있는지를 가르치는 데 이용된다. 가족 치료는 증상 원인이나 결과로 야기된 가족 간의 갈등을 줄이기 위한 전략으로 가족들에게 사용된다. 대인간 사회적 리듬 치료는 양극성 장애를 가진 환자들로 하여금 대인 관계 개선과 그들이 일상 생활을 규칙적으로 하는데 도움을 준다. 정신 치료의 횟수는 보통 1주에 1회이지만 환자 개인의 욕구나 치료 방식에 따라 자주 혹은 더 적게 시행할 수 있다. 급성 삽화시에는 정신 치료의 횟수가 늘어날 수 있다. 양극성 장애 치료에 가족을 포함시키는 것은 치료의 중요한 일부분으로 가족들은 재발의 징후를 알 필요가 있고 또한 주치의에게 정보를 알려줄 수도 있다.

표 1.

치료	기간	질환/중점요소	이론
정신분석적 혹은 정신역동적	몇 달에서 몇 년	인격 장애, 사회 기술	어린 시절의 무의식적 갈등
행동	6–20 회기	불안 장애, 우울증, 정신신체 장애	증상 강화
인지	10–20 회기	우울증, 강박증	부정적 생각들
대인 관계	12 회기	우울증	대인 관계에 중점
대인간 사회적 리듬치료	장기간	양극성 정동장애	대인 관계와 일상 생활에 중점
변증법적 행동	1년 혹은 그 이상	경계성 인격장애	자해 행동의 감소
정신교육적	장기간	정신분열병 환자의 가족들	지지 및 교육
지지적	짧게	급성 애도 반응	환자의 강점을 강화
집단	개방형 혹은 시간 제한형	기분 장애, 불안 장애, 정신분열증	지지 및 교육
가족	단기간에서 장기간	가족의 역할, 지지, 교육, 가족 역동들	다양

다시 말해 치료 계획의 일부분으로써 치료 세팅이 결정될 필요가 있다. 대부분의 환자들은 개인 치료실이나 외래 진료에서 치료를 받는다. 때때로 좀 더 다양한 치료가 제공될 수 있는 높은 수준의 치료 환경이 필요할 수도 있다. 예를 들면 낮병원 치료 프로그램 같은 것이다. 만약 증상이 심각하거나 안정성이 의문시된다면 입원 치료가 필요하다.

Q35 양극성 장애의 형태에 따라 치료가 달라지나요?

질환의 상태에 따라 치료적 개입의 형태가 달라진다. 양극성 장애의 약물 치료는 주로 제1형 양극성 장애의 약물 치료를 말한다. 경조증 환자는 외래에서 치료가 가능하지만 조증의 환자는 입원치료가 더 필요할 수도 있다. 만약 정신병적 양상이 있다면 주치의는 항정신병제를 처방하려고 할 것이다. 또한 삽화의 패턴은 어떤 기분 안정제를 선택할지 결정하는데 도움이 된다. 흔히 "전형적"인 양극성장애 즉 정상적인 기분이 중간에 존재하면서 우울증과 조증이 번갈아 나타나는 형태에는 리튬이 효과가 좋다. 우울 삽화없이 조증의 병력만 있는 환자에게는 대부분 데파코트Depakote(발프로에이트Valproate)와 같은 항경련제가 처방된다. 혼재성 삽화나 급속 순환형의 경우 데파코트Depakote(발프로에이트valproate)나 에퀘트로Equetro(카바마제핀carbamazepine) 등이 주로 사용된다. 항정신병제는 기분 안정제에 병용해서 처방되지만 단독으로 처방될 수도 있다. 한 가지 약물의 효과가 충분하지 않을 때 이차적 약물이 안정을 위해 필요할 수도 있다.

정신 치료는 모든 형태의 양극성 장애 치료에 필요하지만 조증 삽화 중에는 지지적이며 교육적인 형태로만 이루어지는 것이 좋다.

Q36 정신 치료에는 어떤 종류가 있으며, 어떻게 치료를 하나요?

주치의와 상담 후 주치의는 당신에게 가장 적합한 치료나 치료적 접근을 추천할 것이다. 치료의 형태는 질환의 정도에 따라 가장 효과적인 것으로 결정해야 한다. 대부분의 치료적 접근은 양극성 우울 삽화에 유용하며, 조증으로의 전환 위험이 있는 항우울제의 사용을 최소화하거나 피하게 한다. 대부분의 조증 상태 환자들은 치료에 순응하지 못한다. 이 시기의 환자들은 대부분 병식이 없으므로 치료적 접근은 지지적이며 교육에 중점을 두게 된다. 양극성 우울증이나 제2형 양극성 장애의 치료에서는 고려해야 할 치료적 접근법이 더 많다. 대부분의 치료자들이 다양한 치료 기법을 혼합해서 사용한다. 그 중 대표적인 치료 기법은 다음과 같다.

정신 역동적 치료는 우울증과 같은 증상이 어린 시절의 해소되지 못한 무의식적인 갈등 때문이라고 가정한다. 이는 지그문트 프로이트에 의해 개발된 전통적인 정신분석 치료에 기초를 둔 것이다. 치료자는 환자가 자신의 대인 관계 패턴에 대한 병식을 발달 시키도록 돕기 위해 **전이**(Transference), **역전이**(Counter-transference), **저항**(Resistance), 자유 연상 및/그리고 꿈과 같은 개념을 사용함으로써 변화를 도모할 수 있다. 치료는 지시적이고 강압적이지 않다. 일반적으로 전통적인 분석 치료는 1주일에 4~5일씩 수년 간 지속할 수도 있지만, 정신역동적 치료는 그 기간이 좀 더 짧아서 보통 1주일에 1회에서 3회 정도이다. 이런 치료의 특성상 치료 **효**

> ***전이(Transference) :*** 과거 개인의 삶에서 중요한 대상들(부모 및 형제)에게 느꼈던 감정이나 태도를 무의식적으로 치료자에게 돌리는 것이다.
>
> ***역전이(Counter-transference) :*** 환자가 치료자의 과거를 생각나게 하여 치료자가 환자를 있는 그대로 평가하고, 행동하는 것이 아니라 치료자의 문제가 투사된 인물로서 평가하고 행동하는 것이다.
>
> ***저항(Resistance) :*** 치료 개입을 회피하는 경향으로 종종 무의식적으로 나타난다(예를 들어 약속 잊어버리기, 늦게 도착하기, 약을 복용하기).

효과(Efficacy) :
어떤 약물이나 치료가 증상의 경감을 가져오는 것과 같이 원하는 효과를 나타내는 능력을 말한다.

대인관계 치료 (Interpersonal therapy) :
치료의 한 종류다. 발달적 관계에 초점을 두는 통찰지향적 혹은 역동적 치료와 달리 대인관계 치료는 엄격하게 현재 관계와 그 관계에서의 갈등에만 초점을 둔다.

대인관계 사회적 리듬치료 (Interpersonal social rhythm therapy) :
대인관계 치료 원칙에 기초한 치료 형태로 특히 양극성 장애에 초점을 맞추었으며, 수면을 포함한 일상적 활동의 모니터링을 통해 치료를 한다.

과(efficacy)에 대한 객관적인 연구가 매우 적다. 이 치료법은 종종 만성적인 대인관계의 어려움을 가지거나 인격 장애가 동반된 환자들에게 도움이 되며, 양극성 장애뿐만 아니라 다른 정신과적 질환에도 도움이 된다.

대인관계 치료(Interpersonal therapy)는 우울증에 유용하며 우울증을 환자의 증상 형성, 사회적 기능, 성격 등의 세 가지 구성 요소로 개념화 한 것이다. 치료는 주로 증상의 호전과 환자의 사회적 혹은 대인 관계적 기능 회복에 중점을 둔다. 치료 목표는 의사소통 기술과 자존감을 향상시키는 것이다. 또한 단기 정신치료이며 매우 구조화된 매뉴얼에 기초하고 있다. 사회적 기능 영역에는 대인 관계 안에서 일어나는 논쟁, 역할 변화, 슬픔과 대인 관계의 결핍이 있다. 치료는 집중적이며 치료기간은 짧은 편으로 보통 12에서 16회기 정도 시행하게 된다. 연구에 의하면서 우울증에 효과적인 치료라고 알려져 있다.

대인관계 사회적 리듬 치료(Interpersonal social rhythm therapy)는 특히 양극성 장애의 치료에 초점을 맞춘 비교적 새로운 치료법이다. 일상 활동에서의 어려움과 대인관계 문제가 양극성 장애의 조증과 우울 삽화를 발생시킬 수 있다는 가정에 기초를 두고 있다. 치료 중에 치료자는 환자의 일상 생활과 사회적 관계의 질 그리고 그들의 사회적 역할의 변화가 어떻게 기분에 영향을 주는지를 이해하도록 돕는다. 조증이나 우울증을 유발할 수 있는 상황을 인지한 후에, 치료자는 환자에게 어떻게 하면 스트레스 상황을 더 잘 조절하고 긍정적인 대인관계를 유지할 것인지 교육을 하게 된다. 양극성 장애에서 대인 관계 개선에 중점을 두는 것은 매우 중요하다. 왜냐하면 대인관계의 어려움은 병의 경과를 악화시킬 수 있기 때문이다. 게다가 이 치료법은 환자의 일상 생활을 규칙적으로 유지할 수 있게 하므로 조증 삽화를 예방하는데 도움이 될 수 있다.

인지-행동 치료(Cognitive-behavioral therapy)는 환자가 가지고 있는 부정적인 사고 패턴 때문에 증상이 나타나는 것이라고 가정한다. 이 치료는 환자가 자기 자신과 주변 상황에 대해서 가지고 있는 잘못된 인식을 이해하고 바꾸는데 도움을 준다. 이 치료도 치료 기간이 짧고 매뉴얼을 기초로 하며 보통 10에서 12회기를 진행하게 된다. 그리고 인지-행동 치료는 치료 회기 중간에 환자에게 과제를 내주는 형태로 진행된다. 연구에 의하면 우울증과 일부 불안 장애에 효과적이라고 알려져 있다. 양극성 장애 중 특히 항우울제의 사용이 위험한 양극성 우울증에 도움이 될 수 있다. 38번 질문에서 인지-행동 치료를 좀더 자세히 다룰 것이다.

> ***인지-행동치료(Cognitive-behavioral therapy) :***
> 심리 치료에 인지적 및 행동적 접근이 혼합된 것으로 치료 동안에 치료자는 자동적 사고와 의도대로 되지 않는 행동에 초점을 둔다. 이를 통해 그 사람이 자신의 사고와 행동을 보다 의식할 수 있고 보다 긍정적인 사고와 행동으로 대체할 수 있게 만든다.

■ 스캇의 조언 :

주치의를 통해 내 병명을 알게되면서 그동안 내가 숨겨왔던 증상들이 어떤 것들이었는지를 알게 되었다. 나는 1988년부터 몇 가지 형태의 상담 치료를 받아 왔고 내 아내의 끊임 없는 잔소리, 비합리적인 요구 혹은 내 마음 상태 때문에 그녀의 말을 따뜻하게 들어주지 못한 공감의 부족, 업무에서 나타나는 주의 산만등으로 인해 나는 쉽게 분노를 느꼈다. 나는 이 분노를 치료자의 사무실을 벗어날 때까지 참는 것이 매우 힘들었다. 내 병명을 알게된 이후, 나는 인지 행동 치료가 내 상태를 진정시키는데 도움이 거의 되지 않는다는 것을 알게 되었다. 내가 약을 규칙적으로 복용한다면 나는 괜찮지만 내가 약복용을 잊는다면

나는 조증 상태가 다가오는 것을 느낀다. 내 경우에는 매우 생리적인 특징을 가진다.

Q37 어떤 치료자를 선택해야 하고 또 어떤 치료법을 선택해야 하나요?

치료자를 선택하는 것은 정말로 어려운 일이다. 전화번호부에 이름들이 나열되어 있지만 모든 치료자가 그 명단에 있는 것은 아니다. 한 가지 고려해야 할 점은 어떤 분야의 치료자인지를 알려주는 다양한 자격증이 있다는 것이다. 일부는 자신을 치료자라고 정의하지만 치료에서 요구하는 자격증을 가지지 않는 경우도 있다. 일반적으로 자격을 가진 임상가는 특정한 전문 영역에 대해서, 자격 시험을 포함한 다양한 선별 과정을 통해서 자격을 얻은 사람이다. 다른 고려 사항으로는 임상가가 어떤 수련 과정을 거쳤는가에 대한 것이다. 정신 치료를 하는 사람들 중에는 석사 수준(사회사업가), 박사 수준(심리학자), 의학 박사 수준(정신과 의사) 등이 있다. 이런 다양한 임상가들은 정신 분석과 같은 특정 정신 치료 분야에서 더 심화된 훈련을 받았을 수 있다.

양극성 장애의 치료에 있어서 대부분 약물치료가 필요한데, 이 경우 정신치료를 같이 병행하는 정신과 의사를 방문하는 것이 더 효과적이다. 하지만 비용적인 측면을 고려해야 하기 때문에 이 같은 조건이 항상 충족될 수 있는 것은 아니다. 대부분의 건강 보험들이 사회 사업가들에게만 보험을 적용하는데, 이는 그들이 심리학자나 정신과 의사보다 비용이 적게 들기 때문이다. 만약 어떤 특정 치료를 고려하고 있다면 그 치료를 주로하는 전문 학회로부터 의뢰를 받아 치료자를 찾을 수도 있다. 만약 염두에 둔 치료가 없다면 당신이 치료를 받고 있는 일반 의사로부터 추천을 받을 수도 있다. 당신은 전화 상담을 통해서 치료자를 찾을 수도 있으며 진료 의뢰를 할 수도 있다. 만약 상담을 한 후 치료자가 불편하다면 당신이 왜 불편하게 느끼는 가에 대해 생각해보는 것이 중요하다. 가끔 자신이 가지고 있는 심리적인 문제가 곧바로 치료자에게 **투사**(projected)되어 치료자를 지속적으로 만나지 않는 것으로 그 문제를 피하려고 하는 것일 수도 있기 때문이다. 그렇지만 확실한 치료적 효과를 얻기 위해서는 치료자의 스타일에 맞추는 것이 필요하다.

> ***투사(Projected) :***
> 자신의 무의식적 사고와 감정을 다른 사람에게 돌려버리는 것이다.

㊳ 인지-행동 치료란 무엇인가요?

인지-행동 치료는 인지 이론과 행동 이론이라는 두 가지 이론적 모델에 기초하고 있다. 인지 모델들은 한 사람이 가지고 있는 인지나 생각이 그 사람의 감정과 행동을 결정한다는 전제에 기초하고 있다. **자동적 사고**(automatic thoughts)는 **과잉 일반화**(overgeneralization), **파국적 사고**(catastrophic thinking), 성급한 결론 혹은 개인화와 같은 왜곡된 사고들로 인해 나타나는 인지의 한 형태이다. 다른 정신과적 질환들뿐만 아니라 우울증에서는 사고의 오류가 더 많고 그 정도도 강하다. 행동적 모델들은 한 사람의 행동이 다른 사람의 행동을 모방하거나, 어떤 반응에 대한 강화에 의해 학습된다는 이론에 기초를 두고 있다.

> ***자동적 사고***
> ***(Automatic thoughts) :***
> 인생에서 특정한 혹은 일반적인 사건이 일어날 때마다 자동적으로 발생하는 생각으로 주로 우울증과 관련 있다.
>
> ***과잉 일반화***
> ***(Overgeneralization) :***
> 심리적 외상 같은 특정 사건을 경험한 뒤 이를 특정한 사건에만 국한하지 못하고 다른 상황들에도 똑같이 적용하는 자동적 사고의 일종이다.
>
> ***파국적 사고***
> ***(Catastrophic thinking) :***
> 주어진 상황에서 가장 최악의 결과를 예상하는 자동적 사고의 일종이다.

인지-행동 치료는 위에서 언급한 모델들에 기초하여 치료를 하게 된다. 인지 요법이나 행동 요법 중 어떤 것에 더 중점을 둘 것인지는 질환의 종류와 어느 치료 단계에 있는 가에 따라 달라진다. 인지 요법에는 다음과 같은 것이 있다:

- 정신 교육
- 자동적 사고의 수정
- **심리도식**(schema)의 수정

행동 요법에는 다음과 같은 것들이 포함된다:

- 활동 계획 세우기
- 호흡 조절
- **행동 계약법**(Contingency contracting)
- 탈감작/이완 훈련
- **홍수법**(Flooding)
- 사회 기술 훈련
- **사고 중지**(thought stopping)/주의 분산

이런 많은 기술들을 통해, 환자들은 불안과 스트레스에 대한 반응을 적절하게 조절하는 법을 배운다. 노출 훈련은 불안이 낮은 단계에서부터 하나씩 과제를 완수하면서 점차적으로 불안이 더 높아지는 상황까지 **단계적으로 노출**(graded exposure) 되는 기술이다.

심리도식(Schema) :
세상에 대한 마음의 표상으로 외부 환경에 대한 지각 및 반응에 영향을 미친다.

행동 계약법 (Contingency contracting) :
행동을 수정하기 위해 강화물 또는 보상을 활용하는 행동 치료 기법이다.

홍수법(Flooding) :
행동 치료 기법으로 가능한 한 빨리 최대 수준의 불안에 노출되는 것을 말한다.

사고 중지(Thought stopping) :
반복되는 사고를 억누르기 위해 사용되는 기법이다.

단계적 노출 (Graded exposure) :
특정 공포증을 없애기 위해 적용되는 정신 치료 기법이다. 공포를 유발시키는 상황에 대한 단계적 노출은 우선적으로 철저한 심상 기법이 활용되어야 하며, 그 다음에는 완전한 노출 전까지 시간과 강도에 대한 제한된 노출이 이루어져야 한다.

인지-행동 치료는 정신 치료 중에서는 가장 많이 연구가 된 분야이고 우울증에 효과적이며, 경도에서 중증도의 양극성 우울증의 치료에 효과적이어서 항우울제의 사용을 최소화할 수가 있다. 치료는 일반적으로 3~6개월

동안 지속되고 10~20회기로 진행된다. 이 치료에서 환자는 능동적인 참여자가 되어 새로운 전략을 시도하고 과제를 수행할 것을 요구 받는다.

Q39 정신 치료를 받으면 부작용은 없나요?

표면적으로 정신 치료는 가장 안전한 치료법 중 하나이다. 일반적으로 정신 치료에서는 신체적 접촉이 없고 약물이 처방되지 않는다. 단지 환자와 치료자 사이에 대화 만이 오갈 뿐이다. 하지만 절대로 말의 힘을 과소평가해서는 안 된다. "몽둥이나 돌멩이를 맞으면 뼈가 부러질지도 모르지만 욕은 아무리 먹어도 아무렇지도 않다"라는 속담이 있다. 이 속담은 말로 인해서 생긴 감정적인 상처로부터 편안함을 얻기 위한 표현이다. 말에는 힘이 있다. 정신 치료는 치료적인 힘을 가지고 있는 동시에 누군가를 다치게 하는 힘도 있다. 그 부작용은 치료의 진전이 없는 것에서부터 명백한 남용에 이르기까지 그 범위가 다양하다. 정신 치료에서 나타나는 부작용은 대부분 치료자와 환자 사이의 치료적 경계가 무너지면서 나타난다. 주로 환자와 치료자의 치료적인 관계가 성적 혹은 육체적 관계로 변질되는 것을 일컫는다. 많은 지역에서 이런 치료적 관계를 위반하는 것을 범죄로 간주하는데, 정신 치료에서 치료자의 힘이 너무 커서 환자가 약한 위치에 있을 가능성이 높기 때문이다.

이 밖에도 치료자-환자 사이의 경계가 무너지는 경우들이 있다. 치료자와 환자 사이에서 단순히 개인 정보를 주고 받는 것도 종종 치료적인 관계가 깨지는 것으로 간주하며, 이런 관계가 치료자에 의해서 더 악화 될 수도 있고 그렇지 않을 수도 있다. 또 다른 위험으로는 치료자와 환자가 치료 환경이 아닌 개인적인 모임으로까지 그 관계가 연장이 되는 것이며, 이를 통해 치료자–환자 관계가 좀 더 사적인 관계로 변할 수도 있게 된다. 많은 환자들이 자신의 치료자를 친구로서 경험할 수도 있으며, 이러한 느낌은 치료 과정에서 흔히 나타나는 전이이다. 전이는 환자가 치료자에게 심리적인 내용을 투사하는 인위적 관계이다. 통찰–지향적 혹은 **역동적**(dynamic)(프로이트 학파적인) 정신 치료에서 전이 관계는 치료자가 환자가 가지고 있는 외적인 관계를 더 잘 이해할 수 있기 때문에 이러한 전이가 생기도록 허용한다. 이를 통해 치료자는 환자가 자신에 대한 병식을 가지게 하고, 감추어진 무의식적인 역동을 이해하여 건강한 상호작용을 배울 수 있도록 돕는다.

역동적(dynamic) :
한 사람의 대인 관계, 발달적 경험 그리고 치료자와의 전이 관계에 초점을 두는 치료 유형을 말한다. 통찰지향적으로 알려져 있다.

치료자들 역시 그들의 환자에 대해서 전이가 생길 수 있는데 이런 상황을 역전이라고 한다. 만약 치료자가 치료자 자신의 역전이를 인지하지 못한다면, 이는 환자의 외적 관계이기 보다 치료자 자신의 외적 관계를 반영한 행동일 수 있다. 만약 치료자가 이러한 역전이 문제를 가지고 있다면 이것이 환자에게 투사되어, 결과적으로 환자는 자신이 무언가 문제를 가지고 있다고 느낄 수도 있다. 하지만 이것은 환자가 아닌 치료자의 문제인 것이다. 환자들은 치료자를 종종 이상화하는데 이는 환자로 하여금 자신의 치료자가 하는 말에 쉽게 영향을 받게 만든다.

몇 년 전에 정신 치료 중 나타날 수 있는 환자의 심리적인 취약성에 관한 사례가 있었다. 환자들이 치료자의 암시에 따라 부모들이 자신을 성적으로 학대했다고 믿게 된 몇몇 경우가 있었다. 치료자의 잘못된 기억들이 환자에게 심어지면서 이런 일들이 일어나게 되었는데, 이는 치료자들이 의도적으로 만든 것은 아니었다. 치료자들은 환자들이 보고하는 증상과 그들의 과거 성적인 학대와의 연관성을 찾으려는 과정에서, 점점 환자들에게 억압된 학대에 대한 기억이 있다고 설득하게 되었다. 환자가 학대에 대한 기억이 있다고 믿게 되자, 치료자는 환자에게 학대를 당하던 상황을 상상해보도록 하거나 최면으로 환자가 학대를 당했던 순간들을 심어주면서, 환자 스스로가 학대를 받았다는 잘못된 기억들을 쉽게 만들게 되었다. 이 때문에 잘못된 기억 증후군(false memory syndrome)이라는 용어가 생겨났으며, 환자가 이런 잘못된 기억에 따라 취한 행동으로 입게 된 정신적 피해에 대해 치료자들을 고소하는 법정 소송도 일어나게 되었다.

당신은 이러한 위험을 어떻게 줄일 것인가? 우선 당신은 반드시 다른 전문가들뿐 아니라 친구들의 입소문과 추천에 의지를 해야 한다. 일반적으로 당신의 일차 진료의는 수년 동안 다양한 치료자들과 관계를 맺어왔고 치료자들의 치료 방식도 알고 있다. 치료의 성공은 치료자가 학문적인 업적이 얼마나 많은가 보다는 치료에 대한 경험과 수련 정도가 더 중요한 요소이다. 둘째로, 당신이 특정 치료자에게 불편을 느낀다면, 그 치료자가 얼마나 능숙하든지 간에 당신은 변화를 위해 마음을 연 상태를 유지할 필요가 있다. 치료자와 환자 사이에 느껴지는 치료적 분위기라는 것이 필요하며, 이런 분위기는 치료자가 얼마나 수련을 많이 받았는지와는 상관이 없다. 치료의 성공에 필요한 것은 환자가 치료 시간에 대해서 어떻게 느끼는가와 환자 스스로의 변화를 위해 필요한 동기 부여를 치료자가 얼마나 잘 해주는가에 달려 있다.

■ 레슬리의 조언 :

적절한 치료자를 선택하는 것은 당신의 중요한 권리 중 하나이다. 치료자와 처음 얘기를 할 때 쉽게 위협당하는 느낌을 받을 수 있지만 간단히 말하자면, 당신은 "서비스"에 있어서 "소비자"이고 당신에게 도움이 될 수 있는 가장 적당한 치료자를 찾을 권리가 있다.

한 번은 그런 내 권리에 대해서 실수를 한 적이 있다. 나는 어떤 치료자를 만나게 되었고 그녀와 몇 번의 상담을 하게 되었다. 하지만 상담을 하면서 내가 가지고 있는 양극성 장애로 인해 나 자신을 위험한 '괴물'처럼 느끼게 되었다; 그녀는 상담을 하면서 실제로 나를 무서워했다. 두말할 것도 없이 이러한 경험은 득보다 실이 훨씬 더 많았다.

현재 나는 자격증을 가지고 있는 임상 사회 사업가와 장기 치료를 하고 있다. 우리는 치료 작업을 잘 하고 있으며 그녀는 내가 이 질환으로 인해서 나타나는 어려움에 직면할 때 굉장한 도움이 된다.

Q40 양극성 장애가 화학적 불균형으로 발생한 것이라면 정신 치료는 어떻게 도움이 될 수 있나요?

모든 생각과 감정, 행동은 뇌의 화학적 변화와 관련 있다. 만약 어떤 생각이나 감정, 행동이 반복적으로 발생한다면 이는 뇌의 구조적 변화를 불러올 수도 있다. 학습과 기억은 이런 복잡한 화학적 변화가 일어나서 뇌의 특정 부분에 영구적인 변화가 생기는 과정이라고 할 수 있다. 예를 들어 처음 당신이 운전하는 법을 어떻게 배웠는지 생각해 보라. 복잡한 정보들은 의식 수준에서 처리를 하고, 그 정보들을 잘 정형화된 행동 패턴에 통합하는 과정이 요구된다. 순간적인 집중력은 금방 저하되게 된다. 하지만 기술을 연습할수록 뇌가 그 기술에 적응하게 되어 이후에는 무의식적으로 그 기술을 사용할 수가 있게 된다. 행동은 궁극적으로 뇌의 구조적 및 생화학적 변화를 일으킨다.

뇌의 화학적 성질과 구조는 다음의 3가지로 인해서 변할 수 있다.

1. 환경의 변화

2. 향정신성약물의 작용으로 인한 뇌의 화학적 성질의 변화
3. 새로운 기술을 배움으로써 환경을 인식하거나 바꿀 수 있는 방법을 학습.

이사하고, 직업을 바꾸고, 결혼하거나 이혼하는 것이 첫 번째 방법의 예이다. 반면 약물 치료는 두 번째 방법이다. 정신 치료는 세 번째 방법이다. 정신 치료를 통한 뇌의 변화에 대해서는 뇌 영상 연구들에서 여러 차례 증명이 되었다. 한 가지 예로, 강박장애 환자들에서 플루오세틴(fluoxetine)치료로 나타나는 뇌 변화 부위와 인지-행동 치료를 받으면서 보이는 뇌 변화 부위가 같다고 알려져 있다. 위에서 언급한 세 가지 치료 방법들은 각각이 가지는 비용적인 측면과 이득을 가지고 있으므로 어떤 한가지 방법이 다른 것보다 더 좋거나 나쁘다고 말할 수는 없다. 세 가지 방법의 효과는 일반적으로 누적된다. 그러므로 정신 질환으로부터 회복되는 가장 좋은 방법은 위에 제시된 방법들을 2~3개 병행하는 것이다.

양극성 우울증 치료에는 항우울제를 사용하지 않거나 사용하더라도 가능한 적은 용량의 항우울제를 사용하여야 한다. 다시 조증이 발생하지 않도록 환자의 생활을 안정된 상태로 꾸준히 유지시켜 주는 것이 치료에서 가장 중요하다. 조증 삽화 동안 치료는 환자를 지지해주고 회복하는 것이 가장 중요함을 교육해야 한다.

Q41 양극성 장애를 치료하는 약물의 종류에는 어떤 것이 있나요? 치료자는 어떤 기준으로 약물을 선택하나요?

양극성 장애의 치료에 대해서는 여전히 의견이 다양하다. 가장 많이 논란

이 되는 것이 '기분 안정제'의 정의와 양극성 우울증 환자에게 항우울제 사용에 대한 것이다. 진정한 의미의 기분 안정제는 급성 조증, 급성 우울증의 치료에 효과가 있어야 하고 조증과 우울증의 재발과 발생을 예방해야 한다. 이러한 정의에 따르면 양극성 장애의 모든 범주에 있는 질환을 성공적으로 치료하는 방법은 **전기경련치료**(ECT) 외에는 없다고 할 수 있다. 그래서 대부분의 임상가들은 급성 조증을 치료하고 재발을 예방하는 약물들을 통상적으로 기분 안정제라고 부른다. 좀 더 정확하게는 이러한 약물들을 항조증제(antimanic agents)이라고 부르는 것이 더 적합하다. 이는 항우울제와 반대의 개념으로 우울한 상태의 정반대의 경우를 치료하는 약물이다. 모든 기분 안정제는 급성 우울증 치료에 효과가 없다. 조증을 예방하는 것과 같은 방법으로 우울증을 예방할 수 있는지를 평가하기에는 아직 이르다. 이런 이유 때문에 항우울제가 여전히 많이 사용된다. 그러나 항우울제가 우울증을 조증으로 전환시킬 수도 있고 질환의 경과를 더 악화시킬 수 있기 때문에, 항우울제 사용은 아직까지도 논란이 되고 있다. 이러한 논란을 더 복잡하게 하는 것 중 하나는 일부 임상가들 사이에서 기분 안정제를 반대되는 기분으로의 전환없이, 한 쪽의 기분 상태를 치료하는 약물로 정의를 하고 있다는 것이다. 이 정의에 따르면, 아직 판단하기는 이르지만 일부 항우울제들이 이 조건에 충족된다. 실제로 일부 항우울제는 조증 유발이 적다고 알려져 있다. 이런 약물에는 선택적 세로토닌 재흡수 차단제(SSRIs)와 부프로피온(Buproprion)이 있다. 또한 정의대로라면 항경련제인 라믹탈Lamictal(라모트리진lamotrigine)도 기분 안정제로 분류되는데, 이 약물은 조증보다는 우울증의 재발이나 발생을 예방하는데 더 효과적이다. 그러므로 기분 안정제라는 용어는 경계성 성격과 같은 인격 장애에서 나타나는 기분 변화도 포함하는 모호한 개념인 '감정 기복(Mood swings)'을 치료하는 모든 약물에 적용이 가능하다. 마지막으로 주의해야 할 점은 대부분의 항조증제는 신경 세

전기경련치료(ECT) :
전기 경련 혹은 충격치료이다.

포막을 안정화시키기 때문에, 경련이나 조증, 공황 장애, 분노 폭발 등 중추 신경계를 과잉 자극하는 어떤 경우에도 항조증제에 반응할 수 있다. 그러므로 항조증제로 기분이 '안정되었다'는 것은 반드시 양극성 장애라는 것을 의미하지 않는다.

다음으로 양극성 장애의 치료에 사용되는 다양한 약물들의 분류에 대해서 알아보자. 이 분류는 질환 상태를 치료하는 데 있어 그 중요성을 이해하기 위해서 몇 가지로 세분화된다:

- 리튬(lithium)과 다른 제형
- 항경련제
- 비전형 항정신병제
- 전형적 항정신병제
- **벤조디아제핀계**(Benzodiazepine)
- 항우울제(특히 선택적 세로토닌 재흡수 차단제)
- 칼슘 채널 차단제
- 기분 안정제
- 그외 다른 약제

벤조디아제핀계 (Benzodiazepine) : 진정 및 불안 완화의 효과를 가진 약물 그룹 중 한 종류이다. 이 그룹에 속한 약물들은 공통된 화학 구조와 작용 기전을 공유한다.

위약(Placebo) : 복용하였을 때 아무런 생리적인 효과가 없는 불활성 물질로서 생리적 효과는 없지만 심리적인 효과는 가질 수 있다.

모든 항경련제가 항조증 효과가 있는 것은 아니다. 즉 어떤 약물이 항경련 효과를 가진다고 해서 그 약물이 항조증 효과가 있다는 것은 아니다. 이러한 사실은 항경련제인 뉴론틴Neurontin(가바펜틴gabapentin)의 경우를 보면 분명하게 알 수 있다. 이 약물은 임상 연구가 진행되기도 전에 항조증 효과가 있다고 선전이 되었었다. 하지만 이후 시행된 임상 연구 결과 **위약**(**placebo**)과 비교해서 특별한 차이가 없다는 결과들이 나왔고, 이 때문에 제약 회사들에 대한 일련의 법적 소송까지 일어난 일이 있었다. 그 대신에

전형적 및 비전형 항정신병제가 항조증 효과가 있다고 입증이 되었다.

표 2에는 양극성 장애에 사용되는 여러가지 다양한 약물들이 제시되어 있다. 그리고 그 약물들에 대한 FDA의 승인유무, 효과를 증명한 임상연구의 유무, FDA 승인없이도 통상적으로 사용되고 있는지 아니면 약효를 지지하는 임상연구가 있는지의 여부에 대해서 설명을 해 놓았다. 명심해야 할 것은 표에는 모든 약물이 나와 있는 것은 아니며, 양극성 장애 치료에 있어 일반적으로 많이 사용되는 약물들에 대해서만 기술이 되어 있다는 것이다. 상당 수의 약물은 FDA에서 승인 받지 못했기 때문에 **오프 라벨**(off-label)로 양극성 장애 치료에 사용되고 있다. 그렇게 된 이유들에는 첫째, 약에 대한 FDA의 승인이 늦기 때문이며 둘째, 제약 회사가 임상연구를 진행하기까지 시간이 오래 걸리기 때문이다. 즉 임상 시험은 비용이 많이 들고 급성 조증에 대해 약이 승인되었을지라도, 제약회사는 다른 적응증들에 대해 약물의 수익창출이 크지 않으면 FDA 승인을 위한 임상연구를 진행하지 않는다. 셋째, 약물에 대한 특허가 풀리게 되면 오직 정부에서만 약물 연구에 대해 지원을 해줄 것이기 때문이다. 마지막으로 임상 연구의 결과가 부정적으로 나왔다고 해서 그 약물이 더 이상 사용되지 않는다는 것을 의미하지 않는다. 양극성 장애를 가진 환자들의 개인차로 인해 효과가 입증된 특정 약물이 어떤 환자에서는 반응이 없을 수도 있기 때문에, 모든 약물들을 치료에서 고려를 해야 한다. 이런 이유로 이전 광고만큼은 아니지만 매우 제한적인 상황에 한해서 뉴론틴(Neurontin)이 계속 사용되고 있다. 특정 약물이 어떤 사람에게 효과를 보일 수 있고 다른 어떤 사람에게는 효과를 보이지 않을 수도 있다. 즉 개인이 약물에 어떤 반응을 보일지를 예측하기는 어렵다.

> ***오프 라벨(Off-label) :***
> FDA에 의해 승인된 질환이 아닌 다른 질환에 약물을 처방하는 경우를 말한다.

표 2가 복잡하게 보이지만 여기에는 임상 증상에 따라 가장 적합한 약물로 치료를 시작하고 있으며, 표를 간소화 하기 위해 의사들이 따를 수 있는 치료 지침과 알고리듬을 제시하고 있다. 제1형 양극성 장애와 제2형 양극성장애 사이에는 차이점이 많다. FDA에서 승인된 대부분의 약물 임상 연구는 제1형 양극성 장애를 기준으로 하고 있다. 따라서 어떤 약이 양극성 장애에 효과가 있다면, 그 약이 제2형 양극성 장애에도 효과가 있을지는 확실하지 않다. 또 제2형 양극성 장애가 독립된 하나의 질환군인지 아니면 실제로 "스펙트럼"장애, 즉 제1형 양극성 장애의 연속성 상에 존재하고 있는 것인지에 대해서도 확실하지가 않다. 이러한 불확실성은 유전 연구에서 잘 드러나는데, 제1형 양극성 장애는 제2형보다 정신분열증과 분열정동장애와 비슷한 유전자를 공유하고 있다고 알려져 있다. 또한 제2형 양극성 장애가 위에 열거되어 있는 약물에 대한 반응이 제1형 양극성 장애와는 다를 수도 있다는 보고가 있다.

약물 사용에 대한 일반적인 지침은 다음의 권고를 따르고 있다. 만일 환자가 급성 조증 상태라면 단일 제제를 사용하는 것이 원칙이며; 리튬(Lithium)과 데파코트Depakote(발프로에이트valproate)을 선택할 때는 각 약물의 부작용과 다양한 동반 증상의 유무에 따라 선택을 하라고 권하고 있다. 예를 들어 이전에 우울증을 앓던 환자가 현재는 조증 삽화를 보인다면 리튬(Lithium)을 사용하라고 제안하고 있다. 리튬은 기분 안정제의 기준에 가장 근접한 약물로서 우울증과 조증 둘 다를 예방하는 효과가 있는 것으로 보인다. 우울감이나 불안/초조, 물질 남용 장애를 동반하지 않은 현재 조증 삽화의 경우에는 데파코트Depakote(발프로에이트valproate)가 권장된다. 급속 순환형(일년에 4번이상 조증과 우울증 삽화가 반복되는) 환자의 경우 현재 상태에서 우울증이 더 심하다면 에퀘트로Equetro(카바마제핀 Carbamazepine)가 더 효과적일 수 있으며, 반대로 조증이 더 심하다면 데파코트(Depakote)가 추천된다. 망상, 환청, 전반적으로 와해된 사고 및 행동과 같은 정신병적 양상을 동반한 조증 환자에서는 비전형 항정신병제를 추가하는 것이 바람직하다. 또한 비전형 항정신병제는 FDA에서 급성 조증 삽화에서 단독치료제로 승인을 받았다.

표 3에는 FDA에서 승인된 양극성 장애 치료제가 나와 있다. 리튬(Lithium)과 데파코트Depakote(발프로에이트valproate)를 대신할 수 있는 약물에는 에퀘트로Equetro(카바마제핀carbamazepin)이나 트리렙탈Trieptal(옥스카바마제핀oxarbamazepine) 등이 있다. 만약 증상이 10일에서 14일 이내에 적절하게 조절이 되지 않는다면 추가적인 약물 병합이 가능하다(즉 기존에 처방이 되지 않았다면 항정신병제를 추가). 클로자릴Clozaril(클로자핀clozapine)은 치료에 반응이 없는 경우에 효과가 있을 수도 있다.

표 2. 양극성 장애 치료에 사용되는 약물들

약 물	급성 조증	급성우울증	조증 예방	우울증예방	특징
리튬 카보네이트 (Lithium carbonate)	Y, B, C	N, U, C	Y,B,C	N, L, C	매우 경한 항우울제; 항조증제로 더 사용;. 자살 예방에 효과적.
발프로에이트(Valproate)	Y, B, C	N, NB, NC	N, L, C	N, U, C	항경련제; 중복 진단 시 더 좋음
카바마제핀(Carbamazepine)	Y, B, C	N, L, C	N, L, C	N, L, C	항경련제; 급성 순환형에 가장 좋음
옥스카바마제핀(Oxcarbamazepine)	N, U, C	N, U, NC	N, L, C	N, U, C	항경련제; 카바마제핀(Carbamazepine)의 변형
라모트리진(Lamotrigine)	N, U, NC	N, U, C	Y, L, C	Y, B, C	항경련제; 양극성 우울증에서 기타 치료약물로 승인받음 항조증제로는 사용되기 어려움
가바펜틴(Gabapentin)	N, NB, C	N, U, NC	N, NB, C	N, U, NC	항경련제; off-label 연구에서 소송중임
티스카빈(Tisgabine)	N, U, C	N, U, NC	N, U, C	N, U, C	항경련제; 새로운 약제; GABA에 영향을 미침
토피라메이트(Topiramate)	N, NC	N, NC	N, U, C	N, U, NC	항경련제; 체중 감소에 가장 적합함
퀘티아핀(Quetiapine)	Y, B, C	Y, B, C	N, U, C	N, U, C	비전형; 최근 연구에서 우울증에 사용 가능
클로자핀(Clozapine)	N, B, C	N, U, NC	N, L, C	N, U, NC	비전형; 가장 효과적인 항정신병제; 자살을 예방함 체중증가; 지질 및 혈당 증가
올란자핀(Olanzapine)	Y, B, C	N, U, C	Y, L, C	Y‡, U, C	비전형; 체중 증가; 지질 및 혈당의 증가
올란자핀(Olanzapine) / 플루오세틴(fluoxetine)	N, U, NC	Y, B, C	N, L, C	N, L, C	비전형/선택적 세로토닌재흡수억제제(SSRIs)조합 양극성 우울증에 첫번째로 승인된 약물
리스페리돈(Risperidone)	Y, B, C	N, U, NC	N, L, C	N, U, C	비전형; 장기 주사용 제제로 유일하게 가능함
지프라시돈(Ziprasidone)	Y, B, C	N, U, C	N, L, C	N, L, C	비전형; 선택적 세로토닌 재흡수 억제제(SSRIs)와 같은 화학 작용을 함.
아리피프라졸(Aripiprazole)	Y, B, C	N, U, NC	Y, B, C	Y‡, L, C	비전형; 도파민 부분 효현제

약 물	급성 조증	급성우울증	조증 예방	우울증예방	특징
할로페리돌(Haloperidol)	N, B, C	N, U, NC	N, L, C	N, U, NC	전형; 급성 항조증 약제로서 가장 오래된 약물
페르페나진(Perphenazine)	N, B, C	N, U, NC	N, L, C	N, U, NC	전형; 최근에 정신분열증에서 비전형 약물과 비교됨
클로나제팜(Clonazepam)	N, L, C	N, U, C		N, U, C	벤조디아제핀; 항경련 효과
로라제팜(Lorazepam)	N, L, C	N, U, C		N, U, C	벤조디아제핀; 항경련 효과
알프라졸람(Alprazolam)	N, U, C	N, L, C		N, U, C	벤조디아제핀; 항경련 효과; 이전에 항우울제 효과가 있었다고 생각되었음
시탈로프램(Citalopram) & 에스시탈로프램(Escitalopram)	N, NB, NC	Y*, B, C		N, L, C	선택적 세로토닌 재흡수 억제제(SSRIs), 이전 항우울제와 비교하여 조증으로 전환이 거의 없음.
플루오세틴(Fluoxetine)	N, NB, NC	Y*, B, C		N, L, C	선택적 세로토닌 재흡수 억제제(SSRIs), 이전 항우울제와 비교하여 조증으로 전환이 거의 없음.
서트랄린(Sertraline)	N, NB, NC	Y*, B ,C		N, L, C	선택적 세로토닌 재흡수 억제제(SSRIs), 이전 항우울제와 비교하여 조증으로 전환이 거의 없음.
파록세틴(Paroxetine)	N, NB, NC	Y*, B		N, L, C	선택적 세로토닌 재흡수 억제제(SSRIs), 이전 항우울제와 비교하여 조증으로 전환이 거의 없음.
페라파밀(Verapamil)	N, U, C	N, U, NC	N, U, C	N, U, NC	칼슘 채널 차단제, 치료 저항성이 있는 경우

Y= FDA 승인됨; N= FDA 승인되지 않음; B= 효과적임/임상연구에서 밝혀짐; L=어느 정도 효과있음/임상 연구에서 지지적임;
U= 효과가 알려져 있지 않음/관련된 임상 연구 없음;
NB= 효과 없음/임상 연구에서 부정적인 결과 보임; C= 임상에서 사용함; NC= 임상에서 사용하지 않음
* 주요 우울증에서 사용함. 양극성 우울증에서는 사용 안함.
† XR만이 급성 조증에서 승인이 되었음.
‡양극성 장애 치료 유지에서, 조증이나 우울증이 재발하면 낮춰야 한다. 그러나 양극성 우울증에서 적응증은 아니다.
연구에 참여한 환자들은 혼재성 혹은, 조증 삽화를 가지고 있었다.

표 3. 양극성 장애의 치료로 FDA에서 승인받은 약

비전형 항정신병제	항경련제/그 외 약제
리스페리돈Risperidone(리스페달Risperdal)	발프로에이트Valproate(데파코트Depakote, 데파코트 서방정Depakote ER)
올란자핀Olanzapine(자이프렉사Zyprexa, 자이디스Zydis)	카바마제핀 서방정Carbamazepine WR(에퀘트로Equetro)
퀘티아핀Quetiapine(세로켈 Seroquel)	라모트리진Lamotrigine(라믹탈Lamictal)
지프라시돈Ziprasidone(게오돈Geodon)	리튬Lithium(리소비드Lithobid, 에스칼리스 Eskalith)
아리피프라졸Aripiprazole(아빌리파이 Abilify)	올란자핀Olanzapine/플루오세틴 fluoxetine(심비악스Symbyax)

양극성 우울증의 경우 라믹탈Lamictal(라모트리진Lamotrigine)을 단독 혹은 다른 기분 안정제에 병용해서 처방하거나, 심비악스(Symbyax)를 단독으로 쓸 수 있다. 만약 두 가지 약물 치료에도 반응이 없다면 세로켈Seroquel(퀘티아핀quetiapine)이나 리튬(lithium)을 추가해 볼 수도 있다. 그래도 증상이 조절되지 않는다면 선택적 세로토닌 재흡수 억제제(SSRI), 부프로피온(buproprion), 이펙서Effexor(벤라팍신venlafaxine) 등을 추가할 수 있다. 난치성 질환에서는 전기경련치료도 고려할 수 있다(난치성 조증).

위의 모든 치료에도 반응이 없는 경우에는 칼슘 채널 차단제, 중추 신경 자극제, 갑상선 호르몬과 같은 새로운 차원의 약물들을 병용해 볼 수가 있다. 서로 다른 작용 기전을 가지는 다른 분류의 약들을 객관적인 근거에 기초하여 **합리적 다제처방**

합리적 다제처방 (Rational polypharmacy) : 여러가지 약물을 조합하여 처방하는 것으로써 임상적 효과, 부작용, 약물 상호작용 및 약물의 효과와 독성뿐만 아니라 각각의 약물이 보이는 작용 기전에 대해 충분히 고려한 치료법이다.

(polypharmacy)을 한다면 각각의 상승작용으로 좀 더 기분을 안정시켜 줄 수도 있다.

■ **레슬리의 조언 :**

약물을 조합하는 것은 어려운 일이다. 왜냐하면 약을 처방하는 의사들은 어떤 조합이 가장 효과가 좋은 지에 대해서 서로 다른 이론들을 가지고 있기 때문이다. 나에게 가장 효과가 좋은 약물 조합을 알기 위해서 다양한 약물을 복용했었다. 이런 일들은 약을 처방받는 내게는 매우 힘든 일이었다. 약물이 치료 용량까지 도달할 때까지 시간이 걸렸고 결과적으로 견디기 힘든 부작용이 생기거나 효과가 없었던 적도 많았다. 가끔은 내가 실험용 돼지가 되어 약물 실험의 대상이 된 기분이었다. 하지만 이러한 과정은 병을 치료하는 적절한 약을 처방받기 위해 치뤄야 하는 대가이다. 현재 나는 항우울제와 기분 안정제, 비전형 항정신병제를 복용 중이다. 이 조합은 나에게는 도움이 되는 것 같다.

Q42 양극성 장애 치료제의 부작용으로 어떤 것이 있나요?

부작용은 정신과 약물뿐만 아니라 대부분의 약물에서 나타난다. 양극성 장애에 사용되는 약물은 비교적 장기간 복용해야 하기 때문에 일부 부작용은 견디기 힘들 수도 있다. 약물의 부작용은 약물 종류에 따라 다르며 같은 종류의 약물 내에서도 다르게 나타난다. 비전형 항정신병제 약물들이 항경련제 약물들보다 부작용 측면에서 비슷한 점이 많다. 항우울제의 경우 약물들이 보이는 부작용이 보다 많이 유사하다(선택적 세로토닌 재흡수 억제제(SSRIs) vs 삼환계 항우울제(tricyclics)). 하지만 한 종류의 약물들이 유사한 부작용을 보일지라도 같은 종류의 다른 약물로 바꿔서는 안 될 것이다.

표 4에는 기분 안정제로 사용되는 약물의 흔한 부작용에 대해 정리해 놓

았다. 표 5에는 항우울제의 부작용들을 정리해 놓았다. 일부 약제는 드물지만 장기적인 위험과 심각한 부작용들을 일으킬 수 있다(질문 61 참고). 당신의 주치의는 당신과 항상 이런 일들을 잘 살펴봐야 한다. 어떤 부작용들은 특정 상황에서 유용할 수 있다. 예를 들어 불면증이 있는 경우에는 진정효과가 있는 약물을 저녁에 복용하는 것이 도움이 될 수도 있으며, 식욕이 없는 사람이라면 식욕 증가가 있는 약물이 필요할 수도 있다.

표 4. 양극성 장애 치료에 사용되는 약의 부작용

Medication	나타날 수 있는 부작용
발프로에이트Valproate / 발프로익 산valproic acid(데파코트Depakote, 데파코트 서방정 Depakote ER)	복통, 탈모, 식욕 부진, 설사, 불규칙적인 월경, 오심, 진전, 복통, 체중 증가, 졸음, 흐려보임, 저혈소판혈증, 간부전, 췌장염
리튬Lithium(리소비드Lithobid, 에스칼리스Eskalith)	진전, 배뇨과다, 갈증, 오심, 설사, 진전 작용, 요실금, 여드름, 체중 증가, 갑상선저하증, 신부전
카바마제핀Carbamazepine/XR(테그레톨Tegretol, 에퀘트로Equetro)	어지러움, 기면, 오심, 구토, 골수 억제, 발진, 과민반응, 흐려보임, 인지 장애, 저나트륨혈증, 설사
옥스카바마제핀 Oxcarbamazepine(트릴렙탈 Trileptal)	복통, 흐려보임, 어지러움, 피로, 진전, 두통, 오심, 구토
라모트리진Lamotrigine(라믹탈 Lamictal)	흐려보임, 어지러움, 진정작용, 오심, 불안, 발진, 진전, 혈액 질환, 스티븐 존슨 증후군
티가바인Tiagabine(가비트릴 Gabitril)	오한, 설사, 집중력 장애, 어지러움, 멍듬, 열, 우울증, 경련(경련을 하지 않는 환자에서 off-label 약제를 사용했을 때 경련이 발생할 수 있다)
토피라메이트Topiramate(토파맥스Topamax)	기억상실증, 집중력 장애, 설사, 흐려보임, 인지 장애, 피로, 쇠약, 불규칙적인 월경기간, 보행 장애, 불안, 기분 이상, 대사성산증, 간부전, 췌장염
가바펜틴Gabapentin(뉴로틴 Neurontin)	흐려보임, 어지러움, 진정 작용, 운동이상증, 안구진탕, 부종, 진전, 시력 변화, 기분 변화
올란자핀Olazapine/플루오세틴 fluoxetine(심비악스Symbyax)	올란자핀Olanzapine과 같이 복용했을 때 불안, 설사, 불면, 오심, 두통, 성기능 장애

클로자핀Clozapine(클로자릴 Clozaril)	변비, 어지러움, 진정 작용, 열, 오심, 타액 분비 과다, 체중 증가, 부정맥, 무과립구증, 혈액 질환
리스페리돈Risperidone(리스페달 Risperdal)	초조, 진정 작용, 두통, 어지러움, 변비, 설사, 비염, 흐려보임, 좌불안석증, 추체외로 증상, 체중 증가, 무월경, 유루증, 당뇨
올란자핀Olazapine(자이프렉사 Zyprexa, 자이디스Zydis)	변비, 입마름, 체중 증가, 진정 작용, 어지러움, 좌불안석증, 진전, 식욕 증가, 비염, 당뇨, 고콜레스테롤혈증, 중성 지방 상승, 흐려보임, 부종
퀘티아핀Quetiapine(세로퀠 Seroquel)	두통, 어지러움, 변비, 입마름, 저혈압, 진정작용, 비염, 당뇨, 체중 증가, 고콜레스테롤혈증, 중성 지방 상승, 백내장, 부정맥
지프라시돈Ziprasidone(게오돈 Geodon)	오심, 변비, 설사, 입마름, 진정 작용, 어지러움, 타액 분비 과다, 진전, 부정맥, 체중 증가
아리피프라졸Aripiprazole(아빌리파이Abilify)	두통, 흐려보임, 비염, 기침, 진전, 불안, 불면, 오심, 진정 작용, 변비, 타액 분비 과다, 부종, 체중 증가

부작용이 의심된다고 해서 약물 복용을 중단해서는 안 된다. 우선은 주치의와 의논을 해야 한다. 일부 부작용은 일시적으로 나타나는 것이거나 부작용을 줄여주는 약물을 복용함으로서 쉽게 완화될 수 있다(예를 들어 이부프로펜(ibuprofen)은 두통이 있을 때 추가할 수 있다). 실제로 치료 효과가 있는 약물을 조기에 급작스럽게 중단하면 **약물중단 증후군(discontinuation symdrome)**을 유발할 수도 있다. 가능하다면 최소한 몇일 동안은 약 복용을 유지한 채로 기다려 보는 것이 좋다. 또 나타나는 부작용이 치료 약물이 아닌 바이러스 감염 같은 다른 원인 때문에 나타나는 것일 수도 있다. 기억해야 할 것은 위약에서도 "부작용"을 경험했다는 연구 결과들이 있다는 것이다. 만약 어떤 이유에서든 약물의 부작용이 위험하다고 생각되면, 주치의와 상의하거나 응급 평가를 받은 다음에 약물 중단이 매우 신중하게 이루어져야 한다.

약물중단 증후군 (Discontinuation syndrome) : 약을 갑자기 끊을 때 나타나는 신체적 증상들을 말한다.

표 5. 항우울제의 종류에 따른 부작용

Medication class	나타날 수 있는 부작용
선택적 세로토닌 재흡수 억제제SSRIs	오심, 설사, 불면, 불안, 신경과민, 어지러움, 졸음, 진전, 성욕 감소, 발한, 식욕 부진, 입 마름, 두통, 성기능 장애, 세로토닌 증후군
삼환계 항우울제TCAs	입 마름, 변비, 오심, 식욕 부진, 체중 증가, 발한, 식욕 증가, 신경과민, 성욕 감소, 어지러움, 진전, 졸음, 흐려보임, 빈맥, 배뇨 지연, 저혈압, 심독성
단기아민 산화 효소 억제제MAOIs	어지러움, 두통, 기면, 저혈압, 불면, 초조, 입 마름, 변비, 오심, 배뇨 주저함, 체중 증가, 부종, 성기능 장애, 간효소 상승, 독성 작용 음식 및 약물 상호작용
기타Others	
부프로피온Bupropion(웰부트린Wellbutrin)	체중 감소, 입 마름, 발진, 발한, 초조, 어지러움, 불면, 오심, 복통, 쇠약, 두통, 흐려보임, 변비, 진전, 빈맥, 이명, 경련
이펙사Effexor(벨라팍신Venlafaxine)	발한, 오심, 변비, 식욕 저하, 구토, 불면, 졸림, 입 마름, 어지러움, 신경과민, 진전, 흐려보임, 성기능장애, 빈맥, 고혈압
둘로세틴Duloxetine(심발타Cymbalta)	오심, 입 마름, 변비, 식욕저하, 피로, 기면, 어지러움, 발한, 흐려보임, 발진, 가려움, 성기능 장애, 진전, 이상출혈
멀타자핀Mirtazapine(레메론Remeron)	졸림, 식욕 증가, 체중 증가, 어지러움, 입 마름, 변비, 저혈압, 이상한 꿈, 인플루엔자 증후군, 혈구수 감소
네파조돈Nefazadone(설존Serzone)	졸음, 입 마름, 오심, 어지러움, 불면, 초조, 변비, 시력 이상, 혼돈, 간부전
트라조돈Trazodone(대시렐Desyrel)	진정 작용, 저혈압, 어지러움, 흐려보임, 두통, 식욕 저하, 발한, 안절부절못함, 빈맥, 지속 발기

Q43 치료 약물에 중독이 될 수도 있나요?

수 년간 정신과 약물을 복용해야하는 많은 환자들에게 있어서 가장 큰 걱정은 자신이 복용하고 있는 약물에 의존하고 중독될까봐 두려워하는 것이다. **중독(addiction)**은 설명하기 복잡한 것이며 많은 논쟁을 불러 일으키는 주제이다. 정신병리학적이나 내과적 관점에서 보면 중독이란 어떤 물질을 지속적으로 갈구하는 것으로, 대부분의 시간을 그 물질을 사용하는데 투자를 하고 다른 어떤 활동들보다 더 많은 에너지를 거기에 사용하는 행동을 말한다. 이러한 관점에 의하면 중독 행동에는 도박부터 성 행위, 마약 심지어 인터넷과 관련된 행동까지 다양한 범위의 문제들이 포함될 수 있다. 이 정의 대로라면 벤조디아제핀 계열(실제로는 매우 드문 경우이며 이 때문에 제한적으로 약을 사용함)의 경우를 제외한, 양극성 장애 치료제들은 중독 가능성이 없다고 볼 수 있다.

> ***중독(Addiction) :***
> 신체적, 심리적 혹은 사회적 손해에도 불구하고 기분 변화 물질을 지속적으로 사용하는 것을 말한다. 사용량과 횟수에 대한 통제력 상실, 갈망, 심각한 역효과가 존재함에도 지속적으로 사용하고 부정적 결과를 부인하며, 다른 기분 변화 물질을 남용하는 특징이 있다.

하지만 많은 사람들이 다양한 처방 약물에 대해서 신체적으로 의존할 수 있으며 이러한 사실 때문에 중독에 대한 정의가 혼란스럽게 된다. 의존(Dependency)에 대한 정의도 다양해서 혼란스러움을 더 가중시킨다. 의존이란 용어 자체가 다소 경멸적인 뜻으로 중독의 개념과 유사하게 사용된다. DSM-IV-TR에서 제시하는 의존에 대한 두 가지 개념때문에 일부 사람들은 혼란스러울 수 있다. 그 중 하나는 만성질환(예를 들어 당뇨, 심장질환, 경련, 양극성 장애)을 치료하다가 약을 끊었을 때 증상이 나타나는 경우 약물에 의존이 되어 있다는 개념이다. 또 다른 하나는 약물을 장기적으로 복용하다 끊었을 경우, 금단 증상이 나타날 때 약에 의존되어 있다는 개념이다. 대신에 DSM-VI-TR은 의존에 대한 개념을 좀 더 엄격하게 정의하고 있다. 이 기준에 따르면 앞서 언급했던 중독의 개념과 매우 유사하다고 할 수 있다. 의존을 정의할 때 중요한 두 가지 진단 기준이 있다. 첫째는 내성이라고 알려져 있는 것으로 원하는 효과를 내기 위해 지속적으로 용량의 증량이 필요한 경우를 일컫는다; 두 번째는 금단으로 여기에는 생리적, 행동적 증상을 둘 다 포함하고 있으며 중독 행동을 지속하게 되는 데 중요한 요인이 된다. DSM-IV-TR에서 제시한 개념은 매우 특정적이므로 약물을 갑자기 중단했을 때 생리적인 변화가 나타나더라도, 물질 **의존(dependence)** 진단 기준을 만족시키는 다른 기준들을 충족시키지 못하면 물질 의존이라고 정의하지 않는다. 이는 임상가나 일반인들에게 끝없는 혼란을 유발하고 있다.

> ***의존(Dependence) :***
> 정상적인 기능을 위해 약물에 우리 몸이 의지하는 것이다. 약을 갑자기 중단 했을 때 신체적 의존이 금단으로 나타난다. 의존은 중독과는 반대되는 개념이다.

우리가 보통 의존이 된다고 생각하는 약물 중에는, 통증을 조절하기 위해 처방되는 아편 계열의 약물(헤로인은 진통제로서 과거에 비중독성이라 생각되어 사용되었었다)들이 많이 있다. 일반적으로 이 약을 규칙적으로 복용하던 사람이 갑자기 약을 중단하면 어느 정도의 금단 증상을 경험할 수도 있다. 하지만 금단 증상을 경험했다고 모든 사람들이 약을 더 많이 복용하려고 하거나 금단 증상을 줄이기 위해서 무분별한 행동을 하지는 않는다. 아편 계열의 약물은 기분을 상승시킬 수 있기 때문에, 일시적으로는 약물을 계속 복용하지만 쉽게 중단할 수 있는 경우가 있고 실제로 의존이 생기는 경우도 있다. 이런 두 가지 경우는 분명히 다르지만 보통 사람들은 두 가지를 같은 개념으로 착각하기도 한다.

더불어 중독을 일으키지는 않는 다양한 약물에서 신체적인 금단이 생길 수 있다. 상당 수의 항경련제, 항고혈압제 그리고 모든 스테로이드제가 금단을 일으키지만 대부분의 사람들이 이러한 약물들에 중독이 되었다고는

운동이상증(Dyskinesia) : 신체 움직임을 조절하는 능력이 손상된 상태를 말한다.

생각하지는 않는다. 이와는 반대로 많은 환각제와 중추신경 자극제들이 우리 몸에 의미있는 정도의 생리학적 변화를 일으키지 않으며, 뚜렷한 금단 증상이 없음에도 불구하고 매우 중독성이 강한 물질로 알려져 있다. 그렇다면 항조증제나 항우울제, 다른 정신과적 약물들은 어떨까? 일부 항조증제에서는 여러 가지 금단 증후군이 나타나는데 그중 하나는 약물을 갑자기 끊었을 때 나타나는 **운동이상증**(dyskinesia)이다. 이 운동이상증은 보통 일시적으로 나타나는 운동장애로서 일반적으로 전형적 항정신병제를 갑자기 중단했을 때 잘 나타난다. 대부분의 항우울제, 그 중에서도 삼환계 항우울제(TCA)는 신체적인 의존을 잘 일으킨다. 처방받은 약이든 마약이든 간에 모든 약이 금단 증상을 일으킬 수 있으므로 시간을 두고 천천히 약을 줄이면서 끊지 않으면 대부분 금단 증상을 경험하게 된다.

꽤 오랫동안 규칙적으로 약물을 복용하였다면 실제로는 세 가지 유형의 약물중단 증후군이 나타날 수 있다. 금단(withdrawal), 반동(rebound), 재발(recurrence) 등이 그 유형이다. 금단(withdrawal)은 약을 갑자기 중단했을 때 발생한다. 주로 활력 증후의 변화가 생기고 피부의 색이나 체온이 변하고 심리적인 스트레스가 나타나는 등 우리가 느낄 수 있을 만큼의 분명한 신체적 변화가 나타난다. 벤조디아제핀과 같은 일부 약물에서는 이런 금단 증상이 생명을 위협할 정도로 심각할 수 있다. 이러한 이유 때문에 약물을 줄이기로 결정했다면 주치의에게 그 약물이 금단 증상을 유발할 수 있는지에 대해서 반드시 의논을 해야 한다. 반동(rebound)은 복용 중인 약물을 중단하였을 때, 일시적으로 증상이 치료 이전 상태보다 더 나빠지는 경우를 말한다. 대부분의 수면제가 이러한 위험성을 가지고 있고 이런 반동성 불면증은 정도가 매우 심하다. 하지만 이러한 반동은 일시적인 현상이며 수 일 이내에 사라진다. 불행하게도 대부분의 사람들은 이러한 반동 현상이 예측

가능하고 일시적인 것이라는 것을 알지 못하고 다시 수면제를 복용하려고 한다. 반동은 일반적으로 생리적인 변화를 동반하지 않는다. 재발(recurrence)은 간단히 말하면 원래 가지고 있던 증상들이 다시 나타나는 것을 의미한다. 금단이나 반동에 비해서 약을 끊고 나서 좀 더 시간이 많이 지난 뒤에 나타난다. 통상적으로 항우울제를 중단하고 몇 일이내에 증상을 경험했다면 그것은 반동이나 경미한 금단(신체적인 변화가 없는) 증상이 나타난 것이다. 즉 약물중단 증후군이 나타난 것이다. 드물지만 재발이 나타난 것일 수도 있다. 그렇기 때문에 약물을 중단하려면 천천히 조금씩 용량을 줄여야 한다. 약물을 적절하게 감량해 나가던 중에 증상이 나타난다면 이는 재발로 인한 증상이므로 약물을 다시 치료 용량까지 올리는 것이 현명한 선택이다. 요약을 하자면 분명히 많은 정신과 약물이 약물중단 증후군을 일으킬 수 있지만 중독이 되는 것은 아니다.

■ 레슬리의 조언 :

나는 내가 복용중인 약물이 신체적으로 중독되지 않는다는 것을 알고, 내가 약물을 끊으려고 할 때에는 내 뇌가 화학적인 변화에 적응할 수 있도록 천천히 줄여가야 한다는 것도 알고 있다. 하지만 나는 약물에 의지를 하고 있어 만일 내가 약을 장기간 복용하지 않는다면 그때 나에게 어떤 일들이 일어날지 생각하면 두렵다. 그 두려움이 약에 의지하게 만들지만 약물이 생물학적인 근거를 가지고 질병을 치료해 준다는 믿음도 가지고 있다. 내 건강 유지를 위해 약물은 필요하다.

Q44 약을 복용하면 체중이 증가하나요?

체중 증가는 대부분의 환자에게 있어 아주 현실적인 걱정이다. 불행하게도 양극성 장애를 치료하는 대부분의 약물은 어느 정도 체중을 증가시킨다.

리튬(lithium)과 데파코트(Depakote) 둘 다 체중 증가와 관련 있다. 하지만 그 기전은 아직까지 밝혀지지 않았다. 데파코트(발프로에이트valproate)의 체중 증가 효과는 다낭포성 난소 증후군과 연관이 있을 수 있지만(질문 79 참고), 이는 독립적으로 발생할 수 있다. 항경련제로 인한 체중 증가가 모든 사람들에서 나타나는 것은 아니기 때문에, 어떤 약이 체중 증가의 가능성이 있다고 해서 그 약물을 반드시 치료에서 제외할 필요는 없다. 영양 섭취를 골고루하고 건강한 식습관을 유지하는 것은 꾸준한 운동만큼이나 중요하다. 적당한 운동과 건강한 식습관은 오히려 체중이 증가되는 것을 막아준다. 당신이 식욕이 없다면 식욕 증가 효과가 있는 약을 복용하는 것이 도움이 되기도 한다. 비전형 항정신병제인 게오돈Geodon(지프라시돈ziprasidone)과 아빌리파이Abilify(아리피프라졸aripiprazole) 등은 체중 증가가 가장 적다고 알려진 약들이다. 반면 클로자릴Clozaril(클로자핀clozapine)과 자이프렉사Zyprexa(올란자핀olanzapine) 등은 체중 증가의 위험성이 아주 높다. 비만 외에도 비전형 항정신병제를 사용하면서 나타날 수 있는 대사성 증후군도 있다(질문 62). 항경련제 중에서 체중 증가의 위험이 비교적 적다고 알려진 약물로 라믹탈Lamictal(라모트리진lamotrigine)과 토파맥스Topamax(토피라메이트topiramate)가 있다. 이중 토파맥스는 양극성 장애 치료제로서 FDA에 승인을 받지는 않았다. 토파맥스Topamax(토피라메이트topiramate)의 경우 체중 감소의 가능성에 대해 개별적으로 연구가 이루어졌는데 다른 약물에 의해 체중 증가를 일으킬 수 있다고 보고되었다.

항우울제의 경우 이전의 항우울제들은 대체로 체중 증가가 많이 있다(삼환계 항우울제(tricyclics), 단기아민 산화효소 억제제(mono-amine oxidase inhibitors)). 선택적 세로토닌 재흡수 억제제(SSRIs)가 처음 출시되었을 때 체중 증가 효과가 없을 것이라고 생각을 했고, 일부 약(예를 들어 사라펨Sarafem[플루오세틴fluoxetine])은 체중의 감소가 있다고 알려졌었다.

하지만 대부분의 부작용 관련 연구는 짧은 시간에 이루어 진다는 것을 기억해야 한다. 즉 연구들이 짧은 기간(보통 몇 주 정도)에 이루어지기 때문에 장기적인 사용에 대한 부작용 연구는 드물다. 하지만 이후에 많은 임상가들이 장기간 선택적 세로토닌 재흡수 억제제(SSRIs)를 복용하였을 때 체중 증가가 있을 수 있다는 결과들을 제시하였다. 비록 이러한 약물로 인한 체중 증가가 위약과 유의한 차이는 없었지만 비대조군 연구에서는 장기간 약물 사용시 의미 있는 체중 증가를 보고하였다. 임상적으로 팍실Paxil(파록세틴paroxetine)이 다른 선택적 세로토닌 재흡수 억제제(SSRIs)보다 체중 증가와 연관성이 더 높았다. 셀렉사Celexa(시탈로프램citalopram)는 약물 사용 초기에 체중 증가가 있다고 알려져 있다. 선택적 세로토닌 재흡수 억제제(SSRIs)가 탄수화물 섭취 욕구를 자극해서 체중 증가를 유발한다는 주장도 있다. 부프로피온(Bupropione)은 체중 증가가 없는 항우울제 중 하나이며 우울증 치료에 있어 하나의 치료 방안이 될 수도 있다. 체중 증가에 대해서 선택적 세로토닌 재흡수 억제제(SSRIs)를 복용하는 환자와 복용하지 않는 환자 군 사이에 좀 더 장기적인 대조 연구가 필요하다. 항우울제를 복용하면서 체중이 증가가 될 수도 있다는 것을 기억하고, 항우울제 치료뿐만 아니라 적절한 영양 섭취와 운동이 치료의 일부라는 것을 명심해야 한다.

궁극적으로는 약물 사용으로 인한 체중 증가의 위험성과 양극성 장애를 치료하지 않았을 때 생기는 위험성 사이에서 무엇이 더 중요한지 그 무게를 따져봐야 한다. 항상 체중을 모니터링하고 빈틈없이 노력하는 것이 체중 증가를 막는데 매우 효과적이다. 특정 약물로 인해 체중 증가가 있다고 해서 다른 약물을 사용할 때도 체중 증가가 있다고는 할 수 없다. 그러므로 체중 증가가 문제가 되는 경우에는 다른 약물 시도를 고려할 수도 있다.

45 약을 얼마나 복용해야 하나요?

양극성 장애의 치료에서 급성기 치료와 증상이 **관해**(remission)된 후 유지 치료에 대해서 이해하는 것이 중요하다. 증상의 관해는 부분 관해와 완전 관해가 있다. 완전 관해는 더 이상 어떤 증상도 나타나지 않는 것을 의미한다. 급성 조증 삽화는 흔히 급성 우울 삽화보다 약물 치료에 더 빨리 반응해서 조절이 된다. 하지만 증상이 완전히 관해가 되었다고 해서 약물 복용을 중단 해도 된다는 의미는 아니다. 약물 치료 초기에 많은 환자들이 자신의 증상이 이전보다 좋아졌거나 부작용을 경험하면서 약물 복용을 중단하는 경우가 많다. 왜냐하면 약이 더 이상 필요하지 않다고 느끼거나 약으로는 더 이상 증상이 나아지지 않는다고 생각하기 때문이다(특히 약물의 부작용). 주치의와 함께 주의 깊게 자신의 상태에 대한 모니터링을 하고 지속적으로 피드백을 주고 받으면서 이러한 문제들을 해결할 수가 있다. 조기에 약물 치료를 중단 할 경우 쉽게 증상이 재발(relapse)되거나 재현(recurrence)된다. 보통 이전 삽화로부터 증상이 6개월 이내에 다시 나타난다면 이는 재발했다고 하며 만약 우울증이나 조증 삽화가 6개월 이후에 다시 나타난다면 재현되었다고 말한다. 통계적으로 볼 때 조증이나 우울 삽화의 경우 증상 관해 후 첫 1년 간의 재발율이 가장 높다. 주요 우울 삽화(단극성)의 경우 적어도 증상의 관해 후 1년 간은 약물 치료를 유지해야 하지만 양극성 장애에서는 유지 치료가 분명하지 않다. 조증이나 우울증 삽화의 횟수가 많을수록 삽화가 다시 나타날 위험이 높아진다. 양극성 장애는 시간이 갈수록 경과가 나빠질 수도 있으며 특히 치료 받지 않은 상태에서는 더욱 나빠질 수도 있다. 그렇기 때문에, 약물 치료를 장기간 꾸준히 유지해야 한다. 만약에 항우울제를 복용하고 있는 경우라면, 대부분의 임상가들은 우울 증상이 조절된 후 우울

> ***관해(Remission) :***
> 특정 정신 질환과 관련된 모든 증상이 완전히 사라진 것을 말한다. 이는 치료 시작 후 첫 6개월 동안에 사용되는 말이며, 6개월 이후에는 회복(recovery)이라는 용어를 사용한다.

증 약을 끊도록 권유하고 있다. 이는 조증으로 질환의 상태가 바뀔 가능성이 있기 때문이다. 따라서 증상이 나타나는 빈도나 정도, 과거 삽화의 결과에 따라 장기간의 약물 관리가 이루어져야 할 것이다.

Q46 양극성 장애의 치료에서 약물 치료와 정신 치료 둘 다 필요한가요?

양극성 장애의 우울 삽화와 조증 삽화 모두에서 약물 치료와 정신 치료 둘 다 필요하다. 단극성 우울증과는 달리 제1형 양극성 장애의 경우에는 정신 치료만 하는 것은 적절하지 않다. 약물 치료는 양극성 장애에서 반드시 필요한 치료이며 정신 치료 역시 치료 효과를 높이는데 다양한 도움을 주기 때문에 보조적인 치료로 매우 필요하다. 정신 치료는 예상 가능한 스트레스 요인들에 초점을 맞추고, 문제 해결 능력과 대처 방법을 향상시켜 줌으로써 이후에 발생할 수 있는 스트레스 상황에서 병이 재발할 위험을 최소화 시켜준다. 간혹 약물 복용을 피해야하는 우울 삽화 기간에는 인지 치료나 대인관계 치료가 도움이 되기도 한다.

어떤 치료든지 간에 가장 좋은 결과를 얻기 위해서는 환자와 치료자 사이에 동의가 이루어져야 한다. 환자는 면담 시간에 잘 참석해야 하며; 치료 시간에는 치료자와 대화하고; 어떤 경우에는 자신에게 주어진 과제들을 수행해야 한다. 치료 과정은 결코 쉽지 않다. 치료를 받는 동안 불안이 생길 수도 있고 각각의 회기 후에 개인에 따라서는 불편한 느낌이 지속되는 경우도 있다. 시간이 지날수록 이런 문제들은 점점 나아지게 된다. 면담 시간을 취소하거나 치료를 조기에 종결해버리는 것이 더 편하게 느껴질 수도 있겠지만, 그렇게 된다면 그 치료가 효과를 나타낼 수 없을 것이다.

약물 치료는 매일 매일 잘 복용을 해야 하며 정기적으로 주치의와 상담을 해야한다. 많은 사람들이 약을 규칙적으로 복용하는 것을 힘들어한다. 약 용량을 건너 뛸 수도 있다. 이렇게 용량을 건너 뛰게 되면 약물의 효과가 감소하게 된다. 어떤 경우에는 약물이 원하던 효과를 나타내지 못할 수도 있다. 이러면 실망하게 되서 조기에 약물 치료를 중단하기도 한다. 간혹 자신에게 "효과가 없는" 약품 목록을 가지고 있다면 그 중에 상당 수가 제대로 약물을 복용하지 않았기 때문일 수 있다.

Q47 제 주치의는 제가 전기경련치료를 받아야 한다고 생각합니다. 하지만 제가 알기로는 그 치료는 더 이상 사용되지 않는 것으로 알고 있습니다. 전기경련치료란 어떤 치료인가요?

전기경련치료에 대해서는 다양한 미신들이 있다. 전기경련치료는 머리에 전기 자극을 주어서 뇌에 경련을 일으키는 치료법으로 질환의 초기에 시행하는 치료는 아니다(보통은 다양한 약물에 반응이 없거나, 입원이 반복되는 경우에 시행을 하게 된다). 하지만 이 치료는 매우 효과적인 치료법으로 알려져 있다. 또한 매우 안전하고 통증이 없다. 치료전 환자는 미리 마취를 하게 되는데 그 과정에서 근육 이완제를 맞는다. 일부 환자에서는 약물 치료보다 전기경련치료가 더 안전한 경우도 있는데 특히 약물 복용에 대한 금기증이 있거나, 임신 중 특정 약물 예를 들어 리튬(lithium)과 같은 약물이 태아에게 노출되는 것을 원치 않는 임산부의 경우에 적용할 수 있다. 노인 우울증에서는 내과적 질환을 동반하는 경우가 많고, 약물 부작용의 위험성이 높기 때문에 전기경련치료가 점점 늘어가고 있다. 약물에 반응이 없는 정신병적 우울증에도 약물 치료 기간을 단축하기 위해서 먼저 고려하는 경우도 있다. 전기경련치료는 약물사용이 안전하지 않다고 판단되는 급성 조증에도 효과적인 치료 방법이다.

전기경련치료를 받는 환자에서게 심각한 합병증이 나타날 확률은 1,000명 중 1명이다. 심혈관계 합병증이 가장 흔하게 나타난다. 따라서 전기경련치료를 하기 전에 반드시 심혈관 계통에 대해 평가를 해야 한다. 대부분의 심혈관계 합병증은 적절한 약을 복용하면 예방할 수가 있다. 또한 의식 혼탁이나 기억력 소실 등도 자주 나타난다. 의식 혼탁의 경우 대개 일시적이다. 기억력 소실은 치료 중이나 치료 후에 나타날 수도 있다. 기억력 소실의 경우는 보통 몇 주에서 몇 달이 지나면 좋아진다. 하지만 기억력 소실이 영구적으로 지속되는 경우도 종종 있다.

전기경련치료의 경우 우울증이나 조증에서 빠른 증상의 호전을 보이지만 재발할 확률이 높은데 보통 전기경련치료 후 6개월 이내에 재발율이 50%에 달한다. 그렇기 때문에 전기경련치료를 지속할지 아니면 약물 치료를 할지는 치료 경과에 따라 달라진다. 약물 치료로 재발 예방이 어려운 경우에는 지속적인 전기경련치료를 시행하기도 한다.

전기경련치료는 보통 입원한 상태에서 시행된다(유지 전기경련치료의 경우에는 외래 환경에서 시행될 수 있다). 이미 약물 치료를 하고 있는 경우에는 약물을 서서히 감량하고 전기치료가 시행되기 이전에 중단을 해야 한다. 이러한 과정은 입원 상태에서 이루어져야 하는데, 그 이유는 약을 감량하는 과정에서 우울증이 더 악화되거나 자살 위험성이 증가할 수도 있기 때문이다. 전기경련치료는 전문적인 훈련을 받고 인증을 받은 전문가가 시행해야 한다. 치료 진행 과정이 지역마다 매우 다양하기 때문에 한 명 이상의 의사가 환자를 평가하고 환자에게 전기경련치료가 적합한지를 결정해야 한다.

매우 안전하며 뛰어난 효과를 가진 치료법임에도 불구하고, 불행하게도 수년간 언론들에 의해서 만들어진 부정적인 이미지가 지나치게 크게 자리잡고 있어 불법적인 것이라는 낙인이 찍히게 되었다.

Q48 양극성 장애를 치료하는 대체 요법은 없나요?

우리가 흔히 알고 있는 자연 요법(natural treatment)이나 **대체요법 (alternative treatment)**의 안전성이나 구체적인 효과에 대해서는 아직까지 과학적으로 입증된 것이 없다. 대체 요법에는 침술, 요가, 약초 치료, 아로마 요법, 바이오 피드백 등 매우 다양한 종류가 있다. 하지만 과학적으로 아직 입증된 것이 없기 때문에 당신이 대체 요법을 생각하고 있다면 반드시 치료를 통해 생기는 득실을 고려해야 한다. 그 치료법이 당장에는 직접적인 위험성이 없는 것처럼 보일지라도 제대로 된 치료가 지연됨으로 인해 발생할 위험성을 생각해야 한다. 가벼운 우울증의 경우에는 그런 위험성이 크지 않지만 자살 사고를 동반한 심각한 우울증이나 급성 조증의 경우, 이런 입증되지 않은 치료들이 치명적인 위험을 낳을 수도 있다. 또 다른 위험성은 효과가 입증되지 않은 치료에 많은 비용이 든다는 것과 표준화된 치료가 아니라는 점 그리고 그 특별한 치료에 대한 기대감의 좌절을 겪게 될 수도 있다는 것이다.

> ***대체 요법***
> ***(Alternative treatment) :***
> 의학적 상태에 대한 치료로 효과를 입증할 수 있는 과학적 연구가 이루어지지 않은 것이다.

시중에 나와 있는 상당 수의 식이 보충제(dietary supplement)들은 우울증, 양극성 장애나 불안정한 기분이 있을 때 사용할 수 있다고 선전하고 있다. 여기에는 세인트 존스 워트(St. John's wort)를 비롯해서 지방산, 엽산이나 다른 비타민 B, 마그네슘, 페닐알라닌, 타우린 등이 있다. 이런 보충제들이 어느 정도 치료 효과가 있다는 연구는 있지만 이러한 약물이 안정성이나 효과 면에서 인정 받기에는 그 결과가 제한적이다.

약초 요법(herbal remedies)은 많은 질환에서 보편적인 "자연"치료로 여겨지고 있다. "자연" 요법의 경우 사용되는 약물들이 자연에서 유래된 것이므로 안전하다고 생각하는 경우가 많다. 물론 자연에서 약 재료를 얻었지만 이를 제조하는 과정에서 인위적인 화학 성분이 첨가되므로, 결국 우리가 복용하게 되는 최종 산물인 약초는 우리 몸에 화학적인 변화를 일으키는 독특한 화학적 구조를 가지게 된다. 이 때문에 간혹 이런 약초가 생명을 위협 하는 심각한 부작용을 일으키기도 한다. 세계적으로 카바(kava) 제제를 복용했던 사람들에서 간부전이 발생했다는 사례가 굉장히 많이 있었다. 문제는 부작용만이 아니라 약초 치료의 안정성이나 효과 측면에 대한 조절 기구가 없다는 것이다. 어떤 치료가 확실한 효과가 있다고 알려지면 안심을 하고 넘어가겠지만 알려진 효과가 없다면, 그 약물에 노출되었을 때 발생할 위험을 제대로 알기란 불가능하다. 또한 약제들에 대한 적절한 조절 기구가 없다는 것은, 일반 상점에 나와 있는 대부분의 약제들이 엄격하게 정제되거나 정량화되지 않은 채 유통되고 있는 것을 의미 한다. 약제를 파는 사람들도 자신들을 전문가라고 선전하지만 실제로는 전문적인 훈련 과정이나 자격증을 갖고 있지 않은 경우가 많다. 만약 대체 치료를 선택하려고 한다면 이러한 점들을 명심하고 모든 정보를 수집한 뒤에 결정 하도록 해야 한다. 표 6은 대중적인 대체 요법에 사용되는 약물에 대해 열거하고 있다. 또 이러한 치료가 양극성 장애의 치료 과정 중에 일으킬 수 있는 문제들에 대해 기술해 놓았다.

표 6. 양극성 장애에서 한약을 사용할 때 나타날 수 있는 부작용과 약물 상호 작용

Herb	부작용	약물 상호 작용
홍삼(Ginseng)	어지러움, 심계항진, 빈맥, 불면, 조증, 설사, 피부 알러지 반응	카페인, 호르몬 치료, 항정신병제, 인슐린, 당뇨 치료, 와파린
은행잎 추출액 (Ginko Biloba)	복통, 두통, 어지러움, 심계항진, 피부 알러지 반응	선택적 세로토닌재흡수 억제제(SSRIs), 면역 억제제, thiazide 이뇨제, 와파린, 비스테로이드성 진통소염제(NSAIDs)
마황(Ephedra/Ms Huang)	빈맥, 심계항진, 비뇨 어려움, 어지러움, 안절부절못함, 불면, 두통, 식욕 저하, 오심, 구토, 손발 저림, 자극 과민성, 고용량–혈압 상승, 불규칙적인 심박동, 심부전, 질식, 사망	아미노필린, 덱사메타손, 카페인, 테오필린, 베타수용체 차단제, 요 산성화 알칼리화 약제, 당뇨약, 충혈제거제
세인트존스워트(St. Johns' s wort)	복통, 피로, 지연성 과민성(알러지 반응), 광과민성	피임제, 항우울제, 마약, 선택적 세로토닌재흡수 억제제(SSRIs), 바비튜레이트(barbiturates), 테트라사이클린(tetracycline)
카바(Kava Kava)	복통, 두통, 어지러움, 기면, 간부전	진정제, 레보도파(levodopa), 바비튜레이트(barbiturates), 알프라졸람(alprazolam), 중추신경계 억제제(alcohol)
멜라토닌(Melatonin)	일시적인 우울증, 두통, 전신적 피로감이나 기면, 복부 경련, 자극 과민성	중추신경계 억제제, 면역 억제제

Q49 식이 요법과 운동이 기분 증상에 도움을 주나요?

양극성 장애는 음식 섭취로 인해 야기되는 질환이 아니다. 일부에서는 균형 잡힌 식사가 스트레스를 덜 받게 하므로써 기분 상태에도 긍정적인 영향을 미칠 수 있다고 믿기도 한다. 반면에 수면은 양극성 장애와 연관성이 높다. 조증 삽화 동안 환자는 수면 욕구가 감소하게 된다. 비록 수면 부족이 양극성 장애를 유발하는 원인은 아니지만 수면 결핍은 양극성 장애를 앓는 환자에게는 조증의 유발 요인이 될 수 있다. 어떤 사람들에게는 만성적인 수면 장애가 우울 증상을 유발하는 경우도 있다. 6시간 이하로 수면을 취하는 사람은 집중력이 떨어지고 자극에 예민하게 된다. 이런 이유 때문에 양극성 장애의 치료에서 건강한 수면 위생을 지키는 것이 매우 중요하다.

최근에 운동이 기분과 불안에 미치는 영향에 대한 연구가 진행되었다. 운동이 의학적으로 도움이 된다고 알려져 있기는 하지만 심리적인 도움이 되는지에 대해서는 아직까지 정확하게 밝혀진 것은 없다. 규칙적으로 운동하는 성인은 일반적으로 우울증이나 불안 장애의 발생 비율이 더 낮은 것으로 보고되고 있다. 연구 결과 운동이 우울증에 긍정적인 효과가 있다고 입증이 되었다. 운동이 어떻게 정신 건강을 향상시키는지에 대한 많은 이론들이 제시되고 있다. 이 이론들에 따르면 운동이 세로토닌, 노르에피네프린, 도파민 수치를 변화시켜서 통증에 관여하는 엔도르핀을 방출시킨다고 한다. 이로 인해서 근육이 이완되고 아드레날린이 방출되어 스트레스가 완화된다고 주장하고 있다. 심리적인 측면에서도 운동은 자존감을 높여주고 대인 관계의 향상과 일상의 스트레스를 조절할 수 있도록 도와준다. 운동이 기분 장애에 어느 정도 영향을 주는지에 대한 더 많은 연구가 필요하지만 양극성 장애의 치료 계획을 세울 때 규칙적인 운동을 포함하는 것이 좋다.

50 저는 약물치료를 받고 있는데, 왜 주치의는 저에게 정신치료를 권유할까요?

경한 우울증의 경우 정신 치료만으로도 충분할 수 있지만 양극성 장애의 경우에는 약물 치료를 받으면서 정신 치료를 받는 것이 가장 좋은 방법이다. 우울증에 관한 연구들을 살펴보면 정신 치료와 약물 치료를 함께 받았을 때 가장 효과가 좋다는 결과들이 나와 있다. 약물 치료만으로 우울증과 조증을 치료할 수는 있지만 약물이 주변 환경이나 대처 능력, 성격 등을 변화시키고 당신의 자존심을 향상시킬 수는 없다. 우울과 조증 삽화는 대부분 생물학적, 심리학적, 사회적 요소들이 최고점에 달했을 때 유발된다는 것을 명심해야 한다. 그렇다면 당신의 기분 상태에 대해 심리적, 사회적 지지는 분명히 필요한 부분이 된다. 당신이 가진 "생물학적" 혹은 유전자를 바꿀수는 없지만 재발을 일으키는 다른 요인들을 변화시키는데 정신 치료를 이용할 수 있다. 약물 치료가 일반적으로 우울증이나 조증의 재발을 100% 막을 수는 없지만 이후 삽화가 발생할 위험을 줄일 수 있다. 또한 정신 치료는 항우울제의 사용을 최소화 하는데 도움이 되고 항우울제 사용으로 인한 조증으로의 변환에 대한 위험을 줄여 줄 수 있다.

51 제가 복용하고 있는 기분 안정제가 효과가 없습니다. 어떻게 해야 할까요?

투약을 시작한 이후에도 당신의 기분이 호전되지 않는다면 실망할 수 있다. 실제로 임상 연구에 의하면 일반적으로 특정 약물 치료에 대한 반응은 약 60~70% 정도라고 알려져 있다. 이는 처음 약물 치료를 시작한 환자들의 30% 이상에서 증상의 호전이 없을 수 있다는 것을 의미한다. 만약 약물 치료에 효과가 없다면 우선은 여러 가지 요인들을 고려해야 한다: 얼마나 오랫 동안 투약을 하였는가? 적절한 용량이 처방되고 있는가? 처방된 그대로 약물 복용이 이루어지고 있는가?

급성 조증 삽화의 경우 항조증제가 수일 내에 효과를 보이기 시작하지만 일반적으로 약물이 완전한 효과(적정 용량이 처방된 이후)를 나타내기 위해서는 4주에서 6주 정도(때로는 8주)가 소요된다. 간혹 약물의 용량이 적절하지 않은 경우도 있다. 만약 부작용이 없거나 견딜만한 경우에는 최대 권장량까지 사용할 수 있다. 만약 부작용이 없고 치료에 부분적으로 반응이 있는 경우 당신의 주치의는 약이 허용하는 최대용량까지 사용할 수도 있다(보통 이런 약물들은 혈중 치료적 농도라는 것이 없다). 보통 최대 용량으로 6주 동안 처방이 되었고 처방대로 투약이 이루어졌다면 적절한 약물 치료가 이루어진 것으로 볼 수가 있다. 이 상태에서 증상의 호전이 없다면 주치의는 다른 약으로 변경할 것이다. 약물 변경은 보통 같은 종류의 약물 중에서 이루어진다. 가령 하나의 항조증제에 반응이 없는 경우에는 다른 항조증제를 처방하게 된다. 만약 약물에 부분적인 반응만 있다면, 주치의는 다른 약물의 병용 투여를 권유할 수 있다. **약물 병용요법**(Augmentation)은 일반적으로 작용 기전이 다른 약물을 사용하는 것이다. 이는 각각의 약물들이 서로 다른 신경전달 체계에 영향을 미쳐서 도움이 될 수도 있기 때문이다. 이러한 병용요법은 심장내과 전문의가 고혈압 치료를 위해 항고혈압제를 투여하다가 혈압이 조절되지 않을 때 다른 약물을 함께 사용하는 경우와 같다. 그러므로 한 가지 약물 치료에 반응을 보이지 않을 경우 같은 종류의 다른 약물로 변경해보거나 작용 기전이 다른 약물을 병용할 수도 있다. 이러한 시도에도 불구하고 치료 반응이 없는 경우에는 전기경련치료를 시행할 수 있다.

약물 병용요법(Augmentation) : 약물 치료에서 처방 계획에 따라 복용하고 있는 약물의 긍정적 효과를 향상시키기 위해 이차적 약물을 사용하는 전략이다.

당신은 주치의에게 처방 받은 약을 잘 복용하고 있는지에 대해서 솔직하게 이야기해야 한다. 투약을 거르거나 잊어버리는 것은 흔히 있을 수 있는 일이다. 환자들은 가끔 자신이 투약을 잘 하지 않았다는 사실에 주치의가 화를 낼 것이라 생각해서 그런 사실을 이야기하지 않으려 한다. 만약 당신이 약 복용에 있어 어떤 어려움이 있다면 부작용과 마찬가지로 주치의와 상의를 해야 한다. 이는 당신 자신과 주치의에게도 중요한 부분이다. 투약이 규칙적으로 이루어지지 않았을 경우 약 효과가 없을 수도 있으며, 그러한 사실을 모른 채 다른 약물로 불필요하게 교체를 하는 경우가 생길 수도 있다.

Q52 약물 치료로 인해서 제가 바보처럼 보이거나 약에 취한 것처럼 보일 수도 있나요?

사람들이 정신과 약물을 꺼리는 이유 중 하나는 바로 약을 먹고 난 뒤 로보트처럼 보이기 때문이다. 일반적으로 항우울제는 이런 효과를 보이지 않는다. 진정 작용이 있는 약물들은 사람을 로보트처럼 보이거나 반응이 느린 것처럼 보이게 하는 경향이 있다. 그러나 이런 현상들은 투약 시간을 변경하거나 다른 약물로 교체를 하면 최소화되거나 없어질 수 있다. 전형적 항정신병제들에서 이러한 부작용이 많이 나타난다. 양극성 장애 치료에는 이런 약물들을 잘 사용하지는 않는다. 만약 전형적 항정신병제들에서 이런 부작용이 나타난다면 다른 유형의 약물로 교체함으로서 부작용을 최소화 시킬 수 있다. 일부 조증 환자들은 자신들이 약물로 인해서 굉장히 느려진 것처럼 느끼는 경우가 있는데, 사실은 그들이 조증이나 경조증 상태에 있을 때 굉장히 에너지가 넘치는 것 같은 느낌에 익숙해 있었기 때문이다. 조증이 조절된 상태에서 객관적으로 보면 그들은 정상적인 기분상태로 보인다.

치료 받지 않은 우울증의 경우에도 에너지가 저하되고 피곤하며 집중력이 떨어져 있기 때문에 로보트처럼 보일 수도 있으므로 치료를 하면 이런 모습이 없어질 수 있다.

어떤 사람들은 약을 먹으면 성격이 변할까봐 걱정을 하기도 한다. 분명한 것은 약물 치료로 인해서 성격이 변하지는 않는다는 것이다. 오랫동안 우울한 기분을 가진 사람들(**기분 부전(dysthymic)** 장애와 같은)이나 경조증 상태가 오랫 동안 있어 왔던 사람들은 그들의 기분상태가 성격의 일부인 양 느끼기도 한다. 이러한 이유로 우울증이나 경조증이 치료가 되고 나면 마치 자신의 성격이 변한 것처럼 느낄 수 있다. 이와 비슷하게 몇몇은 자신들이 더 이상 슬픔이나 즐거움을 경험하지 못할 것이라고 믿기도 한다. 하지만 정상적인 감정의 변화는 항우울제의 사용으로 없어지는 것이 아니다.

> ***기분부전(Dysthymic) :***
> 경미한 우울 증상이 만성적으로 지속되는 상태이다.

■ 스캇의 조언 :

나는 약물 치료를 시작하면서 걱정했던 것들이 있다. 내가 아직도 나인가? 나는 걸어다는 좀비인가? 나는 약을 먹기 시작하면서 부작용은 특별히 없었다. 나의 과거 실수들에 대해 아내가 말해주기 전까지 사실 나는 약의 효과에 대해서 의심을 가지고 있었다. 지금까지 아무 일도 일어나지 않았다. 약을 먹으면서 나타나는 생리적인 반응들은 쉽게 지나갔다. 나를 자극했었던 아내의 말들이 더 이상 자극이 되지 않았다. 나를 조증 상태로 만들던 자극에 대한 과민성이 놀랍게도 사라졌다. 특별한 부작용이 없다는 것이 더 놀라웠다. 나는 달라진 것이 없고 단지 기분만 이전보다 훨씬 나아졌을 뿐이다.

■ 레슬리의 조언 :

내가 복용하고 있는 약이 나를 좀비로 만든다 해도 전혀 걱정하지 않는다. 왜냐하면 나는 인생의 많은 시간을 우울한 채 지냈고 치료로 인해 이전에 내가

느껴보지 못한 편안함을 가지게 되었기 때문이다. 많은 사람들이 약을 복용하고 나서 자신들의 성격이 변할지도 모른다고 걱정하는 것을 알고 있지만, 나는 결코 그런 사실을 두려워하지 않았다. 나는 약이 양극성 장애로 인해서 생겨난 성격(나는 이것은 진정한 모습의 내가 아니라고 생각한다)이 아닌 내 "진정한" 성격을 나타나게 해줄 것이라고 배웠다. 하지만 나는 기분의 변화(예를 들면 우울해지고 느려지게 되면)가 생기면 걱정을 하게 된다. 이런 변화가 약물 효과가 없는 것인지 아니면 살아가면서 나타나는 정상적인 기분의 변화인지 그리고 다른 양극성 삽화의 시작인지를 알지 못하기 때문이다.

Q53 항우울제가 효과는 있지만 성기능 장애가 문제가 됩니다. 어떻게 해야 하나요?

많은 항우울제의 부작용으로 성기능 장애가 생기는데 여기에는 성욕 감퇴에서부터 오르가즘을 느끼지 못하는 경우까지 다양하다. 대부분의 환자들은 이런 문제에 대해서 주치의에게 물어보는 것을 굉장히 어려워한다. 하지만 이런 부작용에 대해서 의논하고 대안에 대해서 배우는 것은 대단히 중요하다. 우울증 자체가 성욕 감소의 원인일 수 있기 때문에 우선은 우울증이 약물 치료로 호전되었는지를 살펴보아야 한다. 만약 우울 증상이 약물 치료로 호전되었다면 우울해지기 이전이나 약물 치료를 받기 전 성 기능이 어땠는지 고려해 보아야 한다. 선택적 세로토닌 재흡수 억제제들(SSRIs)에서 성 기능 장애가 많이 나타난다고 알려져 있다. 이러한 부작용이 약물 순응도를 저하시켜 약물의 치료 효과를 감소시킬 수 있다. 이를 해결할 수 있는 방안에 대해 다양한 의견들이 있다. 보통 약물로 인한 부작용들은 시간이 지남에 따라 호전될 수도 있기 때문에 일단은 기다려 보는 것이 효과적이다. 다른 방법으로는 다른 종류의 약물로 변경해 보는 것이다. 하지만 이런 경우 바뀐 약이 기존의 약물과 효과가 같지 않을 수 있다. 또한 성기능 장애가 적다고 알려진 약물로 변경할 수도 있는데 여기에는 부프로피온(bupropion), 멀타자핀(mirtazapine), 네파조돈(nefazodone) 등이 있다. 네파조돈(Nefazodone)은 일부에서 간부전이 발생한다는 보고가 있어 다른 방법이 없는 경우를 제외하고는 일반적으로 처방되지 않는다. 만약 지금 복용 중인 약물이 효과가 있다면, 효과가 없을 지도 모르는 다른 약물로 전환하는 것보다는 성기능을 개선시키는 다른 약물을 추가적으로 처방하는 것이 더 효과적일 수 있다. 위와 같은 여러 가지 대안들은 반드시 주치의와 논의를 해야 한다. 하지만 최근에는 비아그라나 부프로피온, 약초 치료가 많이 사용되고 있다.

Q54 저는 우울 삽화가 없는 경조증 삽화를 앓고 있습니다. 제 생각에는 치료가 필요없을 것 같은데 어떤가요?

정의상 경조증 증상으로 인해 스트레스나 생활 상의 어려움은 심하지 않다. 어느 정도는 당신에게 행복감을 줄 수도 있고 기능 수준의 향상을 가져다 줄 수도 있다. 하지만 동시에 당신의 사회적 관계에 악영향을 미칠 수도 있다. 양극성 증상 자체는 주기적으로 나타나며 당신이 충분히 오랜 시간을 기다린다면, 많은 증상들이 치료없이도 경감될 수도 있고 혹은 더 우울한 상태로 악화될 수 있다. 정말 중요한 것은 경조증 삽화가 우울 삽화로 전환되는 지의 여부이며 만약 우울한 상태로 전환이 된다면 질병을 더 악화시킬 수가 있다. 어느 누구도 우울 삽화로 전환된다고 정확하게 예측할 수는 없다. 양극성 장애와 관련된 수 많은 연구들을 살펴보면 평균적으로 매일 경조증 증상을 경험하는 경우, 그 사람은 평균 37일간 우울 증상을 경험한다고 알려져 있다. 심한 우울증의 경우에는 위험성이 더 크다: 학교 혹은 직장에서의 생산성 상실, 대인관계 손상, 가정 문제, 경제적인 문제, 소아에서는 발달 지연 등이 나타날 수 있으며, 그 중에서도 특히 자살이 문제가 된다. 연구에 의하면 양극성 장애는 그 자체가 뇌에 해로운 영향을 미칠 수 있고 치료가 되지 않을 경우 삽화 자체가 더 자주, 더 심하게 그리고 더 긴 시간 동안 나타난다고 알려져 있다. 이런 영향들을 고려해볼 때 당신이 치료를 받지 않는다면, 향후 우울 삽화의 가능성이 높아지고 더 심각한 상태가 될 수 있다.

Q55 항우울제를 복용 중인데 다른 약물을 복용할 수 있나요?

약초나 일반 의약품을 포함하여 당신이 복용하고 있는 모든 약에 대한 정보를 의사에게 제공하는 것은 매우 중요하다. 대부분 여러 약물을 동시에 복용해도 크게 문제가 되지 않지만 약물들 간에 나타나는 다양한 상호작용의 가능성을 반드시 염두해 두어야 한다. 간혹 상호작용은 무시할 정도로 매우 적을 수 있고, 부가적인 부작용이 나타날 수도 있다(예를 들어 진정 작용이 더 심해질 수도 있다). 어떤 경우에는 하나의 약물이 신체에서 다른 약물이 빠져나가는 것에 영향을 미쳐 약물의 독성이 생길 수도 있고, 치료 효과의 감소를 가져올 수도 있다. 선택적 세로토닌 재흡수 억제제(SSRIs)는 약물 **대사(metabolize)**를 담당하는 특정 효소군을 가지고 있다. 단기아민 산화효소 억제제(MAOIs)는 일반적으로 모든 다른 항우울제와의 병용이 금기시 된다. 왜냐하면 치명적인 **세로토닌 증후군(serotonin syndrome)**의 위험이 있기 때문이다(대부분의 숙련

> ***대사(metabolize) :***
> 혈액 내에 있는 약물을 분해하는 과정이다.
>
> ***세로토닌 증후군 (serotonin syndrome) :***
> 매우 드물기는 하나 체내에 세로토닌의 양이 많아지면서 세로토닌이 직접적인 생리적 효과를 일으키는 것으로 생명을 위협하는 증후군이다. 증상으로는 얼굴 붉어짐, 고열, 심계항진 및 발작이 있다.

된 의사들은 이러한 위험도를 최소화하는 방향으로 처방을 한다). 세로토닌 증후군은 중추 신경계에 과도한 세로토닌이 있을 때 발생한다. 증상으로는 진전, 착란, 운동-협응 불능, 발한, 떨림, 초조 등이 나타난다. 대부분의 선택적 세로토닌 재흡수 억제제(SSRIs)는 **심장독성(cardiac toxicity)**의 위험 때문에 티오리다진thioridazine(멜라릴Mellaril)과의 병용이 금지되어 있다. 또한 편두통에서 흔히 처방되는 시부트라민sibutramine(이미트렉스 Imitrex)의 경우, 선택적 세로토닌 재흡수 억제제(SSRIs)와 함께 복용하면 세로토닌 증후군이 나타날 수 있기 때문에 주의하여 사용하여야 한다. 세인트 존스 워트(St. John's wort)는 항우울제와 같이 사용하게 되면 세로토닌 증후군의 위험이 있기 때문에 피해야 한다. 정신과에서는 간혹 두 가지의 선택적 세로토닌 재흡수 억제제(SSRIs)를 같이 처방해야 하는 경우가 있는데, 이 경우 철저한 감독 하에 신중하게 이루어져야 한다.

> ***심장독성(cardiac toxicity) :*** 약물의 부작용으로 인해 심장 혹은 관상 동맥에 손상이 발생하는 것이다.

Q56 내과 전문의로부터 항우울제를 처방 받았습니다. 어떤 경우에 전문가를 만나야 하나요? 정신과 전문의를 만나봐야 하나요?

일반 의사들도 적절하게 우울증을 치료할 수 있다. 그러나 정신과 전문의의 자문이 필요한 경우가 있다. 만약 불안이나 약물 남용, 심각한 자살 사고, 복잡한 성격 문제 등이 동반되어 있다면, 정신과 전문의가 항우울제 치료에 있어 더 잘 준비되어 있다. 정신과 전문의는 보다 자주 그리고 더 긴 시간 동안 상담을 제공해 줄 수 있다. 일반 의사가 우울증을 치료할 때 생길 수 있는 두 가지 문제가 있다. 첫째, 적정 용량보다 낮은 용량을 사용할 가능성이 있는 것이고, 둘째는 치료 기간이 너무 짧을 수가 있다는 것이다. 우울증이 약물에 반응이 없다면 반드시 전문가와의 협진이 이루어져야 한다. 또한 양극성 우울증이나 양극성 장애의 가족력이 있는 경우에 우울증의 치료가 더 복잡하기 때문에, 정신과 전문의가 치료를 하고 증상을 관찰하는 것이 더 낫다.

어떤 사람들은 정신약물학자에게 치료를 받으려고 한다. 정신약물학자가 정신병적인 상태에 대한 약물 치료의 전문가로 잘못 인식될 수가 있다. 사실 모든 정신과 의사는 정신질환의 약물 치료에 대해 적절하게 수련을 받기 때문에 따로 정신약물학자라고 명명할 필요가 없다. 일부 정신과 의사 중에 특정 질환과 약물 치료에 대해서 좀 더 전문적인 지식을 많이 쌓은 사람들이 있다. 이들은 임상 경험도 풍부하고 학문적인 연구도 많이 하기 때문에 다른 정신과 의사들로부터 치료에 반응을 보이지 않는 사례들에 대해 자문을 의뢰 받을 수 있다. 하지만 정서적인 문제가 있는 경우에는 일반 정신과 의사들에게 자문을 구하는 것이 더 낫다. 소아청소년(소아청소년 정신과 전문의), 노인(노인 정신과 전문의), 내과적 질환이나 약물 남용(중독정신과 전문의) 등을 좀 더 전문적으로 치료하는 정신과 전문의들도 있다.

Q57 *제가 조증이 아닌 우울증이라면 왜 항우울제와 기분 안정제를 같이 복용해야 하나요?*

기분 안정제라는 용어는 그 속에 여러 가지 의미를 담고 있다. 일반적으로 항우울제를 포함한 기분 상태에 도움이 되는 모든 약물이 기분 안정제에 속한다. 대부분의 정신과 의사들은 조증의 치료와 예방을 위한 약물을 기분 안정제란 용어로 말한다. 이런 약물에는 전형적으로 데파코트Depakote(발프로익 산드valproic acid), 에퀘트로Equetro(카바마제핀carbamazepine) 등의 항경련제, 자이프렉사Zyprexa(올란자핀olanzapine), 세로퀠Seroguel(쿼티아핀quetiapine), 리스페달Risperdal(리스페리돈risperidone) 등과 같은 항정신병제, 리튬(Lithium) 등이 포함된다. 하지만 기분 안정제의 정의는 우울증과 조증 모두를 치료, 예방하는 약물이다. 이 정의대로 라면 진정한 의미의 기분 안정제는 없다. 우울증 치료에 있어 항우울제의 효과와 비교가 어렵겠지만 그래도 리튬이 정의에 가장 가까운 기분 안정제라고 할 수 있다. 그 외의 항불안제를 포함한 다른 항조증제들은 진정한 의미의 기분 안정제라고 할 수 없다. 예전에는 불안이나 조증 뿐만 아니라 우울증을 치료하는데 알프라졸람(alprazolam)이 사용된 적도 있었다.

그러므로 정신과 의사가 항우울제에 기분 안정제를 추가하는 경우, 당신은 그 약물이 어떤 종류이며 어떤 목적으로 처방되는지 정확히 알 필요가 있다. 상당 수의 우울증 환자에게 정신병적 증상이 동반되는 경우가 있는데, 이 경우에는 비전형 항정신병제가 항우울제에 추가되는 것이 도움이 된다. 또 일부 환자들은 심한 불안이나 공황상태를 경험할 수 있는데 이 경우에는 항불안제의 추가가 적절할 것이다. 또 다른 경우는 한 번도 조증 삽화를 경험한 적은 없지만, 증상의 일부나 가족력이 기저의 양극성 장애를 강하게 의심하게 만드는 경우가 있다. 이러한 상황에서 우울증 자체가 심하지 않다면, 항경련제 혹은 비전형 항정신병제와 같은 기분 안정제가 처방될 수도 있다. 이 경우 주치의는 항경련제, 리튬(lithium) 혹은 비전형 항정신병제를 예방적으로 추가할 수도 있다. 마지막으로 항우울제에 부분적인 반응을 보이는 환자의 경우에는, 약물을 교체하기 보다는 다른 약을 추가로 처방하기도 한다.

■ 레슬리의 조언들:

내가 가진 질병에 대해서 도움을 받기로 최종 결심을 하고 1차 진료의사를 찾

아 갔다. 하지만 불행하게도 나는 오진을 받았고 단순한 우울증에 준한 치료만 받았다. 나의 주치의는 항우울제를 처방하였고 그로 인해서 나는 경조증이 나타나게 되었고 결국 교통사고까지 일어났다. 이후 주치의는 나에게 투약을 중단하라고 말했고 나는 이 과정에서 끔찍한 부작용을 경험하였다. 그 일이 있은 뒤 나는 정신 질환의 진단 및 치료에 전문가인 정신과 전문의를 만나게 되었다. 나는 양극성 장애로 진단을 받고 약물 치료를 시작하였고, 그 결과 증상들이 조절되었다. 이 일은 9년 전에 있었던 일이며 지금 나는 약물 치료에 대한 처방과 경과에 대한 모니터를 정신과 전문의에게 받고 있다.

Q58 저는 현재 FDA에서 승인받지 않은 약을 복용하고 있습니다. 이 경우 제가 실험 대상이 되는 건가요?

오프-라벨(Off-label)이란 FDA의 승인을 받지 않은 약물을 사용하는 것을 의미한다. 그렇다면 약물이 아직도 실험 중이란 것을 의미하는가? 절대 그렇지 않다. 단지 특정 질환에 대한 약물 사용 승인을 위한 FDA 연구가 이루어지지 않았다는 것을 의미한다. 그렇다고 약물에 대한 연구가 진행되지 않았다는 것을 의미하는 것도 아니다. 아직 승인받지는 않았지만 연구들이 많이 진행되고 있거나 혹은 질환에 사용하도록 다른 나라에서는 승인되고 허가를 받은 경우도 있다. 보통은 FDA에서 승인 받은 질환 외에도 다양한 상황에서 약물이 처방되기도 하며, 승인된 용량보다 적거나 혹은 높은 용량에서 효과가 있기도 하며 안전한 경우도 있다. 또한 약물 사용이 허용된 연령보다 환자의 나이가 많거나 적을 때에도 약물 복용이 안전할 수도 있다. 이러한 허가 사항은 대부분 제약회사가 FDA 승인을 위한 약물 연구에서 특정 진단이나 용량 범위, 대상의 나이 등을 제시한 것일 뿐이다.

약물에 대한 연구와 개발은 화려한 역사를 가지고 있다. 정신과 약물은 간혹 우연히 발견되기도 한다. 많은 약물들이 신체에 다양한 효과를 보이고 약물의 마케팅 측면에서 보면 이런 다양한 효과 중 특정 효과에 초점을 맞추는 것이 중요하게 된다. 예를 들어 항정신병제의 경우, 외상전문 외과 의사가 사망률이 높은 수술의 쇼크를 예방하기 위해서 약물을 연구하다가 개발이 되었다. 이 약물이 다양한 신체 효과뿐만 아니라 항정신병 효과가 있다는 것은 임상적인 관찰을 하던 중에 우연히 발견되었다. 처음 이 약물은 미국에서 항정신병제가 아닌 항구토제로 판매되었었다. 이후 미국 정신과 의사들 사이에서 이 약물이 정신분열병으로 고통받는 환자들에게 편안함을 주어 증상을 조절할 수 있다는 주장이 제기되면서 항정신병제로 알려지게 되었다. 더 흥미로운 것은 항우울 효과는 결핵 치료제로 개발된 약에서 처음 발견이 되었다는 것이다. 이후 이 약물이 신경 시냅스에서 노르에피네프린(norepinephrine), 세로토닌(serotonin), 도파민(dopamine)을 파괴하는 단가아민 산화 효소를 차단하고 그 기능을 억제한다는 것이 발견되었다. 실제로 특정 약물을 항고혈압제, 항정신병제, 항우울제 혹은 항경련제라고 부르는 것은 잘못된 명칭이고, 이렇게 부르는 이유는 약물이 일반인에게 특정 질환군에 더 효과가 있다는 것을 알리기 위한 방법일 뿐이다. 이것은 또한 제약회사가 FDA승인을 받기 위한 비용적인 측면도 반영을 하는데, FDA는 승인을 위해 특정 약물이 목표로 하는 특정 질환이 있어야 한다고 요구를 한다. 보통 특정 질환에 초점을 둔 약물이 허가를 받게 되면 가격이 올라가지만, 이 약물이 다양한 질환에 처방이 가능하게 되면 가격이 떨어지기 때문에, 제약회사 입장에서 보면 투자에 따르는 보상이나 이득이 없는 한 여러 가지 질환에 대해 승인을 받으려고 하지 않을 것이다. 그 결과 약품 사전에 나와 있는 적응증과 실제 임상에서의 적응증이 많이 다르다. 실제 임상에서는 약물에 대한 임상 연구나 관련 서적이 나오기 이전에 약물이 이미 처방되는 경우가 많다. 임상 연구는 특정 약물의 효과에 대한 명확한 증거를 제시해 주는 반면, 실제 임상에서의 예리한 관찰은 약물에 대한 새로운 발견에 큰 도움을 준다.

정신과에서 오프-라벨(Off-label)로 약물을 사용하는 데는 두 가지 이유가 있다. 첫째, 정신과 질환은 DSM-IV-TR에서 요구하는 진단 기준에 정확하게 맞아 떨어지지 않는다. 같은 증상들이 여러 질환에서 중복되기도 한다. 예를 들어 무쾌감증, 혹은 흥미의 감소는 우울증, 정신분열증, 전두엽 손상 등 여러 경우에 다 해당이 된다. 상당 수의 정신과 의사들은 DSM 진단과 상관없이 특정 증상에 대한 특정 신경화학적 상태를 목표로 약물을 처방해야 한다고 믿고 있다. 오프 라벨(Off-label) 처방에는 또 다른 명백한 이론적 근거가 있다. 인간이라는 그 자체가 질환 구분을 무시할 수 있는 본질을 가지고 있다는 것이다. 우울증으로 고통 받는 두 사람 사이에는 많은 유사한 증상이 존재하지만 생화학적, 심리적 관점에서 본다면, 정확히 똑같은 방식으로 고통을 받는 것은 아니다. 그러므로 같은 우울증이라 하더라도 특정 치료나 항우울제에 대한 효과는 개인마다 다르게 나타나는 것이다. 이는 치료법나 항우울제의 생화학적 특성의 차이 때문이라고 할 수가 있다. 이런 관점에서 보면 정신과에서 오프-라벨 처방을 하는 것은 적응증에 해당하지 않는 것이 아니라, 예외가 아닌 좀 더 사실과 근거에 따른 처방인 것이다. 다음 예를 한 번 생각해보자: 한 남자가 모두가 마시는 특정 콜라를 마신 뒤 심계항진이 생겨서 심장내과 전문의를 찾아갔다. 의사는 그에게 아무런 이상이 없다고 이야기하였다. 그래서 다른 전문의를 찾아갔는데 그 의사는 다른 상표의 콜라를 그에게 준 뒤 심장 검사를 시행하였다. 그리고 그는 특정 상표의 콜라에 대해서 심실조기수축증이 발생한다는 사실을 알게 되었다. 결코 개인적인 특성을 과소 평가해서는 안 된다.

59 Q 입원은 언제 필요한가요? 그리고 입원하게 되면 어떤 치료를 받게 되나요?

입원은 치료의 단계로 보면 가장 높은 단계에 있다. 정신 질환이 가장 심한 상태에서 고려되는 치료이다. 입원을 결정하는데 고려하는 기준 중 하나가 자살 가능성의 유무이다. 자살에 대한 생각이 있다고 해서 자동적으로 입원을 하는 것은 아니고, 자해나 타해의 위험성이 어느 정도인가에 따라 입원이 고려 된다. 만약 심한 우울증을 가진 사람들처럼 기능적 손상이 심하여 자기 스스로를 보살필 수 없다면(가령, 침대에서 나오기도 불가능하고 음식을 먹지 않는 경우) 입원이 필요할 수도 있다. 대부분의 우울한 사람들은 입원 권유를 받으면 자발적으로 입원을 한다. 하지만 의사는 입원이 필요하다고 믿지만 환자가 거부하는 경우도 있다. 이런 경우는 조증 삽화에서 흔한데 이 기간에 환자가 스스로 입원을 하는 경우는 드물다. 이 때 의사는 환자가 강제 입원이 필요한지 판단을 내려야 한다. 이런 강제 입원 기준은 주마다(미국의 경우) 다르나 일반적으로 그들의 의지에 반하여 입원을 시키는 것은 쉽지 않다. 대부분의 주는 환자의 권리를 보호하기 위하여 정신보건법을 가지고 있다. 일반적으로 자신이나 타인에 대한 위험성은 입원의 기준이 된다. 이런 점에 비춰보면 조증 환자는 잠재된 공격성, 정신증 혹은 심각한 기능적 손상의 가능성이 있기 때문에 입원을 하게 된다. 이처럼 강제 입원을 한 경우에 정신보건법이 더 필요하며, 일정한 기간이 지난 뒤 계속해서 입원이 필요한지에 대해서 재평가를 해야 한다.

60 기분 안정제를 복용 중인데 와인 같은 술을 마셔도 되나요?

이 질문에 대해서 우선 두 가지를 고려해야 한다. 첫 번째는 술이 양극성 환자의 뇌에 미치는 영향이고, 두 번째는 술과 약물과의 상호작용에 관련된 것이다. 당신이 양극성 장애로 고통을 받고 있다면 술은 몸이 원하는 가장 최상의 것이 될 수 있다. 술은 당신이 질병을 치료하기 위해 먹는 기분 안정제에 나쁜 영향을 준다. 술, 즉 알코올은 진정제 역할을 하며 병적인 다행감을 불러 일으킨다. 또한 불안을 야기할 수 있고 자극 과민성을 악화시킬 수도 있다. 일단 몸에 들어온 알코올은 우리 뇌에서 진정제로 작용해서 뇌의 '원초적'인 부분의 통제를 손상시켜서 결국 공격성의 증가, 무모한 행동 등이 나타나게 만든다. 몸에서 알코올이 빠져나가면서 뇌 활동 수준이 전체적으로 증가되고 기분 주기가 빨라지며 과민성 및 불쾌감이 증가하게 된다. 수면 위생이 나빠져서 조증이나 우울증의 재발 가능성도 높아진다.

알코올과 양극성 장애 치료 약물 간에 일어날 수 있는 약물 상호작용을 살펴보면 더 복잡해진다. 항경련제와 항불안제 등의 약물과 알코올을 같이 복용하게 되면 굉장히 위험할 수 있는데, 두 약물의 진정 작용이 누적되어 약물 독성이 나타날 가능성이 높아지고 호흡 억제가 나타날 수도 있다. 비전형 항정신병제와 같이 복용하면 경련의 위험성이 증가한다. 단가아민 산화효소 억제제(Monoamine oxidase inhibitor) 같은 특정 항우울제와 알코올을 함께 사용하면 매우 심각한 위험이 있을 수 있다. 특히 레드 와인의 경우 약물 상호작용으로 인해 생명을 위협할 수 있는 **악성 고혈압(malignant hypertension)**이 생길 수 있다. 삼환계 항우울제의 경우에는 상호작용으로 인해 진정효과부터 약물 독

> ***악성 고혈압 (Malignant hypertension) :***
> 갑작스러운 혈압의 상승으로 두통과 같은 심각한 증상이 빠르고 급격하게 진행되는 상태를 말한다.

성에 이르기까지 다양하게 나타날 수 있다. 마지막으로 최근에 개발된 선택적 세로토닌 재흡수 억제제(SSRIs)의 경우에는 상호 작용으로 인한 부작용은 경미한 것으로 알려져 있다. 진정 작용이 나타나지 않으며 인지 기능이나 운동 기능에 부정적인 영향이 없다고 알려져 있다. 이처럼 증상의 악화뿐만 아니라 질병의 악화 가능성을 생각 한다면 알코올 사용을 피하는 것이 가장 좋다.

■ 스캇의 조언 :

약을 복용하면서 처음으로 술을 마신 것은 내 결혼기념일 때였다. 아내와 나는 아름다운 리조트에 머물고 있었고 저녁에 와인을 마시며 축하하였다. 그날 밤 나는 이전에는 경험하지 못한 매우 무서운 꿈을 꾸었다. 피가 사방으로 튀고 사람을 죽이는 꿈이었고 이 때문에 나는 잠을 제대로 이루지 못하였다. 그 다음날 나는 아내와 지난 밤 일에 대해 이야기 하였고 이후 절대로 술을 마시지 않기로 맹세를 하였다.

Q61 약을 장기간 복용했을 때 어떤 위험이 있나요?

바이옥스(Vioxx, 진통소염제의 일종)와 심장 질환의 관련성, 항우울제와 자살과의 관련성에 대한 최근 언론 보도 이후, 장기간 약을 복용하였을 때 나타나는 부작용에 대한 두려움이 증가하였다. 정신과 약물에 대한 두려움은 약이 마음을 통제하고 장기적으로 성격이나 정신에 영향을 주지 않을까 하는 불안함에서 나타난다고 할 수 있다. 이런 생각은 절대 사실이 아니다. 사람의 마음을 조절하는 약물은 없다. 양극성 장애의 치료에 사용되는 약물들의 장기적인 부작용을 알고 싶다면, 각각의 약물들의 특성을 알아야 한다. 다음은 각 약물에 대한 가장 흔히 걱정이 되는 이슈들에 대해서 나와 있다.

리튬(Lithium)

리튬은 발생할 수 있는 부작용에 대해서 가장 잘 알려져 있는 약물이다. 첫째, 혈중 수치를 정기적으로 측정하는 것이 중요하다. 리튬은 매우 좁은 **치료 지수**(therapeutic index)를 가지고 있다. 이는 최소한의 효과를 위한 혈중 농도와 잠재적인 독성에 대한 혈중 농도 사이의 간격이 좁다는 것을 의미한다. 둘째, 약물을 장기간 사용했을 때 나타날 수 있는 세 가지 부작용이 있다: **갑상선 기능저하증**(hypothyroidism), 신장 손상 그리고 체중 증가. 갑상선 기능저하증을 일으키는 위험 요인에는 다음과 같은 요인들이 있다. 이전에 갑상선 문제가 있었던 경우, 여성, 과체중, 갑상선 질환에 대한 가족력, 급속 순환형 양극성 장애 그리고 고용량의 리튬을 복용하는 경우 등에서 갑상선 기능저하증이 잘 발생한다고 알려져 있다. 갑상선에 대한 항체가 형성되어 있지 않았다면 리튬으로 인한 갑상선 기능저하증은 대부분 회복될 수 있다. 항체의 존재 유무는 가족력을 보면 알 수가 있다. 일단 갑상선 기능저하증이 발생하였다면 갑상선 호르몬 치료가 필요할 수 있다. 리튬으로 인해 신장에서 발생할 수 있는 가장 흔한 문제는 요농축 능력의 저하와 체내 수분의 부족이다. 대개는 용량과 복용 기간의 영향을 받는다. 신장 독성은 보통 고용량의 리튬을 여러 해(10~15년)동안 복용한 이후에 발생한다. 만성 신부전이 이 시기에 발생할 수 있다: 만약 만성 신부전이 발생하게 되면 리튬은 중단해야 한다. 비스테로이드성 진통소염제(NSAIDs)의 사용은 리튬의 혈중 농도를 증가시킬 수 있고, 약물 자체가 신장에 나쁜 영향을 주기 때문에 피해야 한다. 체중 증가의 경우 처음에는 잘 나타나지 않지만 약을 장기간 사용했을 때 문제가 된다. 여기에는 다양한 원인이 있는데 리튬으로 인한 갈증의 증가, 갑상선 기

치료지수(Therapeutic index) : 독성 용량과 치료적 용량 간의 비율로, 특별한 치료 약물의 상대적 안전성을 측정하는 데 사용된다.

갑상선 기능저하증 (hypothyroidism) : 목 부위에 있는 갑상선에서 분비되는 갑상선 호르몬이 감소되거나 분비가 안 되는 경우에 나타나는 질병이다. 이 갑상선 호르몬은 주로 대사와 관련 있는데, 이 호르몬의 분비가 적을 경우 대사가 전반적으로 느려짐으로써 증상이 임상적 우울증과 유사해 질 수 있다.

능저하(체중 증가를 유발)와 리튬 자체가 대사에 미치는 영향 등이 있다. 체중 증가와 관련된 위험 인자로는 젊은 나이, 과체중, 여성이 있다. 리튬을 복용하면서 체중 증가가 나타날 확률은 50대 50이다.

데파코트(발프로에이트)

데파코트Depakote(발프로에이트valproate)는 단기 부작용과 장기 부작용이 있다. 혈액학적 이상이 있을 수 있기 때문에, 혈액 수치들을 주의 깊게 관찰해야 한다. **혈소판 감소증**(Thrombocytopenia)은 혈소판 수치가 감소되는 상태를 말하며(혈액응고에 중요), 드문 부작용이다. 이 경우에는 약을 중단하면 쉽게 회복 된다. 치료 초기에 **간염**(hepatitis)과 **췌장염**(pancreatitis)이 발생할 수 있기 때문에 간 기능 검사를 정기적으로 시행하게 된다. 태아의 선천적 기형의 위험성이 높기 때문에 가임기의 여성에서는 사용이 금해져 있다. 위험하지는 않지만 흔한 부작용으로 여드름과 탈모가 있다. 이 경우도 약을 중단함으로써 회복될 수 있다. 체중 증가도 나타날 수 있으며 다낭포성 난소 증후군의 발생에 영향을 미칠 수도 있다(질문 79 참고).

혈소판 감소증 (Thrombocytopenia) :
혈소판 수의 비정상적 감소를 말한다.

간염(Hepatitis) :
감염이나 독소로 인한 간의 염증 상태를 말한다.

췌장염(Pancreatitis) :
췌장에 염증이 생기는 것이다.

스티븐-존슨 증후군 (Stevens-Johnson syndrome) :
피부 점막의 심한 감염, 발진으로 약물에 대한 알레르기성 반응으로 나타날 수 있다.

백혈구 감소증(leucopenia) :
백혈구 수가 비정상적으로 줄어드는 것을 말한다.

에퀘트로(카바마제핀)

드물지만 심각한 신체 장기의 부작용이 보고되고 있다. 치료 초기에 가벼운 발진이 생길 수 있는데, 대부분은 양성이다. **스티븐-존슨 증후군**(Stevens-Johnson syndrome)과 같은 심각한 피부 반응의 증상과 증후가 나타나면 바로 투약을 중단해야 한다. 혈액학적인 문제는 가장 잘 알려진 부작용 중 하나이다. **백혈구감소증**(leucopenia)과 혈소판 감소증이 발생할 수 있다. 또한 간에도 영향을 끼쳐서 간염과 황달을 일으킬 수 있다. 혈중 약물 농도, 백혈구 수치, 간 기능 검사는 치료 동안 정기적으로 측정해서 약물로 인해 발생할 수 있는 혈액학적 부작용이나 간기능 문제들을 조기에 발견할 수 있다. 그 외에도 다른 중요한 이상이 발견되면 약을 일단 중단을 하는 것이 좋다. 동물 실험에서 장기간의 카바마제핀 사용이 발암 위험성을 높인다는 결과가 있지만 인간에게 암을 유발한다는 증거는 없다. 가임기 여성에서는 태아의 선천적 기형이 발생할 위험이 높아지므로 반드시 피해야 한다.

비전형 항정신병제(Atypical Antipsychotic Medication)

FDA는 모든 비전형 항정신병제가 부작용이 있다고 보기 때문에 출시되는 모든 비전형 항정신병제의 설명서에는 부작용에 대한 동일한 경고문이 실려있다. 하지만 모든 약물에서 같은 부작용이 나타나지는 않는다. 가장 염려가 되는 부작용은 특정 약물이 대사성 증후군(Metabolic syndrome)을 발생시키는 가에 대한 것이다. 이 증후군은 체중 증가, 콜레스테롤과 트리글리세리드, 공복 혈당의 증가 등을 포함한 여러 가지 대사성 변화를 특징으로 한다. 이 때문에 일부 환자에서는 당뇨병이 발생하기도 한다. 일부에서는 혈당이 매우 높아져서 내과적 응급상태인 당뇨병성 케톤산증이 발생할 수도 있다. 모든 항정신병제가 이런 문제를 유발하는 것은 아니다. 이 증후군의 발생 위험이 높은 약물에는 클로자릴Clozaril(클로자핀clozapine)과 자이프렉사Zyprexa(올란자핀olanzapine) 등이 있다. 하지만 불행하게도 임상가들 사이에서, 클로자릴(Clozaril)은 가장 효과적인 항정신병제이고 자이프렉사(Zyprexa)는 그 다음으로 효과적이라고 생각되는 약물이다. 리스페달Risperdal(리스페리돈Risperidone)과 세로켈Seroquel(퀘티아핀quetiapine), 게오돈Geodon(지프라시돈ziprasidone)과 아빌리파이Abilify(아리피프라졸aripiprazole)는 다른 약물에 비해 체중 증가가 적으며, 대사성 증후군이 잘 생기지 않는다고 알려져 있다. 대부분의 비전형 항정신병제는 노인 환자에게 뇌혈관 질환을 유발할 수 있다고 알려져 있어, 나이가 많은 환자군의 경우에는 약물을 최소한 사용하도록 해야 한다. 또한 고연령대에서는 약물을 복용하면서 원인 불명의 사망률이 증가한다고 알려져 있다. 마지막으로 비전형 약물들이 기존의 고전적 항정신병제들보다 **추체외로계(extrapyramidal)** 부작용과 **지연성 운동이상증(tardive dyskinesia)**의 발생 빈도가 많이 줄었지만 완전히 없는 것은 아니다. 특히 리스페달(Rispedal)은 다른 약물들에 비해 추체외로 부작용을 더 많이 유발한다. 또한 유즙분비호르몬(prolactin)을 증가시켜 유방 성장, 유즙 분비, 성욕 감소 등의 부작용을 보일 수 있다.

선택적 세로토닌 재흡수 억제제(SSRIs)

선택적 세로토닌 재흡수 억제제(SSRIs)는 1980년대 프로작(prozac)이 소개되면서 일반인들에게 알려졌다. 장기적인 약물 사용이 심리적인 영향 외에도 암과 같은 내과 질환을 유발하는가에 대해 많은 연구들이 시행되었다. 상당 수의 연구가 진행되었지만 아직 확실한 결과가 나온 것은 없다. 선택적 세로토닌 재흡수 억제제(SSRIs)와 자살과의 연관성에 대해서도 상당히 많은 연구가 진행되었는데 대부분은 약물 치료 초기 상태를 가지고 분석을 하였다. 그 결과, 자살 행동과 관련될 수 있는 알 수 없는 부작용이 있을 수도 있다고 제시하였다. 이 부작용으로 인해서 불안이 증가되거나 수면장애 혹은 **좌불안석증(akathisia)**과 같은 추체외로계 부작용을 유발하기도 한다. 또 하나의 자살 요인으로 생각해야 할 것이

추체외로계(extrapyramidal) :
정적인 운동 통제에 반응하는 뇌의 일부분이다. 기저핵은 이 체계의 한 부분이다. 이 체계의 결함은 불수의적 운동 장애를 일으킨다. 항정신병제는 이 영역에 영향을 미침으로써 추체외로계 부작용을 일으킨다. 추체외로계 부작용에는 근육 경련(근긴장 이상), 떨림, 질질 끄는 걸음걸이, 안절부절(좌불안석증) 그리고 지연성 운동이상증 등이 있다.

지연성 운동이상증 (tardive dyskinesia) :
늦은 발병의 불수의적 운동 장애로 종종 비가역적이며, 보통 입, 혀 또는 입술 그리고 드물지만 사지 및 몸통에서 나타난다. 이런 운동은 항정신병제 복용의 결과이기는 하나 새로운 비전형 항정신병제에서는 자주 나타나지 않는다.

좌불안석증(akathisia) :
계속 움직이고자 하는 욕구로 인해 주관적으로 느끼는 내적 불안감이다. 객관적으로 안절부절 못하는 움직임 또는 걸음걸이는 좌불안석증의 징후일 수 있다.

있다. 자살하고 싶은 욕구가 있는 우울한 환자가 약물 치료를 받으면서 에너지 수준의 증가를 경험할 때이다. 약물 치료로 인해 나타나는 에너지의 증가는 기분 증상의 호전 이전에 나타날 수 있기 때문에, 결과적으로 이 시기에 자살에 필요한 에너지가 늘어나게 되어 자살을 할 수 있다. 따라서 약물 치료를 시작하는 초기에 집중적인 관찰이 필요하다.

Q62 대사성 증후군이란 무엇이며 기분 안정제와는 어떤 연관이 있나요?

다음 중 세 가지 이상 해당된다면 대사성 증후군으로 진단될 수 있다(미국 기준임).

- 허리 둘레가 남성은 40인치 이상, 여성은 35인치 이상일 때(복부 측정 시)
- 혈압이 130/85mmHg 이상
- 트리글리세리드(Triglyceride)가 150mg/dl 이상
- 공복 혈당이 100mg/dl 이상
- 고밀도지단백(HDL)이 40mg/dl 이하(남성), 50mg/dl 이하(여성)

이 증후군은 다음과 같은 이유로 정신과 질환에서 중요하게 다루고 있다. 많은 경우 대사성 증후군은 비만에 의해 유발된다. 양극성 장애의 경우 기분 변화에 따라 에너지가 변하기 때문에 비만과 대사성 증후군의 위험이 증가할 수 있다. 양극성 장애의 심각도와 만성화 역시 비만의 발생에 영향을 미칠 수 있다. 과거 삽화의 수가 많을수록 과체중과 비만이 증가한다고 알려져 있다. 또한 양극성 장애의 약물 치료 초반에 체중 증가가 가장 심하다.

비만이 있는 환자들은 증상이 더 심하며 치료 반응도 떨어지는 경향이 있다. 적어도 우울증 치료에 있어서, 심각한 비만을 치료하는 것만으로도 기분이 호전된다는 연구 결과가 있다. 코네티컷 주의 댄버리 병원(Danbury Hospital) 비만 치료팀은 수 년간 수집한 비만 환자에 대한 자료를 가지고 체중 감소와 약물 용량의 변화에 대해 연구를 하였다. 그 결과 체중의 감소와 공복 혈당, 트리글리세리드(triglyceride), 콜레스테롤 수치가 감소되면서 상당 수의 환자가 더 이상 항우울제를 복용할 필요가 없었다는 결과를 제시하였다. 하지만 이 연구에 참여한 환자 수가 통계적으로 유의한 수준이 아니었기 때문에, 양극성 환자에서도 같은 효과가 있을지는 확실하지 않다.

마지막으로 기분을 안정시키기 위해 사용되는 약물이 체중 증가와 대사성 증후군을 유발할 수도 있다. 양극성 장애를 치료하는데 사용되는 대부분의 약물이 체중 증가를 유발한다. 비전형 항정신병제 중 체중 증가의 위험성은 클로자릴Clozaril(클로자핀clozapine)이 가장 많으며, 그 다음으로 자이프렉사Zyprexa(올란자핀olanzapine), 리스페달Risperdal(리스페리돈risperidone), 세로켈Seroquel(퀘티아핀quetiapine), 게오돈Geodon(지프라시돈ziprasidone), 아빌리파이Abilify(아리피프라졸aripiprazole)의 순이다. 또한 위와 같은 순서로 공복 혈당과 콜레스테롤, 트리글리세리드 증가와 연관이 있고 드물게는 당뇨병의 발생과도 관련 있다. 이 두 가지 위험성이 대부분 동시에 나타나지만 어떤 경우에는 체중 증가만 있는 경우도 있거나, 혈액학적인 변화만 나타나는 경우도 있다. 기분 안정제의 경우 리튬과 데파코트Depakote(발프로에이트valproate)는 체중 증가가 나타날 수는 있지만, 대사성 증후군은 나타나지 않는 것으로 알려져 있다. 일부에서는 리스페달Risperdal(리스페리돈risperidone)을 복용 중인 환자가 데파코트Depakote(발프로에이트valproate)를 추가하면서 콜레스테롤 수치가 낮아졌다는 보고도 있다. 마른 사람의 경우 이런 체중 변화가 더 잘 나타난다.

치료 전에 이미 과체중이 있다면 대사성 증후군의 위험이 더 높아질 수도 있고, 기분 상태로 인해 대사성 증후군이 더 악화되는 경우도 있다. 당신은 내과 의사, 정신과 의사와 함께 이러한 부작용을 최소화 할 수 있는 가장 효과적인 약물을 선택하기 위해 노력해야 한다.

치료 과정에서 나타날 수 있는 체중 증가를 최소화 하려면, 식사 습관을 바꾸고 운동량을 늘리며 체중 증가가 적은 약물을 복용해야 한다. 앞에서 언급했듯이 체중 증가가 적다고 알려진 약물에는 트리렙탈Trileptal(옥스카바마제핀oxcarbamazepine), 라믹탈Lamictal(라모트리진lamotrigine)과 같은 기분 안정제와 게오돈Geodon(지프라시돈ziprasidone), 아빌리파이Abilify(아리피프라졸aripiprazole) 같은 항정신병제가 있다. 또한 체중 증가의 위험성을 줄일 수 있는 약물과의 병용 요법도 고려를 할 수 있는데 여기에는 토파맥스Topamax(토피라메이트topiramate), 시메트렐Symmetrel(아만타딘amantadine), 멧포민(metformin), 펩시드(Pepcid)를 기존 약물에 추가하는 것이 있다. 이런 방법들은 어느 정도 위험성이 있고 아직 효과가 확실하게 입증된 것은 아니다.

Q63 저는 단지 우울할 뿐인데, 왜 주치의는 저에게 항정신병제를 처방하나요?

항정신병제는 우울증으로 인해 생긴 정신병적인 증상을 치료하기 위해서 종종 처방된다. 이런 종류의 증상에는 작은 잘못에도 자신이 큰 죄를 저질러서 무서운 처벌을 받게 될 것이라는 잘못된 믿음이 있다. 항정신병제는 이런 증상들의 치료를 위해 사용되며 환자의 고통스러운 생각과 느낌을 줄여 주게 된다. 새로운 항정신병제들이 소개되면서 정신과 의사들 사이에서 정신병적 양상이 없는 경우에도 항우울제에 항정신병제를 병용 투여하는 것이 새로운 치료법이 되었다.

비전형 항정신병제 혹은 2세대 항정신병제(Sencod Generation Antipsychotics)라고 불리는 새로운 항정신병제는, 비가역적인 심각한 운동성 장애인 지연성 운동이상증(Tardive dyskinesia)의 발생에 대한 관심이 증가되면서 개발되었다. 기분 장애로 고통 받는 환자들은 정신분열병 환자들에 비해 운동이상증이 생길 위험이 더 높다. 2세대 항정신병제는 이런 위험성을 상당히 많이 감소시켰다. 그 결과 기존 약물들보다 안전하게 사용될 수 있게 되었다. 최근에는 이 약물들이 체중 증가나 혈당의 증가, 콜레스테롤과 지질의 증가 등 신체에 미치는 대사성 작용과의 관련성에 대해서 주목을 받고 있지만, 항우울제 치료에 부분적인 반응을 보이거나 양극성 장애의 병력이 있는 경우, 혹은 항우울제 치료 중 나타날 수 있는 조증을 예방할 때 효과적인 약물이다.

Q64 약물 상품명과 성분명은 어떻게 다른가요?

약물의 성분명이란, 약물을 구성하는 활성화된 형태의 분자에 대한 국제적으로 통용되는 과학 용어이다. 약물을 개발한 특정 제약회사는 약물 판매의 특허 및 권리를 얻게 되고, 그 약물에 상품명(trade name)을 부여하게 된다. 이 약물의 상품명은 나라마다 조금씩 다르게 붙여질 수도 있으며 어떠한 용도로 사용되는가에 따라 달라지게 된다. 예를 들어 파록세틴(paroxetine)이라는 성분명을 가진 약물은 미국에서는 팍실(Paxil)이라는 상품명으로, 영국에서는 세리자트(Serixat)라는 상품명으로 판매가 되고 있다. 부프로피온(Bupropion)의 경우 웰부트린(Wellbutrin)이라는 상품명의 항우울제로 판매되고 있으며, 자이반(Zyban)이라는 이름의 금연 치료제로도 판매 되고 있다. 플루오세틴(Fluoxetine)은 프로작(Prozac)이란 상품명으로 항우울제로 처방되며, 부인과에서는 월경전 증훈군 치료제인 사라펨(Sarafem)이라는 상품명으로 처방되고 있다. 일단 특정 제약회사가 가진 약물에 대한 특허권이 풀리게 되면, 다른 제약 회사들은 그 약물을 만들고 판매할 수 있는 권리를 얻게 된다. 그렇게 되면 좀더 저렴한 가격을 가진 성분명 약물들이 시장에 나오게 된다. 종종 임상가들은 특정 제약 회사의 상품명을 처방전에 기재하기도 한다. 법에 따르면 처방전에 '대체조제 불가'라고 명시되지 않은 경우 약물 조제는 보다 더 저렴한 약물로 처방하도록 되어 있다. 그 결과 환자들이 받게 되는 처방전에는 특정 제약회사의 상품명이 아닌 성분명이 기재되어 있다.

그러면 상품명 약물과 성분명 약물 사이에 어떤 차이점이 있는가? 약물의 주 성분은 동일하지만 약물을 구성하는 데 필요한 그외 '부형물(filler)' 혹은 기타 성분들은 다를 수가 있다. 일반적으로 상품명 약물이 성분명 약물에 비해 주 성분 함량 비율에 대해서 좀 더 엄격하다. 성분명 약물들의 경우 상품명 약물에 비해 ±20% 정도의 생체이용률(bioavailability; 약물이 혈액 속에 들어오는 양)이 차이가 날 수 있다. 많은 제약 회사들이 성분명 약물을 만들기 때문에 당신이 성분명 약을 복용 중이라면 새로 처방 받을 때 마다 이전에 복용하던 약과 효과면에서 조금씩 차이가 나는 성분명 약물을 처방 받게 될 수도 있다. 대부분의 경우 이런 차이는 무시할 정도로 작고 반복된 용량을 복용하기 때문에 그 차이는 서로 상쇄될 수 있다. 그러나 양극성 장애에 사용되는 일부 약물들 데파코트(Depakote), 데파코트 서방정(Depakote ER), 에스칼리드(Eskalith), 리소비드(Lithobid), 에퀘트로(Equetro) 등은 좁은 치료 지수(narrow therapeutic index: NTI)를 가진다. 이런 좁은 치료 지수를 가진 약물들은 작은 혈중 농도 차이에도 치료 효과나 독성에 영향을 줄 수 있다. 대부분의 보험 회사는 상품명 약물과 성분명 약물 모두 보험 인정을 해주지만 일부 약물은 대체할 수 있는 성분명 약물이 없는 경우도 있다. 의사들은 특정 상품명을 가진 약을 처방하기 원할 때는 처방전에 '처방전에 있는 약물로 조재'라고 기재하기도 한다.

Q65 기분 안정제가 양극성 장애가 아닌 다른 질환에서도 처방되나요?

기분 안정제라는 용어는 일반적으로 항조증 성향을 가지는 약물을 가리키는데 오해의 소지가 있다(질문 41과 58 참고). 대부분의 정신활성(psychoactive) 약물은 다양한 효과를 가지고 있고 특정 약물을 기분 안정제, 항우울제, 항경련제, 혹은 항불안제라고 부르는 것은 약물의 임상적 효과를 광고하는 것과 관련 있다. 예를 들어 비전형 항정신병제라고 알려진 새로운 분류의 정신활성 약물은, 항정신분열병 약물로 개발되었고, 이후 연구를 통해 기분 안정제로서의 효과를 인정받아서 기분 안정제로도 사용되고 있다. 이 약물들은 할로페리돌(Haloperidol), 클로르프로마진(Chlorpromazine)과 같은 예전의 약물들에 비해 안전하기 때문에, 항불안제와 진정-수면제로도 사용되고 있으며 최근에는 단극성 및 양극성 우울증 치료제로서 연구가 되고 있다.

이렇듯 다양한 특성을 가진 기분 안정제는 정신과 의사뿐만 아니라, 다른 의사들 사이에서 다양한 증상의 치료를 위해 사용되고 있다. 예를 들어 신경과 의사는 기분 안정제인 항경련제로 간질을 치료하며 편두통의 예방과 다른 통증 증후군 치료에도 처방을 한다. 선택적 세로토닌 재흡수 억제제(SSRIs)(예를 들어 사라펨Sarafem[플루오세틴(fluoxetine)])에 반응하지 않는 공황 장애 환자들에서 발프로익 산드(valproic acid) 같은 항경련제가 효과가 있는 경우도 있다. 또한 기분 안정제는 범불안 장애, 강박 장애, 외상 후 스트레스 장애와 같은 다른 불안 장애의 치료에도 처방되고 있다. 비전형 항정신병제는 특히 치료에 반응이 없는 심한 강박 장애 환자에게 유용하다고 알려졌다. 세로퀠(Seroquel)(퀘티아핀quetiapine)은 알코올 의존과 관련된 불면증 치료에 유용하다고 밝혀졌으며, 파킨슨 병에서 나타나는 정신병적 증상에도 효과가 있다고 밝혀졌다. 또한 불안 치료에 있어 벤조디아제핀의 대체 약물로 사용되기도 한다. 표 7에는 기분 안정제로 치료할 수 있는 질환들에 대해서 나와 있다.

표 7.

기분 안정제를 처방할 수 있는 상태
기분장애
불안장애
충동조절장애
수면장애
간질
편두통

제 5 부

동반 질환들

- 저는 양극성 장애와 불안 장애로 진단 받았습니다. 어떻게 이 상태를 치료할 수 있나요?
- 제 남편은 요즘 들어 술을 너무 많이 마십니다. 제 친구는 남편이 자가처방(self-medicating)을 하는 것 같다고 하는데, 자가처방이 무엇인가요?
- 저는 우울증만 치료되면 괜찮을 것 같은데, 주치의는 왜 저에게 중독에 대한 치료가 필요하다고 하나요?

Q66 저는 양극성 장애와 불안 장애로 진단 받았습니다. 어떻게 이 상태를 치료할 수 있나요?

불안은 양극성 장애 특히 조증 단계에서 흔히 일어나는 증상이지만 우울 단계에서도 나타날 수도 있고, 때로는 양극성 장애와 상관없이 나타나기도 한다. 조증이나 우울 삽화 동안 불안 증상이 공존할 경우 기분 안정제를 복용하여 삽화가 조절되고 불안 증상이 완화된다면, 그 불안은 양극성 장애의 증상이다. 조증과 관련된 불안은 일반적인 불안 수준을 뛰어 넘는다. 가만히 앉아 있을 수도 없을 정도의 초조함을 느낀다. 기분의 예민함과 생각이 질주하고 뒤죽박죽된 생각들이 함께 나타난다. 간혹 이런 불안은 당신의 지나치게 부풀려진 야심을 다른 사람들이 이해하지 못해서 좌절될 때 나타나기도 한다.

사회 공포증, 공황 장애, 범불안 장애 같은 일부 불안 증상이 양극성 장애의 기분 주기에 따라 변하기도 한다. 즉 조증이나 경조증 삽화 동안에는 불안이 완화되기도 하고 기분이 차분해지면 원래의 불안 상태로 돌아가며, 우울한 상태일 때는 불안 증상이 더 심해지기도 한다. 양극성 장애에서 나타나는 불안의 치료는 매우 어렵다. 선택적 세로토닌 재흡수 억제제(SSRIs)는 불안 장애에 매우 효과적이지만, 양극성 장애와 불안을 함께 가진 환자에게는 효과가 적다. 양극성 장애 환자가 알코올이나 물질 남용을 가진 경우가 많기 때문에, 공황 장애에 효과적인 벤조디아제핀 계열의 약물 역시 사용하기가 어렵다. 이러한 상태를 치료하기 위한 첫 번째 단계는 가능한 빨리 양극성 장애를 치료하는 것이다. 다행히 대부분의 항경련제가 불안 장애와 관련이 있는 신경전달 물질인 GABA에도 영향을 끼치고, 기분 안정 효과와는 별개로 항불안, 항공황 효과를 보인다고 알려져 있다. 기분이 안정되면서 불안이 줄어들면 다행이지만 그렇지 않다면 문제는 좀 더 복잡해진다. 외상 후 스트레스 장애나 강박 장애 같은 일부 불안 장애는 선택적 세로토닌 재흡수 억제제(SSRIs)에 비교적 잘 반응하지만 앞에서 언급했듯이 선택적 세로토닌 재흡수 억제제(SSRIs)는 양극성 장애에서 사용하기가 어렵다. 불안 증상이 확인되었다면 우선은 인지 행동 치료가 가장 좋은 치료법이 될 수 있다. 만약 선택적 세로토닌 재흡수 억제제(SSRIs)를 사용해야 한다면 기존의 항조증제는 반드시 유지해야 한다. 양극성 장애와 공존하는 불안 증상 말고도 여러 종류의 불안 장애(특히 범불안 장애, 공황 장애, 사회불안 장애 그리고 강박 장애)의 치료에도 정신 치료와 약물 치료를 병행하는 것이 가장 좋은 치료적 접근이다.

■ 스캇의 조언 :

현재 내가 가진 질환의 정확한 진단명은 양극성 장애와 불안 장애이다. 나는 불안 증상이 있어 클로노핀(Klonopin)이라는 약물을 복용중인데 효과가 좋다. 양극성 장애 치료제와 항불안제를 복용하면서 지금은 굉장히 편안하게 지내고 있다. 과거에 내가 보였던 행동들은 이제는 더 이상 내 성격의 일부가 아니며 그런 일들은 기억 저편에 잊혀져 있다. 최근에 나온 약물들이 아니었다면 양극성 장애와 불안 장애를 동시에 감당하는 것은 내게 너무나 힘든 일이었을 것이다. 나는 현재 약의 도움을 많이 받고 있다.

Q67 제 남편이 요즘 들어 술을 너무 많이 마십니다. 제 친구는 남편이 자가처방을 하는 것 같다고 하는데, 자가처방(self-medication)이 무엇인가요?

기분 장애를 가진 사람들은 자신의 기분을 좋아지게 하기 위해 술이나 약물을 남용하기도 한다. 우울증의 경우 술은 처음에 기분이 좋아지는 것 같은 느낌을 주지만 실제로는 기분을 저하시키는 역할을 한다. 이와 마찬가지로 기분을 최고조(high)로 만들어주는 마약들도 결국에는 기분을 저하시키거나 슬퍼지게 하는 등 파괴적인 역할을 한다. 조증 삽화 기간에 나타나는 충동 조절의 약화, 무모함은 술이나 약물 남용을 유발할 수 있다. 하지만 이런 물질들은 질환의 상태를 더 악화시키고 우울증을 유발할 수 있다. 우울증이 술이나 약물 남용 자체로 인해 나타날 수 있으며 이 때 절제를 하게 되면 증상이 완화 된다. 종종 우울증이 선행하여서 우울한 기분을 호전시키기 위해서 술이나 약물 남용에 의존하기도 한다. 전형적으로 기분이 좋아진다는 것은 우울한 기분에 둔감해지는 것을 의미한다. 우울증과 조증이 치료되면서 절제가 가능해질 수 있다. 물론 이런 절제는 물질 남용이 어느 정도 수준인가에 따라 달라진다. 술이나 약물에 의존된 상태라면 물질 남용 치료가 함께 필요할 것이다. 술이나 마약에 중독된 상태가 없어지지 않는 한 양극성 장애가 회복되는 것은 어렵다. 실제로 양극성 장애가 치료에 잘 반응하지 않을 경우 물질 남용의 가능성을 고려해야 한다. 중독을 가진 환자의 경우에는 중독 치료 전문가의 도움을 받는 것이 도움이 될 수 있다. 또한 양극성 장애와 물질 남용을 함께 가진 환자를 위한 전문적인 치료 프로그램도 있다.

Q68 저는 우울증만 치료되면 괜찮을 것 같은데, 주치의는 왜 저에게 중독에 대한 치료가 필요하다고 하나요?

중독(addiction)과 우울증이 공존 하는 경우 자살이나 타살, 낮은 치료 반응성, 재발로 인한 입원이 증가한다. 환자들이 우울증 치료를 위해 자가 치료의 형태로 물질(substance)을 사용한다는 의견은 있지만 항우울제 치료가 절제(abstinence)를 도와준다는 증거는 없다. 일부 환자에서는 "자가치료 가설"이 적용되는 것처럼 보이지만, 일단 중독이 시작되면 일생 동안 지속 될 수도 있다. 중독에 대한 약물 치료 없이는 중독 자체를 치료하는 것은 불가능하다. 항우울제를 복용하는 동안 술이나 마약을 지속적으로 사용하면 항우울제의 치료 효과가 본질적으로 없어진다. 그러므로 중독에 대한 치료 없이는 우울증의 치료도 효과가 없다. 아무리 두 질환 사이에 관련성이 있다 하더라도 건강이 회복되기 위해서는 각각에 대한 독립된 치료가 필요하다.

Q69 알코올 중독과 양극성 장애는 어떤 연관이 있나요?

알코올 중독과 양극성 장애는 생각보다 훨씬 더 많이 공존한다. 놀랍게도 두 질환 사이에 유전적 연관성이 없음에도 왜 두 질환이 공존하는지에 대해서는 알려져 있지 않다. 남자에서는 알코올 중독을 가진 양극성 장애 환자군이 그렇지 않은 환자군에 비해 알코올 중독의 가족력이 높다고 알려져 있다. 하지만 여자의 경우 가족력과의 연관성은 없다고 알려져 있다. 대신 여성은 종종 불안과 우울증 때문에 중독 성향이 나타나기도 한다. 양극성 장애를 가진 여성은 비양극성 장애 여성보다 알코올 중독의 위험이 더 높다. 양극성 장애를 가진 여성의 알코올 중독 비율은 29%이며, 남성은 49%이다.

중요한 것은 술이나 코카인, 헤로인, 펜사이클리딘(Phencycline(PCP)), 마리화나 같은 물질들이 감정 기복을 유발하여 기분 장애나 양극성 장애와 유사한 증상들을 보일 수 있다는 점이다. 이런 환자가 술이나 약물 남용으로 인한 충동성, 위협적인 행동 등으로 정신과에 입원했을 때, 자칫 양극성 장애로 오진 받아서 여러 종류의 정신과 약물들을 처방받은 채 퇴원할 확률이 높다. 정신 병원에 1주일 정도만 입원하고도 증상이 호전된 환자가 양극성 장애가 의심될 때는 술이나 약물 남용을 반드시 고려해 보아야 한다. 하지만 이때는 환자가 퇴원하면서 처방받은 약물로 인해 양극성 장애가 좋아진 것인지, 아니면 술이나 약물 남용의 절제로 인해서 좋아진 것인지를 감별하는 것이 어렵다. 그러므로 기분 증상이 항경련제나 항정신병제에 의해서 안정이 되었다고 해서 그 사람이 양극성 장애라는 것은 아니다. 안타깝게도 상당 수의 환자와 그들의 가족은 물질 남용에 대한 치료는 하지않은 채, 양극성 장애에 대한 치료에만 초점을 맞추고 있어 술이나 약물 남용에 대한 재발을 전적으로 양극성 장애로 인해서 나타나는 것이라고 생각을 하게 된다. 질문 60에서 논의했듯이 술과 약물 남용은 양극성 장애의 증상을 악화시키며, 더 심한 감정 기복의 원인이 된다. 또한 물질 남용으로 인해 생기는 감정 기복의 문제는 정신과적 약물 치료보다 물질 절제(abstinence)로 인해서 향상될 여지가 많다.

Q70 양극성 장애를 가진 사람이 약물 남용의 위험이 높은가요?

술과 약물 남용은 양극성 장애 환자에서 매우 흔하게 나타난다. 가장 흔한 것이 물질 남용이며 양극성 장애 환자 중 60% 정도가 이 질환을 함께 가지고 있다. 물질 남용은 양극성 장애를 더 심각하게 만들며 증상의 악화와 잦은 삽화 주기 등에 영향을 주어 전반적인 병의 경과를 악화시킨다.

물질 남용의 공존은 기분 장애로 인한 자가 치료의 일환으로 나타날 수도 있으며 물질 남용으로 인해 기분 장애가 유발될 수도 있다. 양극성 장애 환자에서 물질 남용의 가족력, 양극성 장애의 조기 발병, 혼재성 삽화의 존재 등이 있을 때 이런 물질 남용이 잘 발생된다고 알려져 있다. 공존하는 물질 남용의 치료는 양극성 장애의 전체 치료 과정에서 매우 중요한 부분을 차지한다. 대다수의 불법 약물들(대부분은 급격한 금단 증상을 유발함)이 조증 증상(그리고 뒤따르는 우울 증상)을 유발할 수 있기 때문에, 물질 남용을 가지고 있다면 양극성 장애의 진단을 우선은 보류하는 것이 좋다. 이런 경우에는 일단 남용에 사용된 물질을 중단하고 원래 어떤 상태였는지를 관찰하는 것이 필요하다. 만약 복용한 물질 때문이라면, 물질을 중단한 후에 기분 증상은 없어져야 한다. 물질 남용이 지속되고 양극성 장애가 의심이 된다면 물질 남용에 대한 치료가 선행된 후 양극성 장애의 치료를 시작할 수도 있다. 불법 약물을 사용하게 된 이유가 증상에 대한 자가 치료였다고 하더라도 일단 남용이나 의존이 되었다면, 그에 대한 개별적인 치료가 필요하다.

Q71 남편이 해외 군복무에서 돌아온 후, 분노의 삽화, 성급함, 남에 대한 의심, 밤에 질주하는 사고 등의 모습을 보입니다. 제 남편이 양극성 장애 환자인가요?

군 복무는 많은 정신 질환의 스트레스 요인이 될 수 있다. 정신과 질환의 특성 상 여러 질환에서 증상이 중복되는 경우가 많으므로 다양한 진단들을 고려해야 한다. 전쟁에 참가한 군인들에게 가장 흔한 질환은 외상후 스트레스 장애이다. 이 질환에서 나타나는 증상은 기분 장애와 매우 유사하고 치료를 받지 않으면 우울증과 물질 남용을 초래하기도 한다. 일부 연구에서 이 질환자들 중 52%가 알코올 남용이나 의존을 보이고, 47%가 우울증에 걸린다고 보고하였다. 양극성 장애의 위험이 높은 사람이 전쟁 상황에서의

군 복무와 같은 스트레스 상황에 노출 된 뒤 첫 삽화가 나타나난다는 것은 일리가 있다. 사실 최근 미국 국립정신건강연구소(NIMH)의 지원을 받아서 시행한 연구에서, 양극성 장애로 진단 받은 사람의 상당 수가 외상후 스트레스 장애의 증상을 보였다는 결과를 제시하기도 하였다. 외상후 스트레스 장애와 양극성 장애의 증상이 서로 유사할 수도 있다. 하지만 외상후 스트레스 장애는 외상이 있은 뒤, 다음 3가지의 주 증상이 1개월 이상 지속되는 특징이 있다.

- **재경험**(Re-exprerience); 선명하게 회상되는 과거 사건의 재현, 악몽이나 강렬한 기억을 재경험함
- **과다각성**(Hyperarousal); 전에는 신경 쓰지 않던 소음에 과민해짐
- **무감각**(Numbing); 고립되려고 하거나 즐거움이 느껴지지 않음

재경험을 하게 되면, 반복되고 침습적인 생각이나 영상이 마음에 남는다. 환자는 그 사건이 다시 일어난 것처럼 행동할 수 있고 극심한 스트레스를 겪게 된다. 이러한 재경험은 불안과 초조를 유발한다. 질주하는 사고는 사건에 대한 반복되는 기억과 **반추**(rumination)로 인해 나타날 수 있다. 과다각성으로 불면, 분노 폭발, 집중력 저하, 과다 경계 등이 나타난다. 무감각의 증상은 마치 우울증처럼 일상 활동으로부터의 철수나 회피 등이 나타난다. 이러한 증상들이 양극성 장애와 매우 유사하게 보일 수 있다. 이라크 복무를 마친 미군 병사를 대상으로 한 연구에서 16%가 우울과 불안 증상을 경험했다고 보고하였다. 이 경우에 증상은 외상후

> ***재경험(re-experiencing) :***
> 과거에 경험했던 사건을 생생하게 회상하면서 동시에 처음에 경험했던 것만큼의 강한 정서가 수반된다.
>
> ***과다각성(hyperarousal) :***
> 외부 및 내적 자극에 대한 각성이 매우 높은 상태로 종종 수면 장해, 집중의 어려움, 과잉경계, 및 과도하게 놀란 반응이 나타난다. 일반적으로 외상후 상태에서 볼 수 있다.
>
> ***무감각(numbing) :***
> 외부 자극에 대한 저항에서 생기는 심리적 과정으로 이 때문에 이전에 즐거웠던 활동을 하고자 하는 욕구가 줄어들게 된다.
>
> ***반추(rumination) :***
> 관념 혹은 의사 결정을 위한 강박사고이다.

스트레스 장애로 인한 가능성이 크다. 하지만 외상후 스트레스 장애의 경우에는 약물 치료로 항우울제를 사용하기 때문에 양극성 장애와의 감별이 중요하며, 조증이나 경조증의 경우에는 항우울제를 사용 해서는 안된다. 불행한 사실은 대부분의 군인들이 문제를 가지고 있거나 도움이 필요하다는 사실을 인정하지 않는다는 것이다. 그들은 침묵하도록 훈련 받았고, 업무로 인해서 정서적인 문제가 생겼다는 것을 인정하는 것은 그들 자신이 책임을 다 하지 않았다는 것을 인정하는 것이라 생각한다. 남편이 빨리 치료를 받을수록 결과가 더 좋을 것이다.

Q72 경계성 인격장애와 양극성 장애의 공통점과 차이점은 무엇인가요?

경계성 인격 장애와 양극성 장애의 구분은 연구와 임상 현장에서 가장 뜨거운 관심사 중 하나로 이에 대해 활발하게 연구들이 진행 중이다. 제1형 양극성 장애가 경계성 인격장애와 공유하는 부분이 있기는 하지만 주로 논의가 이루어지는 것은 양극성 스펙트럼 장애와 비교하는 내용들이 많다. 그 중에서도 경계성 인격 장애와 중복이 많이 되는 제2형 양극성 장애 및 달리 분류되지 않는 양극성 장애에 대한 논란들이 있다. 한편에서는 두 질환은 명백하게 다른 진단이라고 주장을 하고 있고, 또 한편에서는 경계성 인격 장애는 양극성 스펙트럼 장애의 선상에 존재하는 질환이라고 주장하며 경계성 인격 장애의 진단 자체를 부정하는 그룹들 간의 뜨거운 논쟁이 진행 중이다. 제2형 양극성 장애는 1994년에 발간된 DSM-IV에서 진단 체계가 정립되면서 새롭게 알려진 질환이지만, 이 논쟁은 1980년에 DSM-III에 경계성 인격 장애가 처음 등장한 이후부터 계속되고 있다. 경계성 인격 장애는

> ***정동(affect)*:**
> 느낌 또는 정서로 특히 얼굴 표정과 신체 언어로 나타난다.

뚜렷한 충동성뿐만 아니라 대인 관계, 자아상, **정동(affect)**의 지속적인 불안정성을 특징으로 한다. 증상은 초기 성인기에 나타나며 다음과 같은 것들을 포함한다.

- 실제 또는 상상의 버림받음을 피하기 위한 필사적 노력
- 대인 관계에서 보이는 극단적인 이상화와 평가 절하
- 현저하고도 지속적인 불안정한 자아상 또는 자기에 대한 느낌
- 적어도 두 가지 영역에서 보이는 자기 파괴를 유발하는 **충동성**(즉 지나친 소비, 성관계, 물질 남용, 무모한 운전, 폭식)
- **반복되는 자살 행동**, 위협 또는 자해 행동
- 현저한 기분 반응성으로 인한 **정서적 불안정성**(즉 순간적인 강렬한 불쾌감, 과민성 혹은 불안)
- 만성적인 공허감
- **부적절하고 강력한 분노 또는 통제하기 어려운 분노**(즉 성질을 자주 부림, 지속되는 분노감, 잦은 신체적 다툼)
- 스트레스로 인한 일시적인 편집증 혹은 심각한 해리 증상

굵게 쓰여진 증상은 조증이나 경조증의 증상과 유사하여 두 진단에서 중복이 되는 부분이다. 그러나 다른 증상들은 경계성 인격장애에서 더 특징적으로 나타나며, 지속적인 대인관계의 어려움과 더 연관이 많다.

경계성 인격 장애가 알려지게 된 역사를 살펴보면 흥미롭다. 원래는 신경증과 정신증의 경계를 넘나드는 증상을 가진 환자를 일컫는 용어였다. 이들은 일상 생활에 필요한 적응 능력이 심각하게 저하되어 있지만 겉으로는 뚜렷한 어려움이 없는 것처럼 보여서 "가성신경증적 정신분열증"으로 여겨졌다. 경계성 인격 장애 환자들은 분노가 최고조일 때 일시적인 정신증을 보

분열(splitting) : 하루는 어떤 사람을 이상화했다가 그 다음 날에 그 사람을 평가절하하는 것처럼 반대되는 정동 또는 정서적 상태를 분리하는 방어기제이다. 대상에 대한 하나 이상의 표상을 가지는 자아 능력이 손상된 것이다.

방어기제 (defense mechanism) : 불안을 야기시키는 불쾌한 사고 및 현실로부터 자신의 성격을 보호하기 위한 무의식적 방법의 집합이다.

이지만, 그 이후에는 정서적으로 불안정한 성격적 특성을 나타낸다. 1975년에 정신과 의사인 오토 컨버그(Otto Kernberg)는 경계성 인격 장애의 개념을 **분열(splitting)**과 같은 원초적인 **방어기제(defense mechanism)**로서 설명을 하였다. 타인을 이상화하거나 평가절하하는 경우가 분열(splitting)의 좋은 예로, 이들은 선과 악을 통합시키는데 어려움이 있어 모든 사람을 '절대 선(all good)'과 '절대 악(all bad)'으로 나눈다. 성격 성향은 기분 장애로 인해 나타나는 증상과는 다르다고 여겨지는데, 이 성격 성향은 자신에 대한 인식, 주변과의 관계를 맺는 성향, 외부 환경에 대한 인식 등으로 인해 만들어진 패턴이며 매우 다양한 맥락에서 나타난다. 이런 성향은 청소년기에 처음으로 나타나서 성인기까지 지속된다.

경계성 인격 장애와 제2형 양극성 장애 모두에서 흔히 나타나는 정서적 불안정성에 대한 최근의 연구 결과들을 살펴 보면, 두 질환 사이에는 분명한 차이가 있다고 제시하고 있다. 경계성 인격 장애는 분노, 불안, 우울/불안 등과 관련된 감정 변화가 더 많고, 제2형 양극성 장애는 우울, 조증, 우울/조증 영역에서 감정 변화가 더 많다고 알려져 있다. 사실 연구는 불안정한 분노 하나만으로도 다른 인격 장애로부터 경계성 인격 장애를 진단하는데 충분하다는 것을 보여준다(72% 수준의 정확도). 제1형 양극성 장애는 다행감 또는 기분 상승과 연관성이 높은데 비해, 제2형 양극성 장애는 과민함과 더 관련 있다는 것을 감안한다면 이는 놀라운 결과이다. 또한 자기 자신에 대한 인식에 있어서도 두 질환 사이에 분명한 차이가 있다. 경계성 인격 장애 환자는 버림받는 것에 대한 공포로 인한 공허감에 괴로워하며 기분이 안정되더라도 이는 지속된다. 반대로 양극성 장애 환자는 기분이 안정되면 자기 자신에 대해서 안정감을 느끼게 된다.

두 질환의 진단적 기준이 타당한지 여부를 떠나서, 과연 두 질환을 구분하는 접근이 정말 임상적으로 유용한지를 생각해보아야 한다. 결국 진단을 정확하게 내리는 것은 정확한 치료를 하기 위한 과정이다. 양극성 장애의 치료제로 승인을 받은 비전형 항정신병제를 가지고 장기정신치료 외에는 다른 대안이 없다고 생각했던 질환을 치료할 수 있다면, 이는 환자에게 새로운 희망을 주는 것이다. 하지만 명심해야 할 것은 경계성 인격장애 환자가 약물에 효과가 있다고 해서 양극성 장애라는 것는 아니다는 것이다. 많은 연구에서 기분 안정제와 항정신병제를 병용하는 것이 경계성 인격 장애의 증상을 완하시키는데 어느 정도 효과가 있음을 제시하였다. 그러나 경계성 인격 장애 환자의 치료에서 최우선은 정신 치료이며 그 중요성을 잊어서는 안 된다. 가장 유용한 정신치료 기법은 마샤 리네한(Marsha Linehan) 박사에 의해 개발된 변증법적 행동 치료이다. 이 기법은 자해와 연관된 감정을 제외하고는 주로 행동변화에 더 중점을 두는 치료법이다. 최근 유럽에서 이루어진 연구는 이 치료법이 기분에 대한 효과는 낮지만, 자살과 자해 행동의 감소에는 효과가 있었다고 제시하였다.

Q73 ADHD와 양극성 장애 사이에 공통점이 있나요?

주의력 결핍-과잉행동장애(Attention-deficit hyperactivity disorder(ADHD))는 양극성 장애와는 명확하게 구분되는 질환이지만, 간혹 조증 상태와는 감별이 어려울 때도 있다. 특히 소아 청소년에서는 두 질환 사이의 유사점이 많다. 물론 상당 수의 양극성 장애를 환자가 ADHD를 같이 가지고 있는 경우도 많지만, 실제로는 양극성 장애를 가진 환자가

ADHD로 잘못 오진 받는다는 주장이 계속 제기되고 있다. ADHD의 공존은 양극성 장애의 발병 연령에도 영향을 준다고 알려져 있다. 실제로, ADHD 과거력을 가진 성인의 경우 양극성 장애의 발병 연령이 19세 이전이라고 알려져 있다. 양극성 장애를 가진 성인 환자의 자녀에서 대조군보다 ADHD의 비율이 더 높다는 연구 결과들이 있다.

두 질환은 충동성, 부주의, 과잉 행동, 높은 신체적 에너지, 감정 기복, 품행 장애 및 반항 장애의 공존, 학습 장애와 많은 유사점이 있다. 종종 두 질환 모두에서 기분장애의 가족력이 관찰되기도 한다. 소아 양극성 장애는 기분 상승과 과대함을 가지며 이 두 가지가 ADHD와 구분하는 데 가장 도움이 된다. 또한 양극성 장애에서 과잉 행동은 좀 더 일회성으로 나타난다. 과민함, 과잉 행동, 빠른 말투와 산만함 등은 소아기 양극성 장애와 ADHD 두 질환 모두에서 흔히 나타나므로 감별 진단에 도움이 되지 못한다. 중추 신경 자극제에 대한 반응 유무는 진단적으로 도움이 되지 않지만, 항우울제와 마찬가지로 중추 신경 자극제가 양극성 장애 환자에게 조증을 유발할 수도 있기 때문에 감별 진단이 중요하다.

제 6 부

특별한 사람들

- 아동도 양극성 장애에 걸릴 수 있나요?
- 아동기 양극성 장애와 성인 양극성 장애는 어떻게 다른가요?
- 아동 및 청소년에게 있어 자살의 위험 요인으로 어떤 것이 있나요?

74 아이들도 양극성 장애를 가질 수 있나요?

과거에 양극성 장애는 청소년기에 거의 발병하지 않고 30대 초반에 가장 많이 발병한다고 생각되었다. 그러나 전체 양극성 장애 환자의 약 20%가 청소년기에 첫 번째 삽화를 경험했고 15~19세에 가장 많이 발병하였다. 과거에 진단 신뢰도의 문제와 함께 정확한 비율이 알려지지 않아 아동들에게 양극성 장애의 비율은 매우 적다고 생각되었지만, 현재는 성인의 비율과 비슷하다고 보고 있다. 주요 우울증을 앓고 있는 젊은이들의 20~30%가 양극성 장애로 발전하는 것으로 알려져 있다. 양극성 장애에 대한 DSM-IV-TR의 진단 기준은 아동기에 나타나는 증상에 대한 기술로 적절치 않은데, 이는 왜 이 장애가 어린 연령 집단에서 진단되지 않는지에 대한 이유가 된다. 마찬가지로 이전에는 우울증도 아동기에는 드문 것으로 보았으나, 현재는 주요 우울증 증상이 흔히 나타나는 것으로 알려져 있다. 이유는 분명치 않지만 아동들에게 있어 기분 장애의 비율은 지난 반세기 동안 계속 증가하고 있다. 아동기 양극성 질환은 양극성 장애가 있는 부모의 자녀들이 더 쉽게 걸리는 것 같다. 성인들에게 기술되는 조증 증상은 아동기의 조증 증상과 유사하지만 아동들에게 진단을 내리는데 있어 기간에 대한 기준이 너무 길다고 여겨지고 있다. 조증, 우울증 그리고 정상적인 유쾌한 기분(euthymia) 간의 기분 변화는 하루에 여러 번 나타날 수 있다. 게다가 조증을 가진 아이들은 고양되어 있기보다는 과민한 것처럼 보인다. 양극성 장애를 가진 청소년들은 성인과 유사한 증상을 보인다. 아동에게 있어 주의력 결핍 과잉행동 장애, 적대적 반항 장애, 품행 장애, 발달 장애 또는 불안 장애와 양극성 장애를 구별하는 것은 어려울 수 있다. 아동들에게 조증 진단을 내리는 것에 대해 논쟁의 여지는 여전히 많지만, 초기 양극성 장애에서 나타날 수 있는 심한 짜증, 파괴성 그리고 공격성이 수반된 심각한 정동 조절의 어려움이 있는 아동이 있다는 견해가 점점 증가하고 있다. 사실 아동기에 발병하는 조증은 종종 일화적이라기 보다는 만성적이며, 혼합된(우울증과) 양상 및 정신증적 특징을 흔히 보인다고 생각된다. 어린 나이에 발병한 물질 남용 역시 양극성 장애의 신호가 될 수 있다.

Q75 아동기 양극성 장애와 성인 양극성 장애는 어떻게 다른가요?

아동기 양극성 장애는 DSM-IV-TR에서 특정한 진단 기준을 가지고 있지 않는데, 그 이유는 양극성 장애의 기준이 모든 연령 집단에 적용할 수 있게 되어 있기 때문이다. 발병 연령이 어릴수록 병의 양상이 DSM에 기술된 것처럼 심하지는 않다. 사춘기에 발병한 양극성 장애는 비특정적이고, 만성적이고, 급성-순환성 혼합된 조증 상태가 되는 경향이 있다. 청소년기 발병의 경우 조증 증상의 양상은 성인기의 임상 양상에 보다 부합된다. 그러나 청소년의 경우 우울증이 조증에 선행하는 경향이 있다. ADHD 과거력을 가진 환자들의 경우 양극성 장애는 흔히 11~12세 사이에 발병한다. 양극성 장애로 발전하는 많은 아이들의 경우 처음에는 우울 장애를 경험한다. 주요 우울증을 가지고 있는 청년들 중 1/3 이상이 조증/양극성 장애로 발전하게 된다.

아동기/초기 청소년들을 대상으로 5개의 행동 증상을 관찰하는 것이 아동기 양극성 장애를 정확히 진단하는데 도움이 된다는 것이 여러 연구들에서 밝혀졌다. ADHD와 중복되지 않은 조증 증상으로는 고양, 과대망상, 사고의 비약/사고의 질주, 감소된 수면 욕구 그리고 성 활동의 증가(성 학대 또는 과잉자극화 없이)가 있다. 그러나 성인과 반대로, 조증을 가지고 있는 아이들은 다행감을 거의 경험하지 않는다; 가장 흔한 기분 장해는 "감정의 폭풍"(장기간 지속되고 공격적인 노여움 폭발)을 수반하는 심각한 과민성이다. 감정의 폭발들 사이에 조증을 가지고 있는 아이들은 지속적으로 과민하거나 화가 나 있는 것으로 기술된다. 조증을 가진 아이들은 종종 수면 욕구의 감소를 보인다—그들은 정상 아이들에 비해 잠을 적게 자고도 잘 기능할 수 있다. 그들은 공격성 때문에 종종 품행장애로 진단 받기도 한다. 공격적 증상은 종종 조증 아이들을 정신과에 입원시키는 원인이다.

Q76 아동 및 청소년들에게 있어 자살의 위험 요인으로 어떤 것이 있나요?

우울한 젊은이들에게 있어 가장 위험한 것은 자살이다. 자살은 십대의 사망 원인 중 3번째이다. 양극성 장애를 가진 5명의 사람들 중 1명은 자살을 한다. 고등학생을 대상으로 한 질병 통제 및 예방 센터의 연구에 의하면, 10대들 중 약 20%가 심각하게 자살을 생각해본 적이 있으며 12명 중 1명 이상이 자살 기도를 한 적이 있다고 한다. 10대 남학생들이 자살을 보다 많이 하며 여학생들은 자살 기도를 더 많이 한다. 대부분의 십대 자살은 총기 사용에 의한 것이다. 아이들 역시 자살 사고를 가지고 있지만 청소년에 비해 자살 기도의 빈도는 적다. 자살의 위험 요소는 다음과 같다:

- 이전 자살 기도
- 우울증
- 알코올 및 물질 남용
- 정신과 질환에 대한 가족력

- 스트레스를 유발하는 상황
- 총기 사용
- 자살을 기도한 다른 10대들과의 접촉

자살을 기도한 아동 및 청소년들에게서 스트레스 사건들이 더 많고, 여기에는 죽음 또는 이별, 신체적 및 성적 학대, 빈번한 가정 내 다툼으로 가족을 잃는 것이 포함된다. 성 정체성의 혼란을 경험하고 있는 젊은이는 특히 매우 높은 자살 위험을 가지고 있다. 자살한 젊은이들은 사회 적응을 잘 하지 못하며 적절한 사회적 지지가 부족한 특징이 있다. 양극성 장애를 가지고 있는 젊은이들의 경우 충동 조절의 어려움과 함께 혼합된 조증 및 우울증의 비율이 높기 때문에 자살의 위험은 더욱더 증가하게 된다.

일부 우울한 청소년들은 자살의 특정한 목적 없는 손목 긋기와 같은 자해 행동에 몰두하기도 하는데, 이는 만성적인 공허감과 "정서적 마비"를 경험하는 사람들에게서 보다 보편적인 증상이다. 손목 긋기로 인한 고통은 경감으로 기술되는데 왜냐하면 신체적 고통은 정서적 고통에 대한 주의를 다른 곳으로 돌리게 하기 때문이다. 이런 자해 행동들은 도움이 필요하다는 신호이고, 일반적으로 청소년기에 발생하는 우울에서 보여지는 증후이면서 또한 성인기 몇몇 인격 장애의 특징이기도 하다. 자해 행동을 하는 사람들이 꼭 자살하려는 목적을 가지고 있지는 않지만, 이는 "사고死"의 위험이 있을 뿐만 아니라 영구적인 상처를 남길 수 있다. 종종 손목 긋기 행동은 일시적이고 스트레스 기간(예를 들면, 관계의 상실)에 발생하며, 적절한 대처 기술과 충동 통제의 발달을 방해하기도 한다.

77 아동 및 청소년에 대한 치료적 접근에는 어떤 것이 있나요?

아동 및 청소년의 치료에 있어 무엇보다도 중요한 것은 자격을 갖춘 전문가에게 전반적인 평가를 받는 것이다. 이 분야(아동 및 청소년)에서 경험을 쌓았거나 전문 훈련을 받은 치료자를 찾아라. 이 평가에는 성인 평가보다 많은 질문이 요구되는데 전반적인 발달력, 가족력, 가정과 학교에서의 기능 평가가 포함된다. 성인과 마찬가지로 기분 장애로 진단하기 전에 다른 상태들을 반드시 고려하고 배제해야 한다. 일단 양극성 장애로 진단되면 치료 계획은 다음의 필수적인 측면들을 설명해야 한다:

- 개인적
- 의학적
- 가족
- 학교
- 법률

개인적 필요성은 정신 치료에 의해 설명될 수 있다. 인지-행동 및 대인관계 치료적 접근은 청소년기 우울에 있어 효과적이라고 밝혀졌다. 아동 및 청소년들 역시 다른 심리치료적 접근으로부터 효과를 얻을 수 있다. 만약 사회성 발달에 문제가 있을 경우 집단 치료를 고려해야만 한다. 개인 심리 치료에 더하여 아동 및 청소년 치료에 종종 부모 또는 형제 자매가 참여하는 일정 수준의 가족 작업이 필요하다. 아동은 가족의 일원이기 때문에 개인 작업에서는 할 수 없는 방식으로 아동과 가족들 간의 역동이 설명되어야 한다. 행동 문제들은 양육 기술의 개선을 필요로 한다. 가족들을 대상으로 한 심리 교육은 환자의 질환에 대한 이해를 높이는데 매우 필요하다.

신체적(somatic) :
신체를 말한다. 신체적 치료는 약물 및 ECT 처럼 직접적으로 생리학적 효과를 보이는 모든 처치를 말한다. 신체적 호소는 쑤심 및 통증과 같이 신체와 관련된 모든 신체적 불평들을 말한다.

의학적으로 양극성 장애를 가지고 있는 아동 또는 청소년의 경우, 기분 안정제와 같은 **신체적(somatic)** 치료에 관한 결정이 이루어져야 한다. 치료되지 못한 양극성 장애의 심각성 때문에 약물은 치료에 추가적으로 권고될 수 있다. 모든 아동 및 청소년들은 기저하고 있는 의학적 상태를 배제하기 위해 소아과 의사에게 의학적 조사를 받아야 한다. 기본적인 실험실 연구도 필요하다.

아동 및 청소년들에 대한 교육적 필요성도 평가되어야 한다. 양극성 장애를 가진 아동들은 학교에서 적응하는 게 필요하다. 양극성 장애와 이를 치료하기 위해 사용되는 약물은 학교 출석, 긴장과 집중, 동기 그리고 학습을 위한 에너지 활용에 영향을 줄 수 있다. 기능은 전 학년을 통해 다양한 시기에 매우 크게 변할 수 있다. 우울 및 조증 삽화의 재발은 학업 지연을 일으킬 수 있으며 학습 장해와 공존되기도 한다. 광범위한 교육 평가는 가장 적절한 교육 장면에서 결정될 것이다. 양극성 장애를 가진 특별한 아동에 대한 교육적 필요성은 양극성 장애의 삽화 빈도, 심각성 및 기간에 따라 달라진다. 대부분의 주(states)는 정서적 및/또는 행동적 문제를 가진 소수자들이 이용할 수 있는 적절한 교육적 서비스를 만들 것을 명령하고 있다. 이 교육적 서비스에는 보다 작은 교실, 비공립 학교 소개, 주간 치료 프로그램 또는 주거 치료가 포함될 수 있다.

아동에 대한 법적 필요성은 평가 과정을 통해 고려되어야만 한다. 아동은 약자이기 때문에 부모 혹은 보호자가 치료 개입에 관해 최종 결정을 내릴 수 있다. 그러나 나이가 많은 청소년들은 자기 스스로 치료를 결정할 수 있다. 특히 그들은 자신의 의지에 반하여 약물을 복용하도록 강요 받을 수 없기 때문에 약물에 대한 동의가 이루어지는 것이 최선의 방법이다. 고려해야 할 다른 법적 주제는 가정 법원 또는 주 관여에 의해 이루어지는 구류에 관한 이슈 및 필요성이다.

Q78 향정신성 약물을 복용하고 있는 우리 아이를 치료하는데 어떤 위험 요소가 있나요?

과거 몇 년 전만해도 젊은이들의 약물 기전은 성인과 같다고 생각되었었다. 그리고 18세 이하를 대상으로 한 약물 연구는 거의 이루어지지 않았다. 선택적 세로토닌 재흡수 억제제(SSRIs)가 발달하기 전까지 아동 및 청소년은 항우울제로 거의 치료받지 못했다. 치료에 사용되었던 삼환계 및 모노아민 산화 효소 억제제(MAO)는 치료의 장점보다는 심각한 부작용이 더 많았다. 18세 이하를 대상으로 한 임상적 연구에서 위약 보다 항우울제가 더 효과적이라고 밝혀지지 못했기 때문에 이 말은 부분적으로 맞다. 그러나 선택적 세로토닌 재흡수 억제제(SSRIs)가 시중에 판매되면서, 이 약물의 안정성 때문에 아동 및 청소년에게 항우울제를 처방하는 사례 수가 극적으로 증가하게 되었다. 성인의 경우 치료되지 못한 우울증은 심각한 역효과를 가지기 때문에 안전과 효과적인 치료의 필요성이 분명해졌다. 최근 몇 년 동안 아동 및 청소년 집단을 대상으로 한 선택적 세로토닌 재흡수 억제제(SS-RIs)의 연구가 이루어졌고, 몇몇 연구에서 그 효과가 입증되었다. 선택적 세로토닌 재흡수 억제제(SSRIs)의 연구에서 나온 하나의 발견은(삼환계 약물의 사용에 관한 초기 연구에서 언급되었듯이) 비교적 매우 높은 위약 반응 비율이다. 치료자와의 지지적인 접촉이 도움이 되었기에 청소년들은 위약에 "반응적이다." 약을 복용하고 있을지라도 상담 치료는 아동 및 청소년들의 우울증 치료에 부분적으로 필요하다.

양극성 장애 치료에서 하나 이상의 약물 치료의 필요성이 높기에 약물 치료는 신중히 이루어져야 한다. 주요 우울증 치료를 위해 사라펨Sarafem(플루오세틴fluoxetine)을 사용하는 것을 제외하고는, 성인에게서 기분 장애(우울증 또는 양극성) 치료에 사용되는 약물을 아동 또는 청소년에게 기분 장애 치료에 동일하게 사용될 수 없다. 예를 들어 성인에게 효과적인 일부 항우울제는 아동 및 청소년들에게서 효과성이 입증되지 않았다. FDA에서 양극성 장애를 가진 젊은이들에게 약물 치료의 지침을 제공하고 있지는 않지만, 약물 치료를 하지 않을 경우 발생할 수 있는 위험성 때문에, 성인에게 효과가 입증된 약물을 아동 및 청소년을 치료하는데 사용하는 것은 일반화된 관례이다. 많은 약물들이 아동기 양극성 장애에 사용되고 있음 지지하는 몇몇 연구들이 있지만 이는 "인가되지 않은 사용"으로 볼 수 있다. 약물 치료에 대한 모니터링은 꼭 이루어져야 한다.

항우울제 보다 다양한 기분 안정제를 사용할 경우 기분 안정제 부작용이 더 심각하기에 약물 선택에 어려움이 있다. 아동 및 청소년들은 체중 감소의 부작용에 보다 민감한데, 이는 치료에 대한 순응성을 떨어뜨리고 신체적 건강 상의 문제를 유발할 수 있다. 리튬을 복용한 아동의 상태에 대해 연구가 이루어졌다. 리튬의 부작용은 성인의 경우와 유사하므로 신장과 갑상선 기능에 대한 주의 깊은 감찰이 필요하다. 적절한 혈액 수준과 독성 혈액 수준 간의 차이가 크지 않기 때문에 정기적인 혈액 수치 검사는 꼭 필요하다. 간질환자를 대상으로 한 연구는 데파코트Depakote(발프로에이트valproate)가 테스토스테론 수치를 증가시킬 수 있고, 20세 전에 이 약물을 복용하기 시작한 여성의 경우 다낭포성 난소 증후군에 걸릴 수 있음을 밝혔다(질문 79 참조). 그러므로 데파코트Depakote(발프로에이트valproate)를 복용하는 젊은 여성 환자는 일반 의사에게 진료를 받아야 한다.

최근 선택적 세로토닌 재흡수 억제제(SSRIs)를 처방받은 아동 및 청소년들에게서 자살 사고가 증가한다는 것에 대한 염려가 늘고 있다. 모든 항우울제 라벨에 부착된 경고문에는 자살의 위험이 표기되어 있고 주의 깊은 모니터링을 권하고 있다. 하지만 자살에 대한 우려가 특정 선택적 세로토닌 재흡수 억제제(SSRIs)에만 국한된 것인지는 명확하지 않다. 모든 새로운 항우울제에 대한 최근 FDA 분석 연구에 의하면, 항우울제를 복용한 우울증 아동 및 청소년의 3~4%가 자살 행동을 보였고, 위약 처방을 받은 아이들 중 1~2%가 자살 행동을 보였다. 유념해야 할 점은 어떤 연구에서도 자살로 인한 사망은 한 건도 없었다는 것이다. 또한 불안 장애로 항우울제 치료를 받은 아이들의 경우 자살 행동의 비율에서 차이가 없었다. 이 연구 결과에 기초하여 FDA는 아동 및 청소년 치료에 사용되는 모든 항우울제에 자살 행동(사고 또는 행위)의 위험이 증가하고 있다는 경고문을 부착하도록 지시하고 있다. 이것이 부모들에게 걱정을 불러 일으키겠지만, 치료되지 않은 우울증의 경우 자살의 위험률이 대략 15%나 된다는 것을 마음 속에 새겨두는 것은 중요하다. 약물 복용 중 자살률이 증가하는 것은 질문 61에서 설명되었던 몇몇 요인들에서 기인된 것일 수 있으나 현재로서는 이에 대해 알 수 없다. 보다 세밀한 감찰은 이 때문에 필요하다. 성인과 마찬가지로 우울증은 자살과 관련 있는 상태다. 항우울제를 복용하든 복용하지 않든지 간에 환자들은 증상이 언제 처음으로 나타났고, 악화되었는지를 세밀하게 감찰할 필요가 있다. 자살 증가 경향에 대한 공포와 대조적으로, 우울증을 앓고 있는 십대의 자살률이 선택적 세로토닌 재흡수 억제제(SSRIs)의 처방 증가와 동시에 감소하고 있음을 보여주는 많은 자료들이 전세계로부터 모아지고 있다.

79 저는 다낭포성 난소에 대해 들어본 적이 있습니다. 이것은 정확히 무엇이며 만약 제가 데파코트(발프로에이트)를 복용하게 된다면 무엇을 걱정해야 합니까?

PCOS라고 하는 다낭포성 난소 증후군(Polycystic ovary syndrome)은 다낭포성 난소를 가진 사람들에게서 일반적으로 보이는 증세와 증후를 포함하는 증후군을 말한다. 다낭포성 난소는 적어도 10개 이상의 난소 포낭을 가지고 있을 때 정의된다. 다낭포성 난소를 가지고 있는 모든 여성들이 PCOS로 발전되지는 않으며 PCOS를 가지고 있는 모든 여성이 다낭포성 난소를 가지고 있는 것도 아니다. 이 증세와 증후에는 다낭포성 난소, 불규칙적인 월경주기(빈도 및 양 모두 포함), 몸과 얼굴에 과도한 체모(조모증), 여성형 탈모증 그리고 여드름을 포함한 피부 문제 등이 포함된다. 이런 증세와 증후는 모두 테스토스테론의 과다분비와 같은 호르몬의 불균형에서 기인된다. 게다가 몸통 비만과 신진대사 증후군은 위에서 기술된 증세와 증후에 수반될 수 있다.

PCOS의 유병률은 연구자들에 따라 다르지만 보통 4~18% 정도이다. PCOS는 간질이 있는 여성들에게서 흔히 발생하며 그 비율은 13~25%이다. 또한 양극성 장애를 가진 여성들에게서도 흔히 나타난다. 치료와 별개로 양극성 장애를 가지고 있는 여성들의 50%가 월경 불규칙을 보인다. 왜 간질이나 양극성 장애를 가진 여성들이 PCOS 뿐만 아니라 월경 불규칙을 많이 경험하는가?라는 질문은 간질발작 혹은 조울증 주기에 따른 뇌 내분비 체계의 조절 능력 약화로 설명될 수 있다. 이런 상태들이 PCOS를 일으킨다고 생각되지만, PCOS로 인한 호르몬 불균형 때문에 이런 상태가 더욱더 악화된 것일 수도 있다. 발프로이크 산(valproic acid)과 같은 항경련제로 인해 PCOS가 발생하는지 아닌지에 대한 질문은 최근 연구자들이 발프로이크 산이 PCOS로의 발전 가능성을 높인다고 주장하면서 뜨거운 논쟁거리가 되고 있다. 이는 오랫동안 치료를 받은 여성을 대상으로 이루어진 몇몇 장기 추적 연구에서 나온 것이다. 위험 요인의 증가는 특히 십대 여성들의 경우 그렇다는 것이다. 위험 가능성을 높인다는 데파코트Depakote(발프로에이트valproate)의 기제가 충분히 이해되지 못했지만, 많은 요소들에 의해 설명되고 있다. 데파코트Depakote(발프로에이트valproate)는 단독으로 호르몬의 수치에 영향을 미치며, 아울러 PCOS를 일으키기도 한다. 데파코트Depakote(발프로에이트valproate)는 감소시키는 효소가 아니므로 에퀘트로Equetro(카바마제핀carbamazepine), 페니토인(phenytoin) 그리고 라믹탈Lamictal(라모트리진lamotrigine)과 같은 다른 항경련제처럼 PCOS를 촉발하는 호르몬을 감소시키지 않을 것이다. 사실 데파코트Depakote(발프로에이트valproate)를 복용하면서 PCOS가 생긴 여성들과 달리, 페니토인(phenytoin), 라믹탈(lamictal)은 PCOS에 반하는 작용을 일으키는 것 같다. 결국 데파코트Depakote(발프로에이트valproate)는 체중 증가를 야기하고, 이는 인슐린과 남성 호르몬의 순환 수치를 높이게 되면서 PCOS와 관련있게 된다. 증후군에 대한 정의가 다양하고, 진단을 확정할 수 있는 검사가 존재하지 않기에 PCOS인지 아닌지를 진단하는 것은 어렵다. 그렇기에 배제 진단인 채 남게 된다. PCOS 관리의 가장 간단한 방법은 경험으로 증상을 치료하는 것이다. 즉 PCOS로 발전할지 혹은 이미 발전했는지 그 가능성이 높다면 약물의 변화가 치료의 첫 단계이다.

Q80 저는 임신을 원하지만 현재 양극성 장애로 약물을 복용 중입니다. 어떻게 해야 하나요?

양극성 장애는 평균적으로 후기 청소년기 및 초기 성인기에 발병하기 때문에, 양극성 장애를 가지고 있는 많은 여성들은 가임기에 치료를 받아야 할지 말아야 할지에 관한 고민을 하게 된다. 가장 좋은 방법은 임신 전에 약물 복용에 대한 계획을 세우는 것이다. 당신은 약물 치료와 약물이 태아에 미치는 영향에 대한 자료와 친숙해질 필요가 있다. 또한 약물 치료의 중단과 관련된 위험에 대해서도 자각하고 있어야 한다. 임신 기간 중 양극성 장애의 호전 여부에 관한 논쟁이 문헌 상에서 이루어지고 있지만, 몇몇 경우에 장애가 호전될 수도 있고 아닐 수도 있다. 출산 직후에 증상의 재발 위험이 높다는 것을 알고 있는 것 역시 중요하다.

> ***기형 발생(teratogenic) :***
> 정상적인 태아 발달을 방해할 수 있는 것이다.

나중에 **기형 발생**(teratogenic) 효과를 일으킬지라도 임신 중 기분 안정제 사용으로 인한 위험성은 임신 초기 석달 동안에 가장 높은 것 같다. 다양한 약물에 관한 문헌의 고찰이 욘커(Yonkers) 등(Am J Psychiatry 161:4, April 2004)에 의해 이루어졌고 다음과 같이 설명하고 있다:

리튬(Lithium)

리튬은 심장혈관 기형과 관련 있다. 에브스타인 이상(Ebstein's anomaly)의 경우 전체 인구에서 0.005%가 발생하는 반면, 리튬 사용자의 자녀들의 경우 0.1~0.2%가 이 질환을 보인다. 위험이 몇 배나 증가하지만 절대적인 위험은 적은 편이다. 리튬에 노출된 영아들은 리튬에 노출되지 않은 영아들에 비해 체중이 더 나간다는 것이 밝혀졌다. 행동 및 발달에 관한 연구에서 발달 이정표 상 발달과 행동에서 차이가 없었다. 분만 기에 리튬에 노출되는 것은 "영아 근력저하(floppy baby syndrome)"와 관련 있으므로, 리튬 수치에 대한 주의 깊은 감찰은 통상적인 산부인과 진료의 일부분으로 이루어져야 한다.

데파코트(발프로에이트)

동일 용량을 복용한 사람들을 대상으로 한 위험 비교에서, 임신 초기 석 달 동안 이 약물을 복용한 5~9%의 사람들이 신경관 결함의 비율이 높았다. 항경련제 사용보다는 두개안면 이상, 성장 지체, 작은 머리 둘레 그리고 심장 결함이 2배나 높다는 것이 나타났다. 데파코트Depakote(발프로에이트valproate)는 심박동 감소, 과민성, 신경과민, 음식 섭취와 관련된 문제 그리고 이상 기질과 관련된 신생아 합병증을 일으킨다. 몇몇 전문가들은 임신 전에 데파코트Depakote(발프로에이트valproate)를 다른 기분 안정제로 바꿀 것을 권한다. 기형발생 위험 역시 항경련제 보다 더 높다.

에퀘트로(카바마제핀)

두개안면 결함, 손톱 발육부전 그리고 발달 지연이 높은 비율로 관찰되었다. 신경관 결함의 비율은 0.5~1%이다. 출산시 체중과 머리 둘레 감소는 에퀘트로Equetro(카바마제핀carbamazepine) 사용과 관련 있다. 다른 대안이 존재하지 않는 한 대부분의 전문가들은 에퀘트로Equetro(카바마제핀carbamazepine)를 권하지 않는다.

라믹탈(라모트리진)

2004년에 주요 기형의 비율은 일반 인구의 비율과 비슷했지만, 새로운 자료는 임신 초기 3개월 동안에 이 약에 노출된다면 언청이 및 구개 파열의 위험이 높다고 보고하고 있다.

전형적 항정신병제(typical antipsychotics)

클로르프로마진에 대한 많은 연구들에서 이 약물이 기형아의 비율을 높이는지에 대해서는 혼합된 결과가 나왔다. 정신증 치료를 위해 클로르프로마진을 복용하는 사람들과 정신증적 증상이 있기는 하지만 클로르프로마진으로 치료를 받지 않는 사람들 간의 비율에 대한 한 연구에서, 일반 인구보다 높기는 하지만 두 집단 간 기형 비율은 유사했는데 이는 질환의 어떤 것이 영향을 미친다는 것을 의미한다. 사례 연구에서는 할돌(할로페리돌)과 사지 축소 간의 연관을 제시했지만 보다 규모가 큰 일련의 사례 연구에서는 이를 증명하지 못했다. 많은 전문가들에 의하면 전형적 항정신병제의 위험은 일부 기분 안정제 사용에 따른 위험보다는 적기 때문에, 임신 동안 기분 안정제에서 항정신병제로의 전환이 자주 일어난다.

비전형 항정신병제(atypical antipsychotics)

임신기에 비전형 항정신병제 사용에 대한 자료는 적다.

이 자료를 항상 기억하고 있다면 임신과 양극성 장애를 안전하게 관리할 수 있겠지만 임신 전에 치료 계획을 세우는 것이 바람직하다. 신중한 계획과 모니터링을 한다면 어머니와 아이 모두에게 좋은 결과가 있을 것이다. 정신과 전문의와 산부인과 전문의 간의 의사소통 역시 중요하다.

Q81 *최근에 제가 임신 3개월임을 알았는데 현재 기분 안정제를 복용하고 있습니다. 우리 아기가 위험할까요?*

질문 80에서는 임신 동안 양극성 질환에 대한 다양한 약물 치료에 관한 여러 문헌들을 살펴보았다. 물론 임신 계획을 미리 세우는 것이 이상적이기는 하나 많은 여성들의 경우 임신은 예상치 못하게 이루어진다. 불행하게도 많은 태아 기형은 임신 초기 몇 주 동안 발생하므로 임신기 약물의 노출은 이미 이루어졌을 수도 있다. 복용하는 약물에 따라서 일단 매우 위험한 시기가 지나갔다면 특정 약물 치료에 더 이상 신중하지 않아도 될 것이다. 비록 일반 인구에 비해 다양한 종류의 기형 비율이 높기는 하지만 몇몇 경우에서는 약물 노출의 비율이 여전히 낮다는 점을 유념해야 한다. 당신의 선택을 위해서 가능하면 정신과 전문의나 산부인과 의사 모두를 만나는 것이 필요하다. 몇몇 상태에 대한 태아 검사는 이상을 확인하기 위해 고려될 수 있다. 당신의 정신과 전문의는 임신 기간 중 추가적 위험을 줄이고, 산후 최선의 치료 과정에 대한 결정을 같이 할 수 있다.

Q82 수유 중에 기분 안정제 또는 항우울제를 복용할 수 있나요?

모유 수유 동안 약물 치료에 관한 자료는 많지 않다. FDA는 임신 또는 수유 동안 다양한 약물들이 안전한가에 대해 분류하여 범주화하고 있지만, 이 정보를 모든 경우에 다 신뢰할 수는 없다. 벤조디아제핀과 같은 몇몇 약물은 모유에 상당량이 존재한다고 알려져 있어 안전하지 못하다고 여겨지고 있다. 모유 수유 동안 양극성 장애 약물을 복용하는 것에 대한 위험 및 이익에 관한 많은 정보들이 쌓이고 있다. 양극성 장애 치료에 일반적으로 사용되는 약물은 항우울제와 항경련제 및 항정신병제와 같은 기분 안정제다.

모든 항우울제는 모유로 빠져 나온다. 모유에서 발견되는 양이 항우울제들 간에 차이가 있기는 하나, 이 차이를 명확히 설명할 수 있는 자료는 충분하지 않다. 일반적으로 삼환계 항우울제(TCAs)와 선택적 세로토닌 재흡수 억제제(SSRIs) 모두 수유 중인 영아의 혈액에서 관찰되지 않는다. 노트립틸린(Nortriptyline)은 모유 수유 중인 여성들에게서 가장 많이 연구된 삼환계 항우울제(TCA) 계열 약물이다. 삼환계 항우울제(TCAs)에 노출된 아이들을 학령기 전까지 추적 연구했는데, 삼환계 항우울제(TCAs)에 노출되지 않은 아이들과 비교해서 어떤 발달적 차이도 없음이 밝혀졌다. 하지만 삼환계 항우울제(TCAs)는 부작용 때문에 우울증 치료에 있어서 일반적으로 맨 처음 고려되는 약물이 아니므로 양극성 우울증 치료에 추천되지 않는다. 사라펨Sarafem(플록세틴fluoxetine), 졸로프트Zoloft(서트랄린sertraline), 팍실Paxil(파록세틴paroxetine), 세렉사Celexa(시탈로프람citalopram) 그리고 루복스Luvox(플로복사민fluvoxamine)의 사용에 관한 자료들이 많은데, 특히 졸로프트Zoloft(서트랄린sertraline))에 관한 연구가 최근 몇 년 동안 많이 이루어졌다. 대개 대부분의 연구에서 선택적 세로토닌 재흡수 억제제(SSRIs) 약물에 관한 자료를 찾기는 어렵지만, 졸로프트Zoloft(서트랄린sertraline), 세렉사Celexa(시탈로프람citalopram) 및 사라펨Sarafem(플루오세틴fluoxetine)에 노출된 영아들의 혈청 수치에 대해서는 드물긴 하나 연구가 있기는 하다. 파록세틴(Paroxeine)에 관한 사례 보고에서 모유에서 이 약물이 발견된다는 증거는 없지만, 이는 약물의 **반감기(half-life)**에서 기인되는 것으로 여겨지는 바 보다 많은 연구들이 이루어져야 할 것이다. 수유기 영아들을 대상으로 한 가역적인 발달 및 행동적 영향에 대한 자료는 없으며 장기 연구도 없다. 졸로프트Zoloft(서트랄린sertraline)는 비교적 위험이 낮다고 여겨지나, 사라펨Sarafem(플루오세틴fluoxetine)은 긴 반감기 때문에 어느 정도는 위험할 수 있다. 시도 때도 없이 빈번하게 우는 콜릭(colic) 증상을 보이는 세 개의 영아 사례에서 확인이 가능한 사라펨Sarafem(플

> ***반감기(half-life) :***
> 우리 몸에서 배출된 약물의 혈액 농도가 반으로 되기까지 걸리는 시간을 말한다. 반감기는 혈액에서 약물이 균형을 이루는 시간뿐만 아니라 균형을 이루기 위해 약을 먹는 빈도를 결정한다.

루오세틴fluoxetine) 수치가 발견되었고, 이는 출산 후 체중 증가 추세가 줄어드는 것의 원인이기도 하다. 대부분의 경우 영아의 혈청에서 선택적 세로토닌 재흡수 억제제(SSRIs)의 수치가 발견되지 않았지만, 이것만 가지고 약물이 중추 신경계에 영향을 미칠 가능성을 배제할 수 없다. 단극성 우울의 경우, 모유 수유의 이점이 선택적 세로토닌 재흡수 억제제(SSRIs)에 노출되는 위험보다 많기에 수유 동안 약물 치료를 계속하도록 권하기도 한다.

수유 동안 양극성 장애에 다른 약물 치료를 고려하는데 필요한 자료는 매우 부족하다. 모유 속의 리튬 수치는 어머니 혈액에 있는 리튬 수치의 반에 가깝다. 영아의 신장이 적절히 기능하지 못할 수 있는데 이는 혈액 중 리튬 수치가 상승되어서 그런 것일 수 있다. 수유 동안 리튬을 복용한다면 영아의 혈액 수치 및 전체 혈구 측정은 꼼꼼하게 살펴봐야 한다. 데파코트Depakote(발프로에이트valproate)의 경우 이 약물에 노출된 영아 또는 어머니에게 부작용을 보이지 않으므로, 미국 신경 학회는 항경련제를 모유 수유 중인 어머니가 복용하는 것을 지지한다. 모유 속의 에퀘트로Equetro(카바마제핀carbamazepine) 수치는 낮다. 미국 소아과 학회는 데파코트Depakote(발프로에이트valproate)와 에퀘트로Equetro(카바마제핀carbamazepine)를 모유 수유에 안전한 약물로 지정하고 있다. 욘커(Yonkers) 등의 고찰(질문 80)에 수유 동안 항정신병제에 노출된 28개의 영아 사례가 있는데, 대부분의 사례에서 어떤 부작용도 보고되지 않았다.

양극성 약물을 복용하는 동안 모유 수유를 해야 할지 말아야 할지를 결정하는 것은 어렵다. 그러나 약물을 중단할 경우 위험은 높아진다. 산후기에 질환이 재발할 확률도 매우 높다. 리튬을 복용하면 산후기에 재발률을 50%에서 10%까지 줄일 수 있음이 밝혀졌다. 많은 여성들이 모유 수유를 원하지만 당신이 어떤 약물에도 아기가 노출되기를 원치 않는다면, 가장 신중

애착(attachment) :
아동과 양육자 간의 심리적 연결을 말한다. 영아는 생후 첫 달 이내에 애착 행동을 발달시킨다. 초기 애착의 결함은 나중에 삶에서 관계의 문제를 일으킬 수 있다.

한 접근은 약물을 복용하기는 하나 모유 수유를 하지 않는 것이다. 이는 우울증과 조증 모두가 영아에게 있어 해로울 수 있기 때문이다. 치유되지 못한 어머니 우울증은 영아의 체중 감소와 관련 있다. 우울하거나 조증 상태인 어머니는 아기의 욕구를 맞추고, 안전한 환경을 감찰하는데 둔감하며 아기의 비언어적 대화에 민감하지 못할 것이다. 초기 **애착**(attachment)은 아동 발달에 중요한데 초기에 안정적 애착이 이루어지지 못하면 나중에 정서적 및 행동적 문제를 보일 위험성이 높아진다.

83 제가 양극성 장애라면, 피해야 하는 약물에는 어떤 것이 있나요?

당신이 고려해야 할 약물들은 크게 두 개의 범주로 나눠지는데, 즉 조증을 간접적으로 유발 혹은 악화시키는 약물과 양극성 장애 치료제와 부정적인 상호작용을 하는 약물로 나눠질 수 있다. 처방 약물 이외에 처방전 없이 살 수 있는 약, 마약, 약초는 우리가 피해야 하며, 여기서 "약물"의 범주에 포함되었다. 조증을 유발시키거나 악화시키는 약물은 4개의 하위 범주로 나눠질 수 있다.

- 정신과적 및 신경학적 상태를 치료하는데 흔히 사용되는 항우울제 및 각성제
- 폐 질환 치료에 일반적으로 사용되는 스테로이드 및 베타 약물
- 신경학적 상태를 치료하는데 흔히 사용되는 도파민계 약물
- 각성제와 환각제로 처방전 없이 살 수 있는 약 및 마약류

항우울제는 2가지 이유에서 임상가와 환자에게 큰 걱정을 안겨준다: 항우울제는 조증으로의 전환을 야기할 수 있고/혹은 기분을 불안정하게 만들어 우울증을 악화시키기도 한다. 최근 2개의 고찰 연구는 우울증에서 조증으로의 전환에 관한 주제에 초점을 두었다. 정교한 통계 기법을 사용하여 매우 광범위한 문헌들을 고찰한 첫 번째 연구에서 우울증에서 조증으로의 전환 비율은 20~40%였고, 선택적 세로토닌 재흡수 억제제(SSRIs)보다 삼환계 항우울제가 전환 비율이 높음이 밝혀졌다. 또한 이 연구는 전환을 막기 위한 한 가지 방법으로 기분 안정제의 사용을 제안했다. 그러나 무선화로 자료 수집을 한 다른 연구에서는 항우울제의 전환 비율은 위약과 어떤 차이도 없었다. 많은 사람들은 전환이 제1형 양극성 장애 환자에게서만 일어나는 것이라는 점에 동의한다. 양극성 스펙트럼에 해당하는 장애를 가진 환자들의 대부분이 우울을 경험하기 때문에 어떻게 이들을 적절히 치료할 수 있는가 하는 것이 가장 큰 논쟁거리이다. 양극성 장애를 전문적으로 치료하는 3차 진료소에서 진료를 받는 환자들은 일반 개인 정신과 전문의에게 진료를 받을 때 보다 항우울제를 적게 처방 받는다. 이는 3차 진료 기관에 보내진 대부분의 환자들이 항우울제를 포함한 다양한 약물 치료에 실패했다는 사실에서 비롯된 것 같다. 사실 전환의 지침들 중 하나는 과거 다양한 항우울제 치료의 실패 과거력인 것 같다. 결국 항우울제의 갑작스런 복용 중단은 조증으로의 전환을 야기하여, 문제를 더욱 복잡하게 만들기 때문에 약을 천천히 줄여나가는 방법(slow taper)이 양극성 장애 환자들에게 강하게 권고된다.

기분 불안정성 또는 순환 빈도의 증가 관점에서, 다양한 문헌들은 항우울제의 추가가 항우울제를 사용하지 않을 경우에 비해 순환 주기를 자주 야기한다는 점을 지지하는 것 같다. 게다가 양극성 장애는 발현이 확인되는 몇 년의 경과 동안 종종 악화된다(질문 27). 항우울제는 양극성 장애가 발현되는 경과를 촉진하는 듯 한데 현재 이를 지지하는 논문은 없다. 불행하게도 무선화된 연구가 실행된 적이 없기에 활용할 수 있는 문헌 자료는 적다. 데파코트Depakote(발프로에이트valproate) 또는 리튬을 복용하는 환자들의 경우 자살이 감소되었고, 양극성 환자들이 항우울제를 복용하는 것이 자살의 관점에서 어떤 분명한 이득이 없다고 연구들은 설명하고 있다. 이 때문에 대부분의 의사들은 항우울제 효과를 보이는 기분 안정제(리튬 및 라믹탈 Lamictal(라모트리진lamotrigine))로 우울증을 치료하는 것이 양극성 환자들에게 제일 먼저 이루어져야 한다고 강하게 믿고 있으며, 설령 항우울제가 필요할지라도 우울증이 치료되는 즉시 항우울제를 끊게 할 것이다.

많은 연구들은 호르몬 수치와 기분 장애 간의 연관성에 대해 기술하고 있다. 호르몬은 **내분비샘(endocrine glands)**에서 만들어진 화학 물질로 혈류로 방출되어 신체 다른 부위의 기능에 영향을 미친다. 호르몬을 만들어 내는 내분비 샘에는 갑상선 호르몬을 생성하는 갑상선이 포함된다; 부신은 아드레날린 또는 에피네프린과 같은 호르몬을 생성한다; 그리고 생식선은 테스토스테론 및 에스트로겐과 같은 호르몬을 만든다. 호르몬은 월경 전 불쾌 장애, 산후 우울증, 주요 우울증 그리고 양극성 장애와 같은 다양한 기분 장애에 큰 영향을 미친다. 정신적으로 건강했던 젊은 선수가 경기력 향상을 위해 스테로이드 계 약물을 복용하고 자살하는 사례가 많아(질문 88), 최근 언론에서 운동 선수의 스테로이드 계 약물 사용에 대한 논의가 이루어지고 있다. 스테로이드 계 약물은 염증을 약화시킴으로써 염증으로 인해 유발된 다양한 의학적 상태를 치료하기 위해 종종 사용된다. 그러나 스테로이드 계 약물은 매우 잘 활성화되기에 신체에서 "투쟁 또는 도피" 모드를 일으킨다. 매우 심각한 스트레스 상황에 처하게 되면, 신체 역시 자연스럽게 이 모드를 만들어낸다. 이 모드는 **교감**

내분비샘(endocrine glands) : 목표 세포에 전달되기 위해 혈류 또는 림프로 보내지는 비밀스런 화학 전달자(호르몬)를 합성하는 내분비선이다.

신경계(sympathetic nervous system)라고 알려진 불수의적, 혹은 자동적 신경체계(질문 3)의 일부분으로 나타난다. 이와 대치하는 **부교감신경계**(parasympathetic nervous system)는 "평온 또는 회복"의 역할을 한다. 이 체계는 신체와 뇌 모두에서 작용한다. 교감 신경계는 에피네프린(아드레날린)과 유사한 노르에피네프린(노르아드레날린)이라는 화학 물질을 사용한다. 에피네프린은 종종 벌침, 음식 또는 약물에 심각한 알레르기성 반응을 보이는 사람들에게 사용된다. 이런 알레르기성 반응은 호흡이 불가능하게 되는 심각한 인두 팽창을 일으키는 과민성 상태로 이끈다. 에피네프린은 그런 상황에서 목숨을 구할 수 있다. 그렇지만 그로 인해 신경계는 활성화된다. 기분 장애 환자들 특히 양극성 장애 환자들의 경우 에피네프린은 기분 불안정성 효과를 보이고 재발을 일으킨다. 스테로이드 계 약물 외에도 교감 신경계를 활성화시키는 일부 약물들이 이런 양상을 일으킬 수 있다. 천식, 폐기종, 만성 기관지염 또는 다른 폐 이상을 치료하는데 사용되는 약물은 호흡을 쉽게 하기 위해 교감 신경계를 자극하여 기도를 확장시킨다. 교감신경계의 베타-수용기를 자극하는 베타-길항물질로 알려진 약물은 기도를 확장시킬 수 있다. 그러나 이런 약물은 기도 이외에 우리 몸 전체의 교감 신경계에 영향을 미친다.

> ***교감신경계(sympathetic nervous system) :*** 자율신경계의 일부분으로 공포 또는 신체적 활동의 극대화와 같은 스트레스 상황에서 대처하기 위해 필요한 에너지와 반응을 생성하는 일을 담당한다.
>
> ***부교감신경(parasympathetic nervous systems) :*** 자율신경계의 일부분으로 스트레스 상황에서 우리 몸의 휴식, 회복 및 새로운 에너지의 저장 역할을 담당한다.

처방전 없이 살 수 있는 약물 역시 유사한 효과를 일으킬 수 있다. 시장에서 없어진 마황(Ephedra)이 이 효과를 보이는 것으로 알려졌지만, 페닐프로파놀아민(식욕억제제)을 포함하고 있는 다른 약물들도 잠재적 위험을 가지고 있다. 각성제 역시 이런 효과를 잠재적으로 보일 수 있다. 항우울제를 포함한 이런 종류의 모든 약물들의 최종 경로는 공통적으로 노르에피네프린에 영향을 미치는데, 항우울제 중에서는 삼환계 항우울제(TCAs)가 선택적 세로토닌 재흡수 억제제(SSRIs)보다 더 영향을 준다. 그러나 이 처방전 없이 살 수 있는 약물에는 각성제 또는 환각제가 포함된다. 또한 바비튜레이트와 알코올과 같은 진정제는 교감 신경 효과와 유사한 금단 증상으로 인해서 기분을 불안정하게 만든다. 이것은 왜 알코올 및 물질 남용을 피해야만 하는지에 대한 결정적인 이유 중 하나이다. 최근에 약초가 유행처럼 처방되고 있어서, 항정신성 효과가 있는 약초들과 그 부작용을 표 6에 정리하였다. 이 약초는 기분 장애를 앓고 있는 사람들이라면 모두 피해야만 한다.

Q84 조증 또는 우울증을 일으킬 수 있는 다른 의학적 상태가 있나요?

의학적 상태는 항상 조증 또는 우울증 삽화를 일으키는 원인 또는 악화시키는 요인으로서 고려되어야 한다. 의학적 배경 지식을 가지고, 정신과 전문의는 통상적으로 기분 장애를 유발시킬 수 있는 의학적 상태를 고려하고, 그 다음에는 개인의 의학적 과거력을 평가할 것이다. 당신의 담당 정신과 전문의가 의학적 상태를 파악하는 일환으로 채혈과 같은 임상검사를 고려하거나 혹은 이 검사를 당신의 일반 주치의에게 부탁할 수도 있다. 거의 대부분의 조증 및 우울증은 다른 의학적 상태와 독립적으로 발생하지만 기분 장애에서 나타나는 전형적인 증상 외에 신체적 증상이나 증후가 있을 경우, 기분 증상에 관한 신체적 원인을 배제하기 위한 의학적/신체적 검사는 이루어져야 한다. 또한 의학적 상태가 존재한다면 기분 증상은 생리학적으로 관련된 것이 아니라 단지 질환과 동시에 발생한 것일 수도 있다. **내분비 장애**(endocrine disorder), 심장

> ***내분비 장애 (endocrine disorder) :***
> 내분비계의 장애이다. 내분비샘이 호르몬으로 알려진 화학 물질을 혈류로 직접적으로 방출하며, 이 화학 물질이 다른 부위에서 활동을 한다.

질환, 암, 신경학적 질환, 비타민 결핍, 자가면역 장애 등은 우울 또는 조증과 관련 있을 수 있다. 의학적 질환을 치료해서 기분 증상의 호전이 없을 수도 있지만 대부분의 경우 기분 증상이 호전될 수도 있다. 그렇다 하여도 만성적인 의학적 질환의 장기 치료에 있어서 항우울제나 항조증제가 필요한 경우도 있다.

표 8은 조증 및 우울증과 관련 있는 의학적 상태를 열거한 것이다. 이른바 이차적 조증은 두부 손상, 뇌졸증, 종양 그리고 편두통과 같이 뇌에 기초한 장애에서 나타날 수 있다. 양극성 장애는 일반 사람들에 비해 다발성 경색 환자들에게서 보다 흔하다. 조증을 일으킬 수 있는 감염에는 HIV, 라임병 그리고 신경 매독이 있다.

표 8. 우울증과 조증에 관한 의학적 원인들

우울증의 의학적 원인
내분비: 갑상선, 쿠싱 병, 에디슨 병, 당뇨
감염: AIDS, 라임 병, 간염
암: 췌장, 드러나지 않은 부위occult, 뇌
신경학적: 치매, 파킨슨 병, 뇌졸증
심장계: 관상동맥 질환, 심부전, 심장 마비
약물: 항고혈압제, 스테로이드 계 약물, 경구 피임약
조증의 의학적 원인
내분비: 갑상선, 쿠싱 병
감염: AIDS, 뇌염, 매독
자가면역: 루푸스 병
신경학적: 다발성 경색, 치매, 뇌졸증, 측두엽 간질
약물: 항우울제, 스테로이드 계 약물, 암페타민 계 약물, L-도파

Q85 연세가 많으신 저의 아버지는 늘 활기가 넘치는 분이셨고, 정신질환을 경험한 적이 전혀 없습니다. 최근 아버지가 난생 처음으로 조증에 걸리셨고 결국에는 병원에 입원하게 되었습니다. 저는 나이가 들어서 양극성 장애에 걸렸다는 사람의 이야기를 들어본 적이 없습니다. 가능한 일인가요?

노년기에 양극성 장애가 발병하는 것은 가능한 일이다. 하지만 노인의 경우 일차성 조증과 이차성 조증을 구별하는 것이 중요하다. 일차성 조증은 양극성 장애를 말한다. 이차성 조증은 우리 몸에 기저하고 있는 독성 혹은 신진대사의 상태에서 기인한다. 전체 양극성 장애 환자의 약 10%는 50이 넘어서 첫 번째 조증 삽화를 경험한다. 그러나 일차성 및 이차성 조증 모두 일반 노인 집단에서 유병률이 1% 보다 적다. 젊은 집단과 반대로 노인성 조증은 일반적으로 혼합된 조증 및 우울 증상이 일반적이며 종종 수면 장해, 기분과 일치하지 않는 편집증적 망상, 인지적 손상, 과잉활동 보다는 과민성과 관련 있다. 그러나 부정적 결과의 가능성이 매우 높은 목표-지향적 활동의 증가는 젊은 사람들에 비해서 두드러지지 않는다.

노인에게 있어 이차성 조증과 일차성 조증을 구별하는 것은 매우 중요하다. 왜냐하면 이차성 조증 중 기저의 의학 상태로 인해 나타나는 **섬망(delirium)**일 수 있는데, 이 섬망의 경우 의학적 상태가 조절되지 않을 경우 높은 사망률을 보이기 때문이다. 급성 혼란 상태로 알려진 섬망은 의식수준의 변화와 관련이 있다. 이른 바 "일몰(sun-downing)"로 알려진 야간성 흥분 및 혼돈은 일차성 조증에 비해 섬망에서 보다 일

> ***섬망(delirium) :***
> 고열, 중독, 쇼크 또는 다른 원인에 의해 일시적으로 정신이 혼란된 상태이며 불안, 지남력 상실, 기억 손상, 환각, 전율, 지리멸렬한 언어 표현이 특징이다.

반적이다. 신경학적 장애는 이차성 조증 사례의 약 75%와 관련이 있다. 이 신경학적 장애에는 뇌염, 다른 뇌 감염, 혈관성 장애, 종양 그리고 치매가 포함된다. 결코 무시해서 안 되는 점은 조증이 약물에 의해 유발될 수 있다는 것이다. 특히 노인들의 경우 약물의 부작용이 나타나기 쉽고 많은 약물들이 섬망과 정신증을 일으킬 수 있다. 그런 약물은 다음과 같다:

- 진정제/최면제(또는 술)
- 항콜린작용제(파킨슨 병 치료제와 방광기능 억제제 포함)
- 아편류(딜라우디드 또는 펜타닐 포함)
- 교감신경흥분제(충혈제거제, 기관지확장제 그리고 스테로이드 계 약물 포함)

조증 치료는 증상의 통제이므로 일차성 및 이차성 조증에 대한 많은 치료들은 서로 유사하다. 그러나 정신 질환의 과거력이 없는 50세 이상의 환자들이 조증 증상을 보일 경우에는 언제나 기저의 의학적 상태에 대해서 평가를 해야 한다. 왜냐하면 나이가 많아질수록 정신과적 증상을 보이는 다양한 의학적 상태가 나타나기 때문이다. 그러므로 일차성 조증이나 이차성 조증 모두 급성 치료는 거의 유사하다. 그러나 결국 일차성 양극성 장애를 가진 환자들은 약물을 계속 복용해야만 한다. 그리고 일단 기저의 의학적 상태가 확인된다면 이차성 조증을 가진 환자들은 그들의 정신과적 약물 치료를 중단할 수 있다.

86 저는 양극성 장애 이외 수면 무호흡증을 가지고 있습니다. 어떻게 해야 하나요?

양극성 장애와 불면증 간의 관계는 이미 연구가 되어 있다. 양극성 장애의 조증 기간에서는 높은 에너지 수준으로 인해 수면 욕구가 감소된다. 우울 기간에는 반대로 낮은 에너지와 증가된 수면이 종종 나타난다. 하지만 일반적인 우울증의 경우에는 낮아진 에너지로 인해서 수면을 유지하기가 어려운 중기 불면증이 나타나기도 한다. 또한 수면 박탈은 기저에 깔려 있는 기분 장애를 더욱 악화시킬 수 있는 것으로 알려져 있다. 수면 박탈은 다양한 원인으로 일어날 수 있다. 앞으로 다가올 스트레스 사건에 대한 예기불안은 잠들기 어렵게 만들 수 있고, 이것이 만약 오래 지속된다면 조증 혹은 우울 삽화를 촉발시킬 수 있다. 시차 적응 역시 기분 장애를 악화시키는 것으로 알려졌다.

불면증의 가장 흔한 원인은 의학적 요인이다. 이런 요인은 인식되고 치료되어야 할 가장 중요한 것들인데, 이 요인들은 기분 장애를 악화시킬 뿐만 아니라 기분 장애의 치료를 비효과적으로 만들 수 있다. 이 원인들 중 가장 으뜸은 수면 무호흡이다. 수면 무호흡은 30에서 60세 남성의 2%, 여성들의 경우 절반 가량에 영향을 미친다. 무호흡은 적어도 10초 가량 호흡 정지가 나타나는 것으로 정의된다. 추가적으로 **호흡 저하(hypopnea)**로 알려진 삽화들도 있다. 호흡 저하는 적어도 10초 동안 호흡이 유의하게 감소하는 것으로 정의되며 보통 개인의 산소 수치 감소와 관련 있다. 만약 수면 중 1시간 마다 10번 이상의 무호흡과 호흡 저하를 보인다면 수면 무호흡이 있다고 볼 수 있다(흔히 무호흡–호흡 저하 지침 또는 AHI에 근거함). 수면 무호흡은 수면실에서 수면다원 검사로만 진단내릴 수 있다. 수면다원검사는 뇌파전

> ***호흡 저하(hypopnea) :*** 비정상적으로 느리고 낮은 호흡을 말한다.

위기록술(EEG)을 통해 수면과 관련된 다양한 요소들 즉 다양한 수면 단계, 호흡률 및 다른 생체 징후들, 산소화를 측정하는 맥박 산소측정법, 운동 활동을 측정한다.

수면 무호흡은 일반적으로 세 가지 유형으로 분류된다: 중심성(central), 폐쇄성(obstructive) 그리고 혼합성(mixed)으로 구별되는데, 폐쇄성과 혼합성이 가장 흔하다. 중심성 수면 무호흡은 호흡을 위해 가슴 근육에 신호를 보내는 것을 뇌가 간과할 경우 발생한다. 중심성 수면 무호흡은 신경학적 상태로 폐쇄성 수면 무호흡(OSA)처럼 "기계적" 폐쇄와 관련이 없다. OSA는 가장 흔한 수면 무호흡으로 호흡을 위한 노력이 이루어지기는 하나, 목구멍의 말미가 쇠약해지고 그로 인해 기도가 막히면서 공기가 폐로 들어가는 것을 방해 받을 때 발생한다. 혼합성 무호흡은 중심성 및 폐쇄성 요소가 수면다원 검사에서 나타나면 정의될 수 있다. 그러므로 제한되거나 지연된 호흡 노력이 존재할지라도, 결과적으로는 호흡이 시작될 때 상위 기도가 차단되기 때문에 무호흡은 지속된다. 수면 무호흡으로 인해 수면자는 자신이 자각할 수 없는 잦은 각성으로 자주 잠에서 깬다. 그러므로 수면의 질은 떨어지게 된다. 대부분의 사람들이 이를 자각하지 못하는 이유는 그들이 완전히 깨어있지 않은 대신에 1단계의 가벼운 수면에 불규칙적으로 많은 시간을 소비하고, 3 또는 4단계 수면(편안한 또는 깊은 수면) 및 REM(꿈) 수면 단계에 충분히 들지 못하기 때문이다. 이에 사람들은 잠을 얼마나 많이 잤든지 간에 잠이 매우 부족하다고 불평할 것이며 낮잠이 필요하다고 생각하게 된다. 이것은 기분의 문제뿐만 아니라 심장 질환의 위험을 높이고 기억력에 영향을 주며, 두통을 유발시킬 수 있고 체중의 증가가 나타나며, 발기불능의 원인이 될 수 있다. 수면 무호흡의 위험 요소들에는 비만(비만 인구의 1/3 이상이 OSA를 보인다), 큰 목, 들어간 턱, 남성, 기도 상단 부분의 구조적 이상, 흡연 및 알코올 사용이 있다. 만약 당신의 배우자가 당신이 수면 중에 조용하다가 코골이를 심하게 하는 것을 알아차린다면 당신은 필히 이 상태에 대해 의학적 평가를 받아야 한다. 위험 요소들은 또한 치료의 초점이 된다. 체중 감소와 알코올 및 담배를 피하는 것은 제일 먼저 해야 하는 첫 번째 치료 접근이다. 만약 수술로 치료가 가능한 구조적 이상이 있는지를 결정하기 위해서 귀, 코 그리고 목을 담당하는 의사(흔히 이비인후과 혹은 ENT로 알려진)에게 진료 받을 것을 권장한다. 결국 CPAP로 알려진 연속적인 긍정적 기도 압력은 선택적인 치료이다. CPAP는 보다 편안한 호흡을 위해 기도를 확장하도록 힘을 가하는 펌프와 마스크를 포함한다. 환자들이 종종 초기에 마스크와 펌프로 인한 소음을 불평하기 때문에 순응에 있어 문제가 되기도 한다. 그렇지만 시간이 지나면 이런 초기의 불편은 적응될 수 있다. 질병률 및 사망률에 관련된 CPAP 연구를 살펴보는 것도 매우 가치 있는 일이다.

■ **스캇의 조언 :**

나는 최근에 수면 무호흡이라 진단 받았다. 나에게 처방된 치료는 CPAP였는데 CPAP치료를 약 3~4개월째 받고 있다. 잠을 잘 자게 되면서 나의 기분은 보다 안정적이게 되었다. 나는 CPAP 치료가 내가 "정상"이라고 지각하는 것과 가까운 일반적인 기분의 기저선으로 되돌아가는데 도움이 된다는 것을 발견했다.

Q87 갑상선의 문제와 양극성 장애 간에는 어떤 관련이 있나요?

갑상선 기능 이상은 기분 장애와 관련이 있는데 갑상선 기능 저하의 증상은 우울증과 유사하며, 갑상선 기능 항진의 증상은 조증과 비슷하다. 갑상선이 과잉 활성이 되는 사람은 심한 불안 및 긴장, 정서적 불안정성, 참을성 없음 및 과민성, 부산한 과잉활동, 과도하게 민감해진 후각 그리고 슬픔뿐만 아니라 수면 및 식욕의 문제를 동반한 기복이 심한 우울증을 보일 수 있다. 매우 심한 경우에는 정신증이 나타날 수 있다. 그러나 조증을 유발하는 갑상선 기능 항진증의 사례는 거의 드물다. 갑상선 기능이 저하되어 있는 사람들은 우울한 기분, 불안, 부주의, 사고의 느림, 나약함, 기억력 저하 그리고 매우 심한 경우 정신증을 동반한 수면의 어려움을 보일 수 있다. 다시 말하면 우울한 환자들에게서 갑상선 기능 저하의 발생률은 낮지만, 치료 저항성 우울증에서는 좀더 많이 나타난다. 갑상선 호르몬의 과잉은 중심 수용기에서 카테콜라민 활동을 촉진시킴으로써 조증을 유발할 수 있으며, 반대로 낮은 갑상선 수치는 스트레스 상황에서 노르에피네프린의 사용을 감소시킴으로써 우울증을 유발할 수 있다. 갑상선 기능 이상의 검사는 필히 이루어져야 하는데 그 검사는 간단한 것이며, 만약 갑상선 기능 이상이 있다면 이를 치료함으로써 기분 장애를 해결할 수 있다.

양극성 장애 환자들은 갑상선 기능 이상을 종종 보이는데 대개 남성에 비해 여성들이 취약한 것 같다. 매우 많거나 혹은 매우 적은 갑상선 호르몬 그 자체만으로도 기분 및 에너지 변화를 이끌 수 있기 때문에, 갑상선 수치는 일반 내과 의사에 의해 신중하게 검토되어야 한다. 흥미롭게도 양극성 환자에게서 갑상선 기능 저하의 유병률이 매우 높다는 것이 밝혀졌는데, 즉 매일 특정한 기분 안정제로(갑상선 기능 장해를 유발하는) 치료 받지 않은 10명의 양극성 환자들 중 1명이 갑상선 기능 저하를 보이는 것으로 추정된다. 흔하지는 않지만 갑상선 기능 저하에서 이차적으로 조증이 보고되는 경우도 있다. 몇몇 연구들은 비급성 순환성 양극성 장애보다 급성-순환성 양극성 장애 환자들이 갑상선 기능 저하의 유병률이 높음을 보고했다. 급성 순환성 양극성 환자들에게 갑상선 기능 저하를 치료하는 것은 조증 및 우울증 삽화의 심각성과 빈도를 감소시키는 것으로 밝혀졌고, 고용량의 갑상선 호르몬은 갑상선 결핍이 없는 치료 저항성 급성 순환성 양극성 장애를 치료하는데 사용되기도 한다. 갑상선 기능 저하는 양극성 질환에서 급성 순환을 일으킬 수 있다.

장기간의 리튬 치료는 갑상선 기능 저하를 일으킬 수 있고, 치료 동안 발생하는 몇몇 우울 삽화는 이를 통해 설명될 수 있다. 항갑상선 항체가 나타나지 않는 한 언제든지 다시 처음 상태로 돌아갈 수 있다. 리튬으로 유발된 갑상선 기능 이상은 여성에게서 흔하다. 리튬 치료는 종종 갑상선 호르몬제를 복용하면서 유지하기도 한다.

Q 88 *저는 의학적 상태를 치료하기 위해 스테로이드 계 약물을 복용했었습니다. 결국 수 차례의 잠 못드는 밤, 혼란감, 지남력 상실 및 환각 등을 경험해서 응급실에 가게 되었죠. 저는 응급실에서 항정신증제를 처방 받았고 제가 양극성 장애이기 때문에 이 약물을 복용해야만 한다는 이야기도 들었습니다. 저는 여태껏 살아오면서 정신 질환이 있다는 말을 들어본 적이 없습니다. 이런 상태가 단지 스테로이드 계 약물 때문입니까 아니면 현재 제가 새로운 질환을 가지고 있는 겁니까?*

스테로이드 계 약물은 호르몬, 신체 구성물 그리고 약물을 포함한 화학적 복합체의 거대한 집합으로 이루어져있는데 여기에는 스테롤, 강심배당체, 안드로겐, 에스트로겐, 코티코스테로이드, 담즙산, 및 비타민 D와 콜레스테롤의 전조체가 포함된다. 신체에서 기능을 하기 위해서는 반드시 이 모든 복합물이 있어야 한다. 약으로써 처방되는 대부분의 스테로이드 계 약물은 염증을 감소시키는데 사용된다. 염증은 통증과 부풀어 오름을 일으키고 다른 증상 역시 일으킬 수 있다. 알레르기성 반응, 자가면역 질환 또는 만성 폐쇄성 폐질환 또는 폐기종과 같은 다른 감염 질환의 증상들을 가라 앉히기 위해서 스테로이드 계 약물이 사용된다.

스테로이드 계 약물은 항-염증 효과와 별도로 신체에 다양한 영향을 미친다. 스테로이드 계 약물은 질문 82에서 언급되었듯이 교감 신경계 활동을 통해 "투쟁 또는 도피"의 반응을 일으킬 수 있다. 이 효과는 근육 내 혈류의 상승, 심장 박동 및 혈압의 상승 및 과도한 경계 상태와 같은 신체의 다양한 생리학적 변화를 일으킬 수 있다. 이런 과도한 경계는 정신과적 효과를 일으킬 수 있다: 일반적인 공포 반응에서부터 망상 및 환각, 불면 그리고 우울에서 조증으로의 기분 변화를 포함한 명백한 편집증까지. 프레드니손은 스테로이드 계 약물 군집 중에서 가장 흔히 처방되는 약물이며 정신과적 효과는 세 가지 요소에 기초하여 나타나는 것 같다: 약물의 용량, 시간 경과에 따른 약물 비율의 변화 그리고 약물을 복용하는 시간의 길이. 다행감과 불안은 명백한 조증과 우울증 다음에 나타나는 가장 흔한 경미한 정신과적 부작용이며, 우울증의 경우 스테로이드 계 약물을 중단했을 경우에 더 흔하게 나타난다. 연구들은 정신과적 병력이 없는 환자들이 프레드니손을 복용해서 심각한 정신과적 장해를 보일 비율이 대략 2% 정도이며, 약물의 복용량이 늘수록 20%나 위험 비율이 올라감을 보여주었다. 가장 일반적으로 알려진 코디코스테로이드 계 약물들은 다음과 같다:

- 코르티손 및 하이드로코르티손

- 플로나세
- 라나코르트
- 프레드니손
- 나소닉

코르티코스테로이드 계 약물은 다음과 같은 다양한 의학적 상태의 치료에 사용된다:

- 천식
- 폐기종
- 크론 병
- 활액낭염
- 건염
- 궤양성 대장염
- 두드러기
- 벌레 물림
- 알레르기성 비염
- 습진
- 건선

스테로이드 계 약물로 유발된 조증 및/혹은 정신증 관리는 양극성 장애 치료와 유사한데, 기분 안정제 및/또는 항정신증제 모두 사용된다. 현재 만성적인 스테로이드 계 약물 사용이 양극성 장애를 일으킨다는 사실을 지지하는 증거는 없다; 하지만 이전에 양극성 장애로 잘못 진단되었던 스테로이드 계 약물 사례가 있다. 얼마나 자주 이런 일이 발생하는지는 명확하지 않지만 스테로이드 계 약물로 유발된 조증 혹은 정신증의 수보다는 훨씬 적다. 이 두 상태의 차이는 향정신성 약물 복용 시간의 차이에 따라 커진다. 그 상태가 단지 스테로이드 계 약물 때문이라면 결국에는 스테로이드 계 약물을 끊는 것이 해결책이 될 것이며, 또한 이를 통해 환자는 향정신성 약물을 끊을 수도 있을 것이다. 만약 양극성 장애를 가지고 있다면 스테로이드 약물을 끊는다 하더라도 기저의 양극성 장애는 없어지지 않을 것이며, 장기적인 약물 치료가 필요할 것이다. 만약 당신이 스테로이드 계 약물로 유발된 조증 혹은 양극성 장애를 가지고 있다면, 다음에 스테로이드 계 약물 치료를 받을 때 담당의에게 정보를 얻는 것이 중요하다. 연구들은 기분 안정제 혹은 항정신증제에 대한 적절한 **예방**(prophylaxis)이 앞으로 발생할 삽화를 미리 방지할 수 있다는 사실을 보여주고 있다.

> ***예방(prophylaxis) :*** 질병의 예방

제 7 부

생 존

- 입원을 거부할 권리가 있나요?
- 저에게 약물과 다른 치료를 거부할 권리가 있나요?
- 사생활에 대한 저의 권리는 어떻게 되나요?

89 입원을 거부할 저의 권리는 무엇인가요?

입원을 거부할 권리는 주(states)마다 다르다. 다시 말하면 대부분의 주는 타의에 의한 입원과 민법 상 구류로 알려진 것에 대해 매우 유사한 조항을 가지고 있다. 정신 질환이 있고 개인이 자기 또는 타인에게 일촉즉발의 위험을 가할 경우가 이 조항에 포함된다. 이 기준이 주마다 다를 수 밖에 없는 이유는 일차적으로 재판 전에 허용된 유예 기간의 길이와 소소한 절차 상의 차이 때문이다. 또한 한 개인이 자신의 의지와 상관없이 입원이 결정될 때 심각한 장해(grave disability)라고 말하는 용어가 추가 조항으로 포함될 수 있는지의 여부에 따라 달라질 수 있다. 일부 주(states)에서는 이를 허용하지 않는다. 심각한 장해라는 명칭은 개인이 정신 질환으로 인한 장해 때문에 급박한 위험에 처할 수 있다는 것을 의미한다. 예를 들면 심각한 우울증으로 인해 인슐린 복용을 중단한 심한 당뇨병 환자는 당뇨병성 혼수로 발전하게 될 심각한 위험을 가지고 있다고 볼 수 있다.

입원을 거부할 기본적인 개인의 권리를 이해하기 위해 몇몇 역사적 배경을 살펴보는 것이 도움이 된다. 정신과 병원에 강제 구류되는 것은 라틴어로 "조국의 부모"라는 의미를 가지고 있는 법적 용어인 국친사상(parens patriae)에 첫 번째로 기초하고 있다. 이 원칙에 입각하여 주로 일반의사로 대표되는 주(states) 또는 정부는 정신 질환을 가지고 있는 사람들의 "부모"로서 역할을 수행하고, 그 사람들이 보호 받을 필요성이 있다는 견해에 따라서 정신과적 시설에 구금을 할 수 있다. 1973년 위스콘신에서 레사드(Lessard) vs 슈미츠(Schmidt)의 획기적인 사례는 이 법을 바꾸었다. 원고인 알베르타 레사드(Alberta Lessard)는 강제 입원을 당했고 이 입원 때문에 자신의 권리가 침해되었다고 주장했다. 첫째, 그녀는 자신의 입원에 근거가 되는 국친사상 법이 자신을 포함한 정신질환자들의 안녕이나 다른 사람들의 복지를 위해 입원과 치료가 필요하다고 정의하는 것은 지나치게 모호하다고 주장했다. 둘째, 그녀는 자신의 구금 절차는 정당한 과정을 거치지 않아 그녀의 시민권을 위배했다고 주장했다. 법원은 환자가 피의자에게 허용된 모든 권리를 가지고 있다고 주장하는 양쪽 논점을 모두 인정했다. 이 판례 이후 국친사상은 강제 입원을 위해서는 정신 질환 및 절박한 위험 기준 모두에 충족되는 사람이라는 필수조건으로 대체되었다. 법원은 구금의 기준을 보다 엄격하게 함으로써 정신과 병원에 입원하는 수가 줄기를 희망했지만, 한편으로 이런 행위가 잠재적으로 위험한 사람들을 구금하지 않게 함으로써 개인과 사회에 위험이 되는 것 이상의 손실을 가질 수 있다는 것도 고려했다.

타라소프(Tarasoff) 판례로 알려진 두 번째 법정 판결은 1976년에 이루어졌다. 이 사건은 한 남성에게 살해된 소녀의 가족들이 소녀를 살해하려는 남자의 위협을 가족들에게 경고하지 않았음을 고소한 것이다. 그 남자는 자신이 하려는 일을 심리학자에게 말했고 심리학자는 경찰에게 그 남자의 위험성을 알렸다. 경찰은 그 남자를 대상으로 자신들 나름의 면담을 하였지만, 면담에서 그가 정신적으로 매우 위험한 상태에 있다는 어떤 증거도 나타나지 않아 결국 그 남자는 풀려났다. 일차 법원은 경찰과 치료를 담당한 임상가 모두에게 책임이 있다고 판결을 내렸다. 하지만 경찰에 대한 항소는 취하한 반면 임상가에게 보호의 의무가 보다 필요하다는 판결을 내렸다. 책임 증가에 대한 염려가 늘어날수록 이런 행위의 잠재적 위험이 있는 사람은 치료받아야 한다는 것을 인정해야 하며, 실제로 위험을 예

> ***타라소프(Tarasoff) :***
> 가족 중 한 명을 살해한 젊은 남성의 보호에 관여했던 치료자를 고소한 가족의 이름이다. 이 소송의 결과로, 치료자들은 이제 자신의 환자에 의해 발생할 수 있는 폭력적 행위 또는 위협으로부터 희생자들을 보호하고 그들에게 경고할 의무를 가지게 되었다.

측할 수 있는 어떤 과학적 방법도 존재하지 않으므로 법을 피하기 위해 강제 입원하는 사례의 수가 매우 증가하고 있다.

강제 입원 이면의 역사를 이해하는 것은 입원 거부의 권리를 이해하는데 중요하다. 자살 혹은 타살의 느낌을 표현하는 것이 즉각적인 입원을 의미하지 않는다. 고려해야 하는 것은 무엇을, 어떻게 말하고, 누구에게 말했는가?이다. 환자에 대한 정보가 적을수록 임상가는 신중한 자세로 보다 많은 질문을 해야 하고, 환자의 입원 여부를 평가하기 위해 응급실로 환자를 의뢰해야만 한다. 어떤 사람이 자신이 생각한 바를 우회적으로 표현할지라도 이런 상황에서는 안전에 대한 어떤 것도 가볍게 다뤄서는 안 된다. 두려움 없이 치료의 모든 선택에 대해 개방적이고 자유롭게 논의할 수 있게 하기 위해서는 그 사람을 치료하는 임상가와 강한 신뢰 관계를 맺는 것이 중요하다. 이런 상황에서 입원은 철저한 논의를 통해 많은 사람들에게 선택될 수 있다. 임상가는 절대적으로 입원이 필요할 경우에는 거기에 대해서 자세하게 기술할 수 있어야 한다. 입원을 피하기 위해서는 친밀한 관계를 맺고 있는 가족과 같은 외부 지지자들에게 도움을 구할 수 있다. 사실 적절한 지지 체계는 안전을 유지하고 입원을 피하는데 있어 가장 결정적인 요소 중 하나이다.

강제 입원한 환자들은 구금에 대해 호소할 수 있는 선택권을 가지고 있다. 정당한 법적 절차와 변호사를 선임할 수 있는 권리는 그대로 유지가 된다. 주(states)마다 국선 변호인 또는 법적 대변인이 있다. 보통 병원에 퇴원 요구를 하기 전에 환자가 자신이 가지고 있는 법적 권리를 듣는 특정한 시간 제한은 주에서 제정한다. 병원 역시 보호자들에게 "기본적인 인권에 관한 선언"을 우편으로 발송해야 하고 모든 환자들에게 인권에 관한 선언문을 나눠줘야 한다. 강제 입원을 했을지라도 환자들은 치료를 거부할 권리를 가지고 있으며, 자신이나 타인이 즉각적으로 위험하다는 것이 밝혀지기 전까지 환자는 자신의 동의 없이 치료를 받을 수 없다. 법률상 약물을 이용한 강박(chemical restraint)으로 알려진 것은 일반적으로 환자를 진정시키기 위해 단시간 동안만 효력을 발휘하는 약물을 투여하는 것을 말한다. 신체 강박이나 격리 역시 환자가 자신이나 타인을 해치려는 것을 예방하는데 사용될 수 있다. 연방 정부는 적절한 감찰 및 강박 사용의 문서화를 포함하여 그런 강박의 적용에 관한 특정한 필수 요건 그리고 일반의의 요구에 따른 재평가에 대한 특정한 시간을 정하도록 명령하고 있다.

Q90 *저에게 약물과 다른 치료를 거부할 권리가 있나요?*

강제 입원과 달리 안전에 대한 이슈 중 가장 우선은 자율성이며 치료를 거부할 권리는 신성불가침의 연장선이다("약물을 이용한 강박" 사용을 언급한 질문 89를 제외하고). 안전 상의 이유로 응급 입원을 제외하고는 일반적으로 환자들은 어떤 종류의 약물 또는 정신과적 처치를 거부할 절대적인 권리를 가지고 있다. 임상가는 어느 약물이든지 간에 처방하기 전에 **사전 동의**(informed consent)를 반드시 구해야만 한다. 사전 동의는 현대 의학에 있어 기본적인 법적 및 윤리적 원칙이다. 사전 동의를 구하는 과정에는 다음과 같은 요소들이 포함된다:

> ***사전 동의(informed consent) :*** 환자가 자신의 몸에서 일어날 일을 결정할 권리로서 치료에 대한 동의는 정보를 담고 있는 용지, 의사결정 능력 그리고 치료에 동의할 수 있는 능력이 요구된다.

- 의학적 결정을 내릴 수 있는 환자의 능력 평가
- 환자에게 강압이 없어야 함
- 환자는 자신의 진단, 예후, 받게 될 치료의 장단점, 다른 대안적 치료의 장단점 및 치료를 받지 않을 경우의 장단점에 대한 모든 정보를 제공

받아야 한다.

사전 동의에는 많지는 않지만 분명한 예외가 있다. 이런 예외에는 응급 상황, 치료 특권, 치료 권리 포기 그리고 암묵적 동의가 포함된다. 많은 응급 상황에서, 환자는 의식이 없거나 생명을 구해야 할 처지에 놓이게 된다. 사전 동의는 임상가의 최선의 능력을 통해 얻어진다. 임상가가 치료 특권을 가지고 있을 경우, 환자에게 정보를 제공하는 것이 장점보다는 단점이 많을 수 있기 때문에 환자에게 정보를 주는 것을 보류할 수 있다. 때때로 환자들이 정보 제공을 원치 않을 수 있다. 다른 말로 하면 그들은 정보를 제공 받을 그들의 권리를 포기하는 것이다. 그런 권리 포기는 옳지 않다. 개인이 치료 결정에서 자신이 빠지길 원할 때, 가족들의 도움을 구해야 한다. 마지막으로 암묵적 동의는 채혈 중이거나 혈압을 체크하고 있을 때 이루어질 수 있다.

약물 또는 치료를 거부할 때 그로 인해 발생할 수 있는 결과에 대한 정보를 주고 이를 이해시키는 것이 중요하다. 결과를 이해하는 것은 그 사람이 치료를 거부하는 법적 권한을 가지고 있어야 함을 전제로 한다. 치료 거부의 법적 권한은 다음의 4가지 사항을 요구한다.

- 선택을 표현하는 능력
- 치료 선택 및 치료의 결과를 이해하는 능력
- 개인이 자신의 특정 상황에 적용할 수 있도록 정보를 올바르게 인식하는 능력
- 정보의 옳고 그름을 따지는 능력

이 4가지 요소들은 의학적 또는 정신과적 치료를 결정하는 법적 권한을

가진 환자들에게 반드시 충족되어야만 한다. 분명히 이 요소들은 거의 모든 치료 결정에서 환자와 임상가 사이에서 이해되어야 한다. 누군가 생명의 위협을 당하거나 생명을 구할 수 있는 치료를 거부할 때 이 요소들은 명확하게 선별 되어야 하기에 중요하다. 이런 상황에서 일반의는 치료를 거부하는 환자의 능력을 평가하기 위해 정신과 전문의에게 도움을 요청할 수 있고, 만약 환자가 치료를 거부할 능력을 가지고 있지 않다면, 그런 결정을 내리기 위해 보호자에게 도움을 요청할 수 있다. 보통 가족들이 이런 상황에서 지정된 보호자이다.

실제로 일부 환자들의 경우 입원을 했을지라도 생명을 위협하는 정신과적 상태가 아닐 수도 있다. 이는 환자가 행동적으로 여전히 통제되지 않아 약물을 이용한 강박이 필요할 때 가장 잘 나타난다. 환자의 우울증이 매우 심각해서 더 이상 식사 또는 수분 섭취를 하지 않고 모든 치료를 거부할 때는 판단이 모호해진다. 이런 상황에서 대부분의 주(states)는 법적 대리인 공청회를 통해 개인의 생명을 유지하기 위한 의학적 치료를 인정해 줄 것이나, 개인이 이런 보호를 계속해서 거부한다면 정신과적 치료를 인정하지 않을 수 있다. 사실 법적 대리인은 일반적으로 의학적 보호, 주거 및 재정에 관한 결정의 권리를 가지고 있다. 법적 대리인은 환자를 정신과 병원에 입원시킬 수 없고, 환자에게 억지로 약물을 복용하게 하는 것에 동의 할 수 없다. 대신에 두번째 심리(hearing)는 상황과 관련이 없는 정신과 전문의가 사례를 꼼꼼히 살피고, 그들이 알아낸 것을 법원에 보고하게 된다. 그러면 오직 판사만이 환자가 자신의 의지에 반하는 정신과적 치료를 받을 수 있는지를 결정하게 된다. 보통 이 절차는 환자가 입원을 하였지만 약물을 지속적으로 거부할 때 이루어진다. 이런 상황에서 병원은 위와 같은 절차를 밟는데 왜냐하면 병원은 환자의 건강과 복지는 치료에 달려 있다고 믿기 때문이다.

당신이 외래 환자라면 당신에게 가장 알맞은 치료를 선택하고 이를 이해해야 하며, 필요하다면 다른 곳으로부터 도움을 구해야만 한다. 외래 환자가 약물을 거부하는 권리는 대부분의 경우 존중된다. 사실 어떤 주(states)에서는 강제 외래 치료를 인정하기도 한다. 이는 매우 특수하고 제한적인 상황에서 이루어진다. 최근 여러 주에서 정신질환을 가진 비순응적인 환자가 다른 사람을 해치고 죽이는 사례들로 인해 새로운 외래 강제 치료 법률이 개정되었다. 하지만 강제 치료 사례의 경우 간병인에게 부과되는 요구조건은 매우 엄격하며 정기적인 법원의 감독이 요구된다.

Q91 사생활에 대한 저의 권리는 어떻게 되나요?

비밀유지는 건강보험 양도 및 책임 활동(Health Insurance Portability and Accountability Act; 이하 HIPAA)의 이행을 골자로 하는 새로운 연방법 도입과 함께 최근 몇 년 간 의학계의 가장 뜨거운 이슈 중 하나가 되었다. 의료 분야는 항상 비밀보장을 최상위의 윤리 원칙 중 하나로 여기고 있다. 정신과는 비밀 보장에 대해 보다 엄격한 제한을 두는데 이는 이 주제가 매우 민감한 사안이기 때문이다. 그렇기에 환자의 허락 없이는 어느 누구에게도 어떤 정보도 공개해서는 안 된다. 일반적인 의무 기록 공개에 대한 서면 동의만으로는 충분치 않다. 정보가 공개되기 전에 반드시 정신과적 및/또는 약물 및 알코올 정보가 공개되는지를 명확하게 요구해야만 한다. 모든 노력은 환자의 사생활에 대한 권리를 보호하기 위해 이루어진다.

그러나 여기에도 예외가 있고, 사람들은 어떤 예외가 있는지 알아야만 한다. 첫째, 입원하지 않으면 환자가 타인에게 해를 끼친다고 생각될 때는 비밀보장이 적용되지 않는다. 둘째, 법원이 강제적 보고를 명할 때 비밀보장이 허용되지 않는다. 여기에는 전염병, 아동 또는 노인 학대, 운전 능력 손상 그리고 특별한 사법 조항에 해당되는 것이 포함된다. 셋째, 법원 명령 혹은 소환장의 경우 환자의 서면 동의 없이 정보 공개가 이루어질 수 있다. 그러나 훌륭한 임상가는 대개 환자에게 이에 대해 알려주고, 법원의 명령을 이행하기 전에 서면 동의를 할 수 있도록 도와줄 수 있다. 넷째, 병원은 치료, 비용, 혹은 수술의 목적을 위해 환자의 서면 동의 없이 건강 관리 정보(질적 통제, 또래 관계 탐색, 교육 등)를 공개할 수 있다. 이는 HIPAA 규율에 포함되어 있다. 임상가가 환자의 동의 없이 다른 사람에게 환자의 정신과적 정보를 제공할 때 항상 마음 속에 간직하고 있어야 할 중요 사항은 "제3자의 의무"에 관한 것이다. 대다수의 변호사들은 부당한 살인 사건 보다는 비밀유지를 깨뜨린 사건 변호를 선호하는 것 같다. 임상가는 이를 너무나도 잘 알고 있으며, 응급 상황에서 환자들의 위험 행동으로부터 자신이나 지역사회를 보호하기 위해 환자의 자율성과 비밀유지를 어기는 것을 오히려 다행이라고 생각하는 듯하다. 이는 환자가 응급실에서 평가를 받게 될 경우 더욱 그러하다. 이런 경우 의사는 추가 정보가 없는 상태에서 환자가 퇴원하는 것에 불편감을 느끼게 된다. 이로 인해서 퇴원이 지연되거나 강제 입원과 같은 결과가 나타나게 된다. 그러나 훌륭한 임상가는 항상 환자들 자신의 결정권과 그들이 누구와 만나야 하는지에 대한 정보를 제공할 것이다.

HIPAA를 지지하는 원동력은 고용 계약이 끝난 후에도 환자들이 자신의 건강 보험을 지속하게 하고, 이전에 있던 질환때문에 사회 생활에서 불이익을 받지 않도록 하는 것이다. HIPAA는 또한 노인 의료 보험 사기 및 남용을 정부가 통제하도록 자극했다. 그러나 대부분의 사람들은 HIPAA를 사생활과 동의어로 생각하는데, 이는 오늘날 진료소를 방문한 사람들이 제일 먼저 하는 일 중의 하나가 사생활에 대한 안내를 듣고 그런 안내를 들었다는 것에 서면 동의를 하기 때문이다. 사생활에 대한 안내(notice)는 다양한 방식으로 개괄되어 있는데 이전에 언급되었듯이 이미 기록되어 있는 개인 정보의 공개에 대해 이의를 제기하지 않는 한, 개인 건강 관리 정보는 서면 요청 없이도 공유될 수 있다. 다시 말하면 안내 문구에는 이전에 언급한 것처럼 법원의 명령에 의한 건강 관리 정보 공개를 명시하고 있다. 비록 이런 진단에 대한 정보가 제한적이고 TPO의 목적에 따라 공유될지라도, 추가적으로 정신과적 및 약물 그리고 알코올 정보는 특별하게 보호될 수 있다는 점을 기억해야 한다. 서면으로 특별히 요구하지 않는 한 진료 날짜와 같은 정보는 전화, 우편 등을 통해서 알려지거나 가족 구성원들에게 공유가 되기도 한다. 마지막으로 환자들은 서면 요청을 통해서 정신건강 정보를 살펴보고 수정할 권리를 가지고 있다. 이 권리는 고지에서 개괄된 특정 상황에서 인정되지 않을 수 있지만, 환자는 그 이유를 알 권리가 있고 그런 상황에 대해 항의할 수 있다.

일반적으로 당신이 진료소에 처음 방문을 하면 무수히 많은 서류를 작성하게 되는데, 그 중 하나가 치료, 비용, 및 수술의 목적을 위해 정보 공개를 허용하는 지에 대한 서류일 수 있다. 비용 지불의 측면에서 당신의 건강 보험 회사는 그들이 지불해야 하는 것이 무엇인지 알기를 원하므로 비용 지불의 목적으로 의학적 정보를 요구한다. 비용을 지불하기 위해 보험회사에서 사용하는 용어가 의학적 필요성(medical necessity)이다. 이는 보험회사가 특정 의료 서비스에 대해서 자신들이 지불해야 하는 비용이 가치 있는 것인지에 대한 증거를 보험회사가 원한다는 것을 의미한다. 또한 이것은 임상가가 의학적 필요성을 기술하기 위해 반드시 보험회사에 진단명 및 치료 청구서를 보내야 한다는 것을 의미한다. 만약 환자가 그런 정보 공개를 반대한다면 임상가는 환자의 진료 혹은 치료를 거부할 수 있고, 만약 정보 공개를 허용한다면 환자는 비용을 지불할 책임을 가지게 된다.

Q92 제 치료에 가족들의 참여가 필요한가요?

양극성 장애 평가와 치료에서 가족들이 어느 정도 선에서 참여할 것인지에 대한 결정이 당신에게 달려있을지라도, 당신의 담당 임상가는(특정 상황에서) 평가 과정의 한 부분으로 가족의 참여를 요청할 수 있다. 조증 및 우울증 모두 일반적으로 그 사람의 인지 능력에 영향을 미치고 증상이 너무 심각하면 의사 결정을 하는 능력이 손상될 수 있다. 가족들의 참여는 증상, 대인관계, 직장에서의 어려움뿐만 아니라 가족력을 명확히 하는데 도움이 된다. 치료에 참여하는 가족들은 삽화 발생을 유발시키는 최근 스트레스 요인에 대해 인식할 수도 있다. 가장 중요한 것은 당신의 가족은 초기 치료 과정과 회복 과정 중에 지지 자원이 될 수 있다. 동기, 자존감, 자기-충족감 등이 우울 혹은 조증 상태에 영향을 받게 되어 충분히 치료에 몰입하지 못한다. 당신이 약을 복용하고 약속을 지키도록 상기시켜 주는 사람이 필요할 수 있다. 특히 경조증 또는 조증 상태에서 지속적인 외래 진료를 받는 것이 어려울 수 있는데, 왜냐하면 이 상태에서는 종종 호전되었다는 느낌이 들기 때문이다. 양극성 장애가 있는 사람들은 종종 자신들의 증상을 인식하지 못하는데 이 때 가족의 참여는 특히 중요해진다. 게다가 자살 사고가 있다면, 치료에 참여하는 가족은 당신의 임상가가 안전에 대한 당신의 능력을 판단할 때 도움을 주는 중요한 요소가 될 수 있다. 가족은 자살 행동을 감시할 수 있다. 혼자 살거나 어떤 지지적 네트워크가 없는 사람은 자살과 같은 양극성 장애의 합병증 위험이 매우 높다. 그러므로 임상가는 당신의 개인적 안전이 위험하다고 생각될 때 치료에 가족이 참여할 것을 요구할 것이다.

■ **레슬리의 조언 :**

나는 내 치료에 배우자가 참여해야 하는지에 관한 질문을 전혀 생각해 보지 못했었다. 수 년 동안 내가 치료 받지 않은 상태에서 배우자가 힘들어 한다는 것

을 알게 된 후, 나는 배우자가 내 치료에 참여하는 것이 정당하고 중요한 권리임을 믿을 수 있었다. 또한 배우자에게 내 기분의 변화에 대해 이야기하지 않거나 그 사람이 관찰한 나의 기분 변화에 대한 피드백을 무시했을 경우, 나와 배우자 모두가 심각한 피해를 입는다고 생각한다. 우리는 기록을 하면서 질병의 결과를 주시하는데, 왜냐하면 우리는 이 과정을 통해 이 병의 파괴적인 힘에 대해 경계하고 서로 존중할 수 있게 되었기 때문이다.

Q93 과거에 제가 치료받았다는 사실을 고용주가 알게 될까 두렵습니다.

구직 중이든 아니면 현재 고용되어 있든지 간에 모든 피고용인들은 자신들의 의학적 정보를 밝힐 어떤 의무도 가지고 있지 않다는 사실을 알 필요가 있다. 많은 구직 서류들이 정신 질환에 대한 정보를 요구하며, 고용주들은 그 사람을 고용할지를 결정하기 위해 정보를 요구할 수 있다. 많은 고용주들이 의료비를 지불하기 때문에 그들은 자주 피고용인의 의학적 병력에 대해 알 권리가 있다고 생각한다. 직장에서 일하는 중에 치료를 받게 된다면 일을 쉬게 되는 시간을 정당화하기 위해 일부 의료 정보를 공개할 필요성이 생기기도 한다.

고용주에게 주어지는 정보는 엄격히 말해 피고용인의 재량에 따른 것이다. 환자의 동의 없이 건강 관리 전문가 또는 건강 관리 기관에서 고용주가 정보를 얻게 된다면, 비밀 정보를 공개한 사람을 벌할 수 있는 법적 제도가 있다. 법적 제재에 관한 경고는 고용주가 당신의 건강 상태에 대해 아는 것을 막을 수 있다. 이는 "사생활에 대한 당신의 권리"에 대한 이전의 질문에서 설명되었다.

많은 환자들은 고용주가 자신의 양극성 장애의 병력을 알게 되어 해고 당할까 봐 두려워한다. 미국 장애 법령(American Disabilities Act; 이하 ADA)은 특정 장애 때문에 장애인이 해고 당하는 경우를 막기 위해 제정된 연방법이다. 1990년부터 ADA는 장애가 있다고 피고용인을 차별한다면 이는 불법이라고 명시하고 있다. 장애를 가진 사람은 신체적 또는 정신적 결함이 있는 사람으로써 결국 하나 또는 그 이상의 생활 영역에서 제한이 있는 사람이라고 정의되며, 그런 결함의 기록이 있거나 그런 결함이 있다고 여겨지는 사람을 말한다(미국 평등 고용 기회 위원회, 1991). 이 법은 양극성 장애를 포함한 정신 장애를 가진 사람들에게도 적용이 된다. 장애를 가진 사람이 직업을 구하려는 모든 지원자들 중에서 가장 좋은 자격 요건을 갖추었다면 일의 재편성, 근무 스케줄의 조정 그리고 기계 설비의 구입 및 변형과 같은 조정이 반드시 이루어져야 한다. ADA에 따르면 고용인은 정신과 정보를 포함한 의학적 정보를 가지고 장애가 있는 사람들을 고용하거나 해고할 수 없다. 이런 차별은 ADA 법을 위반하는 것이다. 특히 이 법은 정신 장애에 대한 질문이 직업 자격 요건과 직접적으로 관련 있지 않는 한 직업 면담 동안 고용주가 피고용인에게 개인적인 장애에 대해 물어보는 것을 금하고 있다. 일단 예비 직원으로 고용되면 같은 원칙이 적용된다. 최종 결론: 현재 법률은 고용주에 의한 원치 않은 신상 공개로부터 피고용인을 보호하고 있으며, 고용주가 당신의 양극성 장애를 밝히는 것을 막을 수 있다. 이런 경우 이 법은 당신의 편에서 고용주가 당신의 의학적 상태를 밝히는 것을 막을 수 있다.

Q94 회복이 된 후에도 다시 조증 혹은 우울 증상이 나타날 수 있나요?

양극성 장애는 일반적으로 삽화적이고 다양한 경과를 보이는 평생 질환이다. 앞으로 우울증이나 조증을 다시 경험할 위험은 높은 편인데 재발성 우울증의 경우 그 위험은 더욱 높다. 질병 초기에 삽화가 빈번하게 발생한다면 시간이 흐를수록 삽화들 사이의 간격은 점차 가까워질 것이다. 이는 각각의 삽화 동안 발생하는 뇌의 변화에서 부분적으로 기인하는 것 같다. 그러므로 가능한 한 많은 삽화들을 예방하는 것이 중요하다. 양극성 장애를 치료하지 않은 사람들의 경우, 10번 또는 그 이상의 삽화들을 일생 동안 경험하게 된다. 주요 우울 장애는 약물 치료의 중단을 고려할 수 있는 반면, 조증 삽화는 미래에 조증 및 우울증 삽화를 겪을 위험이 높기 때문에 지속적인 약물 치료를 권장한다. 양극성 장애의 관리와 치료, 우울 및/또는 조증 삽화를 감소시키기 위한 약물의 효과에 대한 연구가 진행 중이다. 그러나 양극성 장애 치료에 승인된 대부분의 약물들의 경우 재발 방지와 관련된 연구는 이루어지지 못하고 있는 실정이다. 최근에 라믹탈Lamictal(라모트리진lamotrigine)은 우울 삽화의 재발 방지에 관해서 FDA의 승인을 받았다. 리튬과 데파코트(Depakote)를 사용하는 유지치료는 양극성 환자들의 자살 위험을 줄이는 것으로 밝혀졌다.

약물로서 급성 조증 삽화가 성공적으로 치료되었다면, 일반적으로 이 처방은 유지 단계까지 지속되어야 한다. 종종 하나 이상의 약물이 안정화를 위해 필요하기도 한다. 때때로 약물 용량의 감소 또는 하나의 약물을 줄이려는 시도는 유지 단계에서 이루어지나, 그렇게 하는 것은 재발의 위험을 높일 수 있다. 2006년 미국정신의학회지에서 간행된 최근 2년 간 다기관(multi-centers) 연구는 환자들 중 50%가 재발했음을 보고했다. 재발의 평균 시간은 대략 45주 정도로 재발의 2/3는 우울 삽화였고, 1/3은 조증 또는 경조증 삽화였다. 남아 있는 우울 및 조증 증상은 재발의 위험과 유의하게 관련 있었다. 이 연구는 양극성 장애의 유지 치료에 대한 지속적인 연구가 필요하다고 밝히고 있다. 양극성 장애에 대한 유지 치료의 목적은 기분 주기의 빈도와 기분 불안정성의 감소 및 기능 향상뿐만 아니라 재발 방지, 역치 하 증상 감소와 자살 위험을 감소시키는 것이다.

Q95 제가 여러 약물 및 치료들에 반응이 없다면, 저는 어떻게 해야 하나요?

불행하게도 양극성 장애는 전통적인 치료에 반응하지 않을 수 있다. 이는 좌절을 안겨줌과 동시에 양극성 장애의 질병률에도 영향을 미칠 수 있다. 때때로 다른 임상가가 당신의 치료 병력을 조사하고 다른 대안을 찾을 수 있도록 자문을 구하는 것이 도움이 될 수 있다. 치료에 반응이 없는 것은 적절치 않은 약의 용량 또는 약물의 복용 기간 혹은 잘못된 진단 때문일 수 있다. 공존하는 다른 장애들이 있는 경우 양극성 장애의 치료 반응이 떨어지기도 한다. 양극성 장애와 동시에 나타날 수 있는 상태들로는 불안 장애(공황 장애, 범불안 장애, 강박 장애, 사회불안 장애), 외상후 스트레스 장애(또한 불안 상태), 주의력 결핍 장애 그리고 물질 남용 장애가 있다. 다른 상태들에 대한 보다 자세한 평가와 치료가 필요하다. 예를 들어 물질 남용 치료는 양극성 장애가 제대로 치료되기 위해서 제때에 이루어져야 할 필요가 있다. 때때로 난치성 주요 우울증은 치료에 실패한 양극성 우울일 수 있으므로 이 경우 신중한 재평가가 이루어져야 한다. 정신과 전문의는 **난치성 우울증**(refractory depression)과 재발성 조증의 치료에 대한 지침을 사용한다. 종종 다른 약물과의 혼합 치료가 이미 시도되었다면 ECT 역시 고려해야만 한다. 모든 정신과 전문의가 정신과적 약물 치료에 대해 훈련을 받았을지라도, 일부 전문의들은 양극성 장애의 정신약물학 영역에서 좀 더 세분화된 자격

> ***난치성 우울증 (refractory depression) :*** 치료적 개입에 반응하지 않는 우울 질환이다. 이 용어는 여러 개의 다른 치료적 개입들에 반응이 나타나지 않는 한 일반적으로 사용되지 않는 용어이다.

을 가지고 있다. 이들은 보통 교육기관에(예를 들면, 대학 병원) 있기 때문에 나중에 의뢰할 수가 있다. 또한 교육 기관에서 이뤄지는 신약 연구에 참여하는 경우도 있다. 통상적으로 연구 자료에 참여한다는 것은 다른 진단적 가능성을 조사하는 광범위한 평가와 관련 있다.

Q96 누군가가 양극성 장애로 진단 받았다면 자살의 위험은 어느 정도나 되나요?

양극성 장애의 사망률은 일반 인구에 비해 2배 내지 3배 정도 높다. 양극성 장애를 가진 사람의 약10~20%가 자살하고, 1/3 이상이 적어도 한 번 이상의 자살 기도를 한다. 자살 기도의 위험성을 높이는 다양한 위험 요소들이 있다. 이런 위험 요소들에는 약물 남용 및 자살(또는 기도)의 가족력, 성적 및 신체적 학대와 같은 초기 외상적 스트레스 요인에 관한 개인력, 우울증으로 인한 빈번한 입원, 조증이 점점 심해지는 시기, 기타 동반되는 질환들 그리고 전반적인 질환의 상태 등이 포함된다. 자살 기도의 과거력이 있는 양극성 환자들은 우울 삽화를 보다 많이 경험하고 심각한 자살 사고를 가지고 자살 기도를 한다. 그들은 공격적 행동을 많이 하고 반복되는 자살 기도를 보인다. 게다가 조증은 충동 통제 능력을 감소시킨다. 조증과 우울증이 혼합된 증상을 보이는 사람은 자살 기도의 위험이 더욱 높은데, 이는 그들이 대개는 과민하고 불쾌하고 불안하며, 에너지가 넘치고 행동적으로 통제되지 못하기 때문이다. 충동 통제 능력이 약한 사람이 더욱더 자살을 기도할 가능성이 높은데, 그 이유는 자살 사고와 기도 간의 시간 간격이 한 순간에 일어날 수 있기 때문이다. 자살을 계획하고 기도했던 사람은 응급 정신과적 평가가 필요하다. 몇몇 경우 가족들이 가족 중 누군가가 자살하려는 것을 발견할 수는 있지만 그들을 응급실로 데려오지 않는데, 그 이유는 자살 기도자가 가족들에게 한 순간의 실수였고, 이제는 괜찮다고 말해서 가족들을 안심시키기 때문이다. 그러나 자살을 결정하는 상황을 전문가가 평가하는 것이 가장 최선의 방법이다.

자살은 양극성 장애의 가장 심각한 위험 요소이다. 임상가는 환자의 현재 정신적 상태, 개인력, 가족력, 물질 사용 등 많은 요소들에 기초하여 자살 위험을 평가한다. 자살 사고는 죽음에 대한 치명적인 생각에서부터 자살을 실행하기 위해 계획을 통해서 죽기를 바라는 수동적 사고에 이르기까지 하나의 연속선상에 놓여지는데, 이 역시 임상가에 의해 평가된다. 임상가는 자살 사고에 대해 직접적으로 물어볼 수 있다. 직접적 질문은 개인의 마음 속에 있는 생각을 끄집어내는 것이 아니다. 오히려 그들은 환자들에게 개방적으로 이 내용에 대해 말하도록 유도한다. 많은 환자들은 도움을 바라고 누군가에게 그들이 어떻게 느끼는지를 알려주기를 바란다. 이런 관점에서 가족 중 한 사람이 자살 사고가 있다고 생각되면, 그들의 고민에 대해 터놓고 이야기하는 것이 최선의 방법이다. 이를 통해 그 사람이 마음 속에 새로운 자살 사고가 나타나지 않게 도와줄 것이며, 그들이 치료를 받을 수 있는 계기가 될 수 있다.

Q97 가족 중 한 사람이 자살을 했습니다. 제가 무언가를 놓친 것 같다는 생각에 죄책감이 듭니다.

자살은 정신 질환을 겪고 있는 환자들에게 있어 가장 비극적인 결말이다. 생각한 것을 어떻게 준비했든지 간에, 그들이 겪고 있는 고통 때문에 가족 중 한 사람이 결국 자살 했다는 것은 언제나 예기치 못한 당혹감과 큰 충격을 안겨준다. 만약 이런 일이 발생한다면 가족, 친구 및 보호자를 비롯한 모든 사람들은 충격에 빠질 것이다. 몇몇 사람들은 상실에 대한 죄책감으로 피폐해질 것이다. 개인의 죽음이 중요하지 않은 사건이 되고 시간이 지나면 아무렇지도 않게 되는 작은 일이 될지라도 이를 회상한다면 다시 고통스러운 기억으로 다가올 것이다. 자살 한 상황을 되돌리지 못하기 때문에 죄책감은 더욱 커진다. 그 사람이 그렇게 행동하도록 내버려 두었고 걱정거리를 공유하지 않았고 그들이 필요로 할 때 같이 있어주지 않았다는 느낌이 들 수 있다. 회고해 보면 모든 사람이 스스로에게 "어떻게 내가 그것을 놓칠 수가 있지?"라고 말한다. 이는 매우 정상적인 감정 반응이다.

자살을 정확하게 예측할 수 있는 과학적 방법은 아직까지 존재하지 않으며, 앞으로도 없을 것이다. 만성적인 자살 사고를 가지고 살아가지만 이를 절대 실행에 옮기지 않는 사람들도 있다. 실질적인 신체적 상해를 입지 않고 셀 수 없을 정도로 손목을 긋거나 약물을 과잉 복용하는 사람들도 있다. 반대로 자살을 하는 순간까지 일생 동안 자살에 대해 결코 생각해 보지 않은 사람도 있다. 정신의학의 발전이 정신 질환의 평가와 치료를 이끌었다 하여도 정신의학의 발전 역시 자살에 기여하는 많은 위험 요소들 중 하나다. 역학 연구자들은 자살을 기도하거나 행한 사람들을 대상으로 다양한 요소들과 자살 간의 관계를 조사하여 위험 요소들을 밝혀냈다. 그러나 상관관계는 인과 관계를 의미하지는 않는다. 위험 요소들이 자살 위험을 가진 사람들을 평가하는데 도움이 될지라도, 위험이 있는 사람이 자살을 기도하거나 행할 때 이를 예측하는데 그리 많은 도움을 주지는 않는다. 그 결과 정신의학은 부정확한 과학이 되고 자살을 예측하는 것은 날씨를 예측하는 것보다 어렵게 되었다. 우리는 자유 의지의 힘을 절대 과소평가해서는 안 된다. 죄책감이 통제할 수 없는 감정이고 어떤 상황에서는 정상적인 반응일지라도, 타인의 행동에 대해서 죄책감을 느끼는 것은 드문 일이다.

Q98 *제 아들이 복용 중인 약을 끊었습니다. 결국 병원에 다시 입원했고 병원에서는 아이를 일주일 정도만 입원시키고 퇴원시켰습니다. 저는 실망스럽고 화가 납니다. 제 아들은 장기 입원이 필요합니다. 제가 어떤 수준에서 아이를 보살펴야 합니까?*

비순응이라는 용어는 환자가 주치의의 권고를 따르지 않고 자의적으로 치료를 중단하는 것을 말한다. 비순응이 왜 발생하는지에 대해서는 몇 가지 이유가 있다. 가장 일반적인 이유는 그들 자신이 양극성 장애가 있다는 점을 인식하지 못하는데 있다. 두 번째로 흔한 이유는 인격 장애를 가졌거나 약물 및 알코올 문제가 지속되고 있기 때문이다. 비순응의 다른 이유들은 표 9에 제시되어 있다. 순응을 어렵게 만드는 다른 이유들에는 처방받은 약물의 수와 처방을 받기 위해 얼마나 많은 치료자를 만나는가에 있다. 하루에 한 번 복용이 가능한 경우에는 순응도가 좋아질 수도 있다. 많은 약물들을 복용한다면 이 약물들이 서로 상호작용하고 그로 인해 부작용이 많아지거나 효과가 떨어질 수가 있다. 치료 순응도를 높이기 위해서는 그 이유를 알고 바로 바로 설명해 주는 것이 중요하다.

양극성 장애의 비순응은 66%에나 이르고 이는 재발 및 재입원, 노숙 및 법적 문제의 가장 큰 원인이 된다. 이런 상황들을 막을 수 있는 가장 확실한 것은 치료자–환자 관계이다. 의사 권위를 존중하고 의사와 환자의 관계가 시간이 지날수록 점점 공고해지는 경우, 환자가 질병을 가지고 있음을 부인할 때에도 순응의 비율은 높다. 중요한 것은 유능하고(able), 이용가능하고(available) 그리고 상냥한(affable) 의사를(훌륭한 의사에 관한 3A's) 찾는 것이다. 유능한 의사는 정신과적 진단과 약물에 대한 연구 및 그 복잡성을 이해하고 있을 뿐만 아니라 간단하고 올바른 방식으로 복잡성을 설명할 수 있는 능력이 있어, 약물 치료를 시작하거나 중단할 경우의 위험과 이익 모두를 명확하게 기술할 수 있어야 한다. 언제든지 이용가능한 의사는 적절한 시간에 알맞은 약속을 정할 뿐만 아니라 긴급한 요청과 긴급 통화를 위해 자신의 시간을 융통성 있게 조정할 수 있어야 한다. 상냥한 의사는 결코 거만하고 생색을 내는 것이 아닌 따뜻하고 공감적이어야 한다. 일반적으로 의학과 정신의학에는 알려지지 않은 것들이 많이 있다. 훌륭한 의사는 자신의 무지함을 인정하고 치료 시 질문에 즉각적으로 답하지 못한 것을 알아내기 위해 기꺼이 연구할 수 있어야 한다.

표 9.

치료 비순응의 이유들
양극성 장애가 있다는 것을 인식하지 못함
인격 장애와의 공존
지속적인 약물 및/또는 알코올 문제
"미쳤다"는 소리를 듣는 것에 대한 두려움
다행감의 상실
개인의 창조성 또는 성격을 잃어버릴지도 모른다는 두려움
치유되었다는 개인의 믿음
"자연 치료법"에 대한 소망
약물의 부작용
우울로 인한 건망증 및 동기 상실
약물 비용
건강 보호 및 의학에 참여할 기회 결여

이상의 자질을 갖춘 의사를 찾는 것은 순응을 높이는데 도움이 되는 첫 번째이다. 결국 양극성 장애에 대한 교육은 상태가 나빠질 때 대처 방법과 현실적 기대를 발달시키는데 도움이 될 것이다. "최악의 시나리오"를 생각해 본 다음에 위기 계획을 세울 수 있다. 불안정성은 일반적으로 첫 번째 규

칙인데, 왜냐하면 유의한 부작용 없이 안정적인 약물 및 약물의 조합을 찾는 것이 매우 어렵기 때문이다. 이 시기에는 좌절하고 낙담하기 쉽다. 이 기간에는 입원이 잦을 수 있고 환자와 가족은 서로에게 화가 나서 수 없이 다툴 수 있다. 지지 체계를 향상시키기 위해 가족들 모두가 교육을 받고 참여하는 것이 성공의 가능성을 높인다. 가족들 모두는 약물과 그 부작용, 의료진의 이름과 더불어 그들과 어떻게 연락할 수 있는지, 그리고 모두 같이 참여할 수 있는 약속이 무엇인지에 대해 알아야만 한다. 의사소통에 있어 개방성은 필수적인 요소이다. 다른 의학적 상태를 치료하는 것과 마찬가지로 양극성 장애는 치료되어야 한다. 사생활에 대한 존중이 이루어진다는 조건 하에 건강, 장애 또는 안전에 관한 내용들은 모든 가족들과 공유되어야 한다. 가족과 이야기 하길 싫어하고 심리치료의 특권이라는 이름 아래 숨기려고만 하는 의료진은 피해야 한다. 이런 접근은 "매우 걱정이 많은" 환자들에게는 좋은 방법이지만, 양극성 장애로 고통 받는 환자들에게는 좋지 않은 접근법이다. 가족 치료가 유용할 수 있다. 이용 가능한 지지 체계를 향상시키기 위해 정신질환을 위한 국가 연맹(MAMI)의 지부와 연계를 맺는 것 역시 추천하는 바다.

어떤 의도와 목적을 가진 장기 입원은 더 이상 존재해서는 안 되는데 특히 양극성 장애 환자의 경우 그러하다. 심각한 정신 질환을 가진 환자들에 대한 지역 사회의 개입이 많이 늘었으며, 병원에는 단기간 위기 입원을 하고 있다. 지역에 따라 다르지만 입원 첫 5일에서 7일 안에 퇴원한 경우보다는 3~4일 정도 입원하는 것이 더 효과적이다. 이런 입원의 목적은 일차적으로 위험 감소나 지역 사회에서 안전하게 관리될 수 있는 수준으로 장애를 줄이는 것이다. 대부분의 가족들에게 이런 방법은 보통 좌절을 안겨주는데 그 이유는 사랑하는 가족이 여전히 증상을 보이기 때문이다. 당신이 정신질환을 보호하기 위해 이런 방법이 왜 발생했는지에 대한 많은 윤리적, 사회적 및 경계적 이유에 동의하지 않는다 하여도, 이것이 현재 치료 체계이다. 이런 이유로 당신은 가장 높은 수준의 치료적 성공을 위해서 지역 사회로부터 최상의 지지를 받을 수 있음을 보장 받아야 한다. 이런 목적을 이루기 위해서 NAMI 지부는 정보의 원천이 될 수 있으며, 당신은 지역 사회에서 이용할 수 있는 것이 무엇인지 알기 위해서 연락을 취해야만 한다.

Q99 NAMI란 무엇입니까? 어떤 도움을 받을 수 있나요?

NAMI는 정신 질환을 위한 국가 연맹(the National Alliance for the Mentally Ill)의 약자로, 정신 질환을 겪고 있는 환자와 그들의 가족을 지지하기 위한 옹호 집단이다. 이런 사명감에 따라 다음과 같이 말하고 있다: "NAMI는 정신질환의 근절과 함께 이런 질환을 가지고 살아가는 모든 사람들의 삶의 질을 높이는 것에 힘쓰고 있다" 1979년에 창설된 이래로, NAMI는 1억 5천만 명이 넘는 환자와 그 가족들이 정당한 치료와 서비스를 받게 하기 위해 정신질환을 옹호하는 매우 힘겨운 일을 하고 있다. 미국 50개의 주(states)에 위치하고 있는 천개 이상의 지부는 모두 자원 봉사 조직으로써 소비자와 지역 사회를 위한 교육, 많은 연구가 이루어지도록 로비 활동을 하고 있으며, 아울러 정신 질환을 이겨내려는 사람들에게 건강 보험, 주거, 재활, 직업을 제공한다. 지부들은 지역의 특성에 따라 조금씩 다른 서비스를 제공한다. NAMI의 홈페이지는 www.nami.org이며, 지부와의 연계를 통해 보다 많은 정보를 제공할 수 있다.

100 양극성 장애에 대한 보다 많은 정보는 어디서 구할 수 있나요?

이 작은 책에서 양극성 장애의 모든 측면에 대해 다루는 것은 불가능하다. 다음의 부록 A는 양극성 장애 환자와 그들의 가족들이 이용할 수 있는 조직, 웹 사이트 그리고 간행물에 대한 것이다.

부록 A

정보들

조직

미국 자살 방지를 위한 재단
www.afsp.org

아동 및 청소년 양극성 장애 재단
www.bpkids.org

우울 및 양극성 지지 연맹
www.dbsalliance.org

우울과 관련 정동 장애 연합
www.drada.org

우울증 인식을 위한 가족 모임
www.familyaware.org

정신 질환을 위한 국가 연맹
www.nami.org

국립 정신건강 연구소
www.nimh.nih.gov

국립 정신 건강 연합
www.nmha.org

식품 및 약물 관리청
www.fda.gov

직통 번호

국립 청소년 자살 직통전화
(800)621-4000

국립 약물 및 알코올 치료 직통전화
(800)662-HELP

국립 자살 방지 생명선
(800)273-TALK

국립 청소년 위기 직통전화
(800)HIT-HOME

웹 사이트

www.aabt.org
행동치료 효과와 관련된 웹사이트로 치료자를 찾을 수 있음

www.aacap.org
미국 아동 및 청소년 정신과 학회 웹사이트로 환자들과 그들의 가족들에 대한 정보가 제공됨

www.aboutourkids.org
아동 정신 건강에 대한 뉴욕 대학의 아동 연구소 웹사이트

www.academyofct.org
인지치료 학회 웹사이트로 소비자를 위한 정보와 전문적인 인지 치료자를 찾을 수 있음.

www.bazelon.org
정신 건강 법률에 관한 바질론 센터의 웹사이트로 정신 질환에 대한 국가 법령의 옹호를 유지하기 위한 정보를 제공함

www.depressioncentrer.net
이용할 수 있는 온라인 상의 지지 체계 웹 사이트

www.dr-bob.org
정신약물학에 대한 정보 제공

www.healthfinder.gov
건강 및 인간 서비스 관련 부서를 지원하는 사이트로 건강과 관련된 정보를 지속적으로 제공하는 웹 사이트에 대한 정보와 연결되어 있음.

www.human-nature.com
모든 인간 행동에 대해 정리하고 있음.

www.mentalhealth.org
정신 건강에 대한 정보를 제공하는 미국 건강 및 인간 관련 서비스 웹사이트

www.nacbt.org
국립 인지행동 치료자 연합 웹사이트로, 소비자에 대한 정보를 제공하고, 전문적 자격증을 갖춘 인지-행동 치료자들 찾을 수 있게 연결함

www.naswdc.org/resouce
국립 사회사업가 연합 웹 사이트로 국가 전역에서 일하고 있는 사회사업가의 명단을 제공함

www.paych.org/public_info/
미국 정신과 연합 웹사이트로 환자에 대한 대중적 정보를 제공함

www.webmend.org
의학, 건강 및 웰빙에 대한 정보를 제공하는 웹사이트

용어집

간염(hepatitis) : 감염 혹은 독소로 인한 간의 염증 상태를 말한다.

감각이상(paresthesias) : 마비와 사지 저림을 보이며, 종종 불안 장애의 증상이다.

갑상선 기능저하증(hypothyroidism) : 목 부위에 있는 갑상선에서 분비되는 갑상선 호르몬이 감소되거나, 분비가 안 되는 경우에 나타나는 질병이다. 이 갑상선호르몬은 주로 대사와 관련이 있는데, 이 호르몬의 분비가 적을 경우 대사가 전반적으로 느려짐으로써 증상이 임상적 우울증과 유사해 질 수 있다.

강직증(catalepsy) : 다양한 신체적 및 심리적 장애에서 발생하는 상태로 외부 자극에 대한 반응의 결여와 근육 경직이 특징이다. 그 결과 팔다리가 놓여진 자세가 어떻든지 간에 그대로 유지되어 있다.

경조증(hypomanic) : 조증과 같은 증상을 보이나 경미한 형태로 그 정도는 약하다.

공존률(comorbidity) : 우울증과 불안 장애와 같이 2개 이상의 정신 장애가 존재하는 것이다.

과다각성(hyperarousal) : 외부 및 내적 자극에 대한 각성이 매우 높은 상태로 종종 수면 장해, 집중의 어려움, 과잉경계, 및 과도하게 놀란 반응이 나타난다. 일반적으로 외상후 상태에서 볼 수 있다.

과다수면(hypersomnia) : 깨어 있기 어려운 것이다. 지나치게 많이 자는 것이다(oversleeping).

과대망상(grandiosity) : 자신 또는 개인의 생각이 현실의 것보다 우월하다고 생각하는 경향을 말한다.

과잉일반화(overgeneralization) : 심리적 외상 같은 특정 사건을 경험한 뒤 이를 특정한 사건에만 국한하지 못하고 다른 상황들에도 똑같이 적용하는 자동적 사고의 일종이다.

관해(remission) : 특정 정신 질환과 관련된 모든 증상이 완전히 사라진 것을 말한다. 이는 치료 사직 후 첫 6개월 동안 사용되는 말이며, 6개월 이후에는 회복(recovery)이라는 용어를 사용한다.

교감신경계(symphathetic nervous system) : 자율신경계의 일부분으로 공포 또는 신체적 활동의 극대화와 같은 스트레스 상황에서 대처하기 위해 필요한 에너지와 반응을 생성하는 일을 담당한다.

구조(constitution) : 성격 및 특질이라는 개인의 생물심리학적 구조를 말한다.

기능적(functional): 일반적으로 생리학적 혹은 해부학적 원인이 명확히 밝혀지지 않은 증상 또는 상태를 말한다.

기분 부전(dysthymic) : 경미한 우울 증상이 만성적으로 지속되는 상태이다.

기분 안정제(mood stabilizer) : 일반적으로 우울증에서 조증으로 바뀌는 것처럼 기분 변동을 예방하고 치료하는 약물을 말한다.

기분 장애(mood disorder) : 정신 질환의 한 유형으로 일차적으로 기분에 영향을 미치고 이차적으로 인지에 영향을 준다. 기분 장애는 주로 우울증 및 양극성 장애로 구성되어 있다.

기분과 조화되지 않는mood-incongruent: 위협을 당할지 모른다는 편집증이 있지만 다행감을 보이는 것처럼 우세한 기분 상태와 일치하지 않는 것을 말한다.

기저핵(basal ganglia) : 신경 세포의 세 집단으로(미상핵, 내과피, 담창구) 이루어진 뇌 영역으로 선택적으로 움직임의 통제를 담당한다. 기저핵의 이상은 불수의적 운동 장애를 일으킨다.

기형발생(teratogenic) : 정상적인 태아 발달을 방해할 수 있는 것이다.

난치성 우울증(refractory depression) : 치료적 개입에 반응하지 않는 우울 질환이다. 이 용어는 여러 개의 다른 치료적 개입들에 반응이 나타나지 않는 한 일반적으로 사용되지 않는 용이이다.

내분비 장애(endocrine disorder) : 내분비계의 장애이다. 내분비 샘이 호르몬으로 알려진 화학 물질을 혈류로 직접적으로 방출하며, 이 화학물질이 다른 부위에서 활동을 한다.

내분비샘(endocrine glands) : 목표 세포에 전달되기 위해 혈류 또는 림프로 보내지는 비밀스런 화학 전달자(호르몬)를 합성하는 내분비선이다.

노르에피네프린(norepinephrine) : 신경전달물질로 기분의 조절, 각성 및 기억에 관여한다.

뉴런 가소성(neuronal plasticity) : 학습의 결과로 신경의 성장과 변화 활동을 말한다. 신체적 운동이 근육 성장을 변화시키는 것과 같은 방식으로 정신 운동은 뉴런의 성장을 변화시킨다.

뉴런(neuron) : 세포체에 수지상 돌기와 축색이라 불리는 부분까지 확장된 신경 세포이다. 수지상 돌기는 시냅스로부터 세포체에 메시지를 전달하고 축색은 다른 신경 세포와의 교류를 위해 시냅스에 메시지를 전달한다.

단계적 노출(graded exposure) : 특정 공포증을 없애기 위해 적용되는 심리치료 기법이다. 공포를 유발시키는 상황에 대한 단계적 노출은 우선적으로 철저한 심상 기법이 활용되어야 하며, 그 다음에는 완전한 노출을 하기 전까지 시간과 강도에 대한 제한된 노출이 이루어져야 한다.

단극성(unipolar) : 양극성 또는 기분 상태의 양 극단으로 알려진 조울증과 반대로, 주용 우울증 또는 한쪽 극단의 기분 상태를 말한다.

대사(metabolize) : 혈액 내에 있는 약물을 분해하는 과정이다.

대인관계 사회적 리듬치료(interpersonal social rhythm therapy) : 대인관계 치료 원칙에 기초한 치료 형태이며, 특히 양극성 장애에 초점을 맞추었으며, 수면을 포함한 일상적 활동의 모니터링을 통해 치료를 한다.

대인관계 치료(interpersonal therapy) : 치료의 한 종류다. 발달적 관계에 초점을 두는 통찰지향적 혹은 역동적 치료와 달리 대인관계 치료는 엄격하게 현재 관계와 그 관계에서의 갈등에만 초점을 둔다.

대체 요법(alternative treatment) : 의학적 상태에 대한 치료로 효과를 입증할 수 있는 과학적 연구가 이루어지지 않은 것이다.

말의 압박(pressed speech) : 말을 계속하고 싶어하는 욕구이다. 이런 유형의 말은 다른 사람이 중간에 끼어들기가 어렵다. 조증 혹은 경조증적 기분 상태에서 흔히 나타난다.

몽유병(somnambulism) : 수면 중 걸어 다니는 것이다.

무감각(numbing) : 외부 자극에 대한 저항에서 생기는 심리적 과정으로 이 때문에 이전에 즐거웠던 활동을 하고자 하는 욕구가 줄어들게 된다.

무의식(unconscious) : 의식 혹은 숙고하는 마음에서 이용할 수 없는 잠재되어 있는 행동의 동기로서 평생의 경험을 통해 발달한다.

무의욕증(avolition) : 일반적으로 바람, 동기 그리고 끈기의 결여로 설명되는 심리적 상태이다.

반감기(half-life) : 우리 몸에서 배출된 약물의 혈액 농도가 반으로 되기까지 걸리는 시간을 말한다. 반감기는 혈액에서 약물이 균형을 이루는 시간뿐만 아니라 균형을 이루기 위해 약을 먹는 빈도를 결정한다.

반응(response) : 우울증과 같은 특정 정신 질환과 관련된 모든 증상이 완벽히 없어지지는 않았지만 적어도 50%가 감소된 것을 말한다.

반추(rumination) : 관념 혹은 의사 결정을 위한 강박사고이다.

발화(kindling) : 역치 하의 전기적 혹은 화학적 자극에 반복적 혹은 간헐적으로 노출되면서 뇌에서 발생하는 흥분성 역치가 영구적으로 감소하게 되는 것이다.

방어기제(defense mechanisms) : 불안을 야기시키는 불쾌한 사고 및 현실로부터 자신의 성격을 보호하기 위한 무의식적 방법의 집합이다.

백질(white matter) : 긴 신경 섬유를 감싸고 있는 수초로 이루어진 뇌의 통로를 말한다.

백혈구 감소증(leucopenia) : 백혈구 수가 비정상적으로 줄어드는 것을 말한다.

벤조디아제핀계(benzodiazepine) : 진정 및 불안 완화의 효과를 가진 약물 그룹 중 한 종류이다. 이 그룹에 속한 약물들은 공통된 화학 구조와 작용 기전을 공유한다.

변연계(limbic system) : 섭식, 생식 그리고 정서적 사건에 대한 기억 및 감정을 담당하는 뇌의 한 부분이다. 변연계에는 시상하부, 해마, 편도체 그리고 대상회뿐만 아니라 기저핵의 일부분이 포함된다.

본능적(visceral) : 신체적 감각으로 주로 소화 기관을 말한다. 또한 이유보다는 직관에서 기인된 느낌 또는 사고를 말한다.

부교감신경계(parasympathetic nervous system) : 자율신경계의 일부분으로 스트레스 상황에서 우리 몸의 휴식, 회복 및 새로운 에너지의 저장 역할을 담당한다.

분열(splitting) : 하루는 어떤 사람을 이상화했다가 그 다음 날에 그 사람을 평가절하하는 것처럼 반대되는 정동 또는 정서적 상태를 분리하는 방어기제이다. 대상에 대한 하나 이상의 표상을 가지는 자아 능력이 손상된 것이다. 분열은 환자와 작업을 위해 팀 구성원들을 나누는 과정으로 기술될 수도 있다.

불면증(insomnia) : 잠들기 어려움으로 한 밤 중까지 혹은 이른 아침까지 깨어 있는 것이다.

불안완화제(anxiolytic) : 불안의 주관적 및 객관적 증상을 경감시키는 물질이다.

불쾌감(dysphoria) : 불행하고 기분이 좋지 않은 정서적 상태다.

비전형 항정신병제(atypical antipsychotic) : 고전적인 항정신병제와 달리 뇌의 수용기에 초점을 둔 차세대 항정신병제로 신경학적 부작용이 적고 기분 안정의 효과가 있다.

사고 중지(thought stopping) : 반복되는 사고를 억누르기 위해 사용되는 기법이다.

사고의 비약(flight of idea) : 사고 장애의 한 유형으로 문장 중간에 또는 이야기 중 부적절한 주제로 계속해서 전환되는 것이다.

사고의 질주(racing thoughts) : 마음 속에 있는 생각들이 하나의 주제에서 다른 주제로 매우 빨리 이동한다는 주관적 느낌으로, 말의 속도가 끼어들 수 없을 정도로 빨라 이를 이해하고 따라가기 어렵다.

사망률(mortality) : 질환 또는 질병으로 인한 죽음을 말한다.

사전동의(informed consent) : 환자가 자신의 몸에서 일어날 일을 결정할 권리로서 치료에 대한 동의는 정보를 담고 있는 용지, 의사결정 능력 그리고 치료에 동의할 수 있는 능력이 요구된다.

산후의(postpartum) : 출산 후 특정 기간 이내 발생하는 사건으로 보통 출산 이후 첫 4주를 말한다.

상대적 위험도(relative risk) : 위험 요소에 노출된 사람이 장애에 걸릴 비율 대 같은 위험 요소에 노출되지 않은 사람이 장애에 걸릴 비율을 말한다.

상류조절(up-regulation) : 항상성을 유지하기 위해 신경전달물질 감소에 대한 반응으로 관련 뇌 영역의 수용기가 증가하는 것이다.

생리학적(physiological) : 기관, 조직 또는 세포처럼 살아 있는 물질 matter의 기능과 활동이 지속되는 것이다.

생물정신사회적(biopsychosocial) : 다양한 정신질환의 발달에 영향을 미치는 위험 요소의 기원을 기술하기 위해 사용되는 모델로 한 개인에게 생물학적, 심리학적 그리고 사회학적 요소들이 통합되어 있다는 것이다.

생체 아민(biogenic amines) : 두뇌 활동의 조절에 관여하는 신경계의 화학물질 집합으로 도파민, 세로토닌 및 노르에피네프린이 포함된다.

섬망(delirium) : 고열, 중독, 쇼크 또는 다른 원인에 의해 일시적으로 정신이 혼란된 상태이며 불안, 지남력 상실, 기억 손상, 환각, 전율, 지리멸렬한 언어 표현이 특징이다.

세로토닌 증후군(serotonin syndrome) : 매우 드물기는 하나 체내에 세로토닌의 양이 많아지면서 세로토닌이 직접적인 생리적 효과를 일으키는 것으로 생명을 위협하는 증후군이다. 증상으로는 얼굴 붉어짐, 고열, 심계항진 및 발작이 있다.

세로토닌(serotonin) : 뇌와 신체 전역에서 발견되는 신경전달물질이다. 세로토닌은 기분 조절, 불안, 통증 지각, 식욕, 수면, 성 행동 그리고 충동적 행동에 관여한다.

수용기(receptor) : 세포의 단백질로서 세포 내 또는 외부 환경에서 나오는 특정한 화학 물질로 이루어져 있다. 세포에 변화를 일으키기 위해 전기화학적 메시지를 세포가 받아들이는 특정 활동을 한다.

순응성(compliance) : 처방 받은 치료를 유지하는 것처럼 의학적 권고를 따르는 행동의 정도를 말한다. 순응성은 약물뿐만 아니라 치료 약속과 정신 치료 회기에도 해당될 수 있다.

스트레스요인(stressors) : 신체와 정신에 대한 환경적 영향으로 점진적으로 부정적 효과를 일으킨다.

스티븐-존슨 증후군(Stevens-Johnson syndrome) : 피부 점막의 심한 감염, 발진으로 약물에 대한 알레르기성 반응으로 나타날 수 있다.

시냅스 틈(synaptic cleft) : 두 개의 뉴런 사이의 연결 부분으로 신경전달물질을 방출하여 상호간의 교류를 유지하거나 변화시킨다.

신경생리학(neurophysiology) : 신경계의 기능과 활동, 특히 생리학에 기여한 과학의 한 분야를 말한다.

신경전달물질(neurotransmitter) : 뇌의 화학 물질로 신경 세포에서 방출되고 세포 수용기를 통해 다른 세포에 메시지를 전달한다.

신경학적(neurological) : 뇌, 뇌간, 척수 및 말초 신경을 포함한 신경계의 모든 측면을 말한다. 특정한 확인 가능한 병리생리학적 과정의 문제는 정신과적인 문제가 아닌 신경학적 문제로 간주된다. 병리생리학적 및 정신의학적 특징을 모두 가지고 있는 문제들은 신경정신의학적 문제라고 본다.

신경해부학(neuroanatomy) : 신경계와 신경 조직에 대한 구조적 구성을 말한다.

신체적(somatic) : 신체를 말한다. 신체적 치료는 약물 및 ECT처럼 직접적인 생리학적 효과를 가지는 모든 처치를 말한다. 신체적 호소는 쑤심 및 통증과 같이 신체와 관련된 모든 신체적 불평들을 말한다.

심리도식(schema) : 세상에 대한 마음의 표상으로 외부 환경에 대한 지각 및 반응에 영향을 미친다.

심리사회적(psychosocial) : 개인의 심리적 안녕에 영향을 줄 수 있는 환경적 상황과 관련 있다.

심장독성(cardiac toxicity) : 약물의 부작용으로 인한 심장 혹은 관상 동맥에서 손상이 발생하는 것.

악성 고혈압(Malignant hypertension) : 갑작스러운 혈압의 상승으로 두통과 같은 심각한 증상이 빠르고 급격하게 진행되는 상태를 말한다.

알고리즘(algorithm) : 특정 문제에 접근하기 위해 이루어지는 일련의 단계들을 말한다.

애착(attachment) : 아동과 양육자 간의 심리적 연결을 말한다. 영아는 생후 첫 달 이내에 애착 행동을 발달시킨다. 초기 애착의 결함은 나중에 삶에서 관계를 문제를 일으킬 수 있다.

약물 병용요법(augmentation) : 약물치료에서 처방 계획에 따라 복용하고 있는 약물의 긍정적 효과를 향상시키기 위해 이차적 약물을 사용하는 전략이다.

약물중단 증후군(Discontinuation syndrome) : 약을 갑자기 끊을 때 나타나는 신체적 증상들을 말한다.

약물학적(pharmacological) : 섭취 시 체내에서 생리적 과정을 일으키는 모든 화학 물질을 포함한다. 정신약물학적(psychopharmacological)이라는 것은 직접적인 심리적 효과를 가지는 생리적 과정을 말한다.

양극성 우울증(bipolar depression) : 양극성 장애 경과 중에 발생하는 우울 삽화를 말한다.

양극성 장애(bipolar disorder) : 조증 혹은 경조증 삽화, 우울 삽화가 번갈아 가며 나타나는 정신 질환이다. 그리고 반복적으로 조증 삽화만 나타날 수 있고, 다른 삽화가 번갈아 나타나지 않을 수 있는 등 다양한 형태가 있다.

양자연구(adoption study) : 입양된 아이와 그렇지 않은 형제들을 비교함으로써 유전적 관련성과 환경의 영향을 통제하기 위해 고안된 과학적 연구이다.

역동적(dynamic) : 한 사람의 대인 관계, 발달적 경험, 그리고 치료자와의 전이 관계에 초점을 두는 치료 유형을 말한다. 통찰지향적으로 알려져 있다.

역전이(countertransference) : 환자가 치료자의 과거를 생각나게 하여, 치료자가 환자를 있는 그대로 평가하고, 행동하는 것이 아닌, 치료자의 문제가 투사된 인물로서 평가하고, 행동하는 것이다.

예방(prophylaxis) : 질병의 방지

오프 라벨(off-label) : FDA에 의해 승인된 질환이 아닌 다른 질환에 약물을 처방하는 경우를 말한다.

우울(depression) : 사고, 기분 및 행동의 변화와 관련된 의학적 상태다.

운동성 실어증(alogia) : 정신적 무능력으로 인해 말을 할 수 없는 것을 말한다.

운동이상증(dyskinesia) : 신체 움직임을 조절하는 능력이 손상된 상태를 말한다.

운동피질(motor cortex) : 대뇌 피질의 한 부분으로 수의적 운동과 직접적으로 관련 있다. 운동 영역으로 알려져 있으며 팔다리를 좌우 위아래로 움직이는 것처럼 특정한 신체적 움직임과 정확하게 연관되어 있다.

위약(placebo) : 복용하였을 때 아무런 생리적인 효과가 없는 불활성 물질로서, 생리적 효과는 없지만 심리적인 효과는 가질 수 있다.

유병률(prevalence) : 일정 기간 전체 인구에서 사건의 위험 요소를 가진 사례의 빈도 비율을 말한다.

유전자(gene) : DNA 결과물로 특정 단백질을 암호화하거나 다른 유전자들을 통제한다. 유전자는 다음 세대로 유전된다.

의존(dependence) : 정상적인 기능을 위해 약물에 우리 몸이 의지하는 것이다. 약을 갑자기 중단 했을 때 신체적 의존이 금단으로 나타난다. 의존은 중독과는 반대되는 개념이다.

이환률(morbidity) : 특별한 질병의 과정 혹은 질환이 개인의 사회적, 학업적, 혹은 직업적 기능에 영향을 미치는 것이다.

인격장애(personality disorder) : 평생에 걸쳐 지속되면서 기능적 손상을 일으키는 부적응적 행동 유형을 말한다.

인돌레라민(indoleamines) : 뇌에 있는 신경전달물질의 한 종류로 세로토닌을 포함하고 있다.

인지-행동치료(cognitive-behavioral therapy) : 심리 치료에 인지적 및 행동적 접근이 혼합된 것으로 치료 동안에 치료자는 자동적 사고와 의도대로 되지 않는 행동에 초점을 둔다. 이를 통해 그 사람이 자신의 사고와 행동을 보다 의식할 수 있고, 보다 긍정적인 사고와 행동으로 대체할 수 있게 만든다.

일치율(concordance) : 유전학적으로 질병의 존재 유무의 관점에서 쌍생아들의 유사성을 말한다.

자동적 사고(automatic thoughts) : 인생에서 특정한 혹은 일반적인 사건이 일어날 때마다 자동적으로 발생하는 생각으로 주로 우울증과 관련 있다.

자아동질적(ego-syntonic) : 자기(자아)가 용인할 수 있는 것을 말한다.

자아이질적(ego-dystonic) : 자기(자아)가 받아들일 수 없는 것을 말한다.

자유연상(free association) : 사고를 검열하는 자연스러운 경향을 억제하고 머리 속에서 떠오르는 것을 소리 내어 말하는 정신 과정이다. 이 기법은 정신분석과 정신역동적 정신 치료에서 사용된다.

자율신경계(autonomic nervous system) : 신경계의 일부로 "불수의적"인 것이며, 혈압 조절뿐만 아니라 소화, 호흡, 발한, 신진대사와 같은 불수의적 기능을 통제함으로써 내적 환경을 일관되게 유지하는 역할을 한다.

재경험(re-experiencing) : 과거에 경험했던 사건을 생생하게 회상하면서 동시에 처음에 경험했던 것만큼의 강한 정서가 수반된다.

재발(relapse) : 적극적인 치료를 받은 사람이 정신 질환의 증상으로 되돌아가는 것을 말한다. 재발은 종종 치료 반응 동안 혹은 증상의 관해 기간에 발생한다. 만약 증상이 회복 단계라고 말하는 동안 즉 성공적인 치료의 6개월 이후에 나타났다면 이때는 재현(recurrence)이라 한다.

재현(recurrence) : 완벽한 회복 이후 정신 질환 증상이 다시 나타나는 것으로 증상이 완전히 없어진 지 6개월이 지나서 증상이 다시 나타나는 것을 말한다.

저항(resistance) : 치료 개입을 회피하는 경향으로 종종 무의식적으로 나타난다(예를 들어 약속 잊어버리기, 늦게 도착하기, 약을 복용하기).

전기경련치료ECT : 전기 경련 혹은 충격 치료이다.

전기화학적으로(electrochemically) : 신호가 신경학적으로 전달되는 방법을 말한다. 뇌의 화학 물질 또는 신경전달물질이 신경 조직의 전기적 활동으로 바뀌어져서 신호가 전달된다.

전이(transference) : 과거 개인의 삶에서 중요한 대상들(부모 및 형제)에게 느꼈던 감정이나 태도를 무의식적으로 치료자에게 돌리는 것이다. 이는 다른 관계에 있어 기본적인 형태일 수 있으며, 부정적이거나 긍정적일 수 있다. 전이 관계는 통찰지향적 또는 정신역동적 치료를 받는 환자의 치료 과정에서 중요한 사건이다.

정동의 단조로움(affect flattening) : 외적 자극에 표정 및 정서 반응이 없는 것을 말한다.

정동(affect: 느낌 또는 정서로, 특히 얼굴 표정과 신체 언어로 나타난다.

정신 상태(mental status) : 특정 시점에서 한 개인의 인지적 및 정서적 기능에 대한 짧은 묘사로 이것은 항상 정신과적 평가의 일부분으로 포함된다.

정신운동 지체(psychomotor retarded) : 보통 심각한 임상적 우울의 결과로 움직임이 느려지는 것이다. 정서 및 인지가 충분히 우울해지면, 운동 기능 역시 우울해지게 되는 현상이 발생하게 되는 것이다.

정신운동성 초조(psychomotor agitation) : 과잉 활동 또는 안절부절못하는 움직임으로 매우 불안하고, 조증 기분 상태 또는 중독 상태에서 자주 볼 수 있다.

정신질환(mental illness) : 어떠한 병리생리학적 증거 없이 사회적, 학업적 및 직업적 기능을 손상시키는 기능적 증상으로 정의되는 의학적 상태이다.

조증(mania) : 사고의 질주, 수면 욕구의 감소, 과잉 행동과 충동 통제의 어려움과 관련된 기분의 상승(극심한 다행감 또는 과민함)이 특징인 상태다. 하나의 조증 삽화(물질의 섭취 없이)가 양극성 장애를 진단하는데 필요하다.

좌불안석증(akathisia) : 계속 움직이고자 하는 욕구로 인해 주관적으로 느끼는 내적 불안감이다. 객관적으로 안절부절못하는 움직임 또는 걸음걸이는 좌불안석증의 징후일 수 있다.

중독(addiction) : 신체적, 심리적, 혹은 사회적 손해에도 불구하고 기분 변화 물질을 지속적으로 사용하는 것을 말한다. 사용량과 횟수에 대한 통제력 상실, 갈망, 심각한 역효과가 존재함에도 지속적으로 사용하고, 부정적 결과를 부인하며, 다른 기분 변화 물질을 남용하는 특징이 있다.

중추신경계(central nervous system) : 뇌와 척수에 있는 신경 세포와 이를 지지하는 세포들을 말한다.

지연성 운동이상증(tardive dyskinesia) : 늦은 발병의 불수의적 운동 장애로 종종 비가역적이며, 보통 입, 혀 또는 입술, 그리고 드물지만 사지 및 몸통에서 나타난다. 이런 운동은 항정신병제 복용의 결과이기는 하나 새로운 비전형 항정신병제에서 자주 나타나지 않는다.

직계 가족(first-degree relative) : 생물학적으로 직접 관련된 가족 구성원으로 생물학적 부모 또는 친 형제자매를 말한다.

차세대 항정신증제(second-generation antipsychotic) : 비전형성 항정신증제를 참조하라

추체외로계(extrapyramidal) : 정적인 운동 통제에 반응하는 뇌의 일부분이다. 기저핵은 이 체계의 한 부분이다. 이 체계의 결함은 불수의적 운동 장애를 일으킨다. 항정신증제는 이 영역에 영향을 미침으로써 추체외로계 부작용을 일으킨다. 추체외로계 부작용에는 근육 경련(근긴장이상), 떨림, 질질 끄는 걸음걸이, 안절부절(좌불안석증), 그리고 지연성 운동이상증 등이 있다.

축색(axon) : 신경 세포의 단일 섬유로 전기 충격에 의해 메시지를 수용 뉴런에 전달한다. 각각의 신경 세포는 하나의 축색을 가지고 있다.

췌장염(pancreatitis) : 췌장에 염증이 생기는 것이다.

치료 계획(treatment plan) : 정신 질환의 치료를 위해 환자와 임상가의 합의 하에 세워진 계획이다. 여기에는 모든 치료 양식들이(치료 및 약물) 통합되어 있다.

치료 지수(therapeutic index) : 독성 용량과 치료적 용량 간의 비율로, 특별한 치료 약물의 상대적 안전성을 측정하는데 사용된다.

카테콜라민(catecholamines) : 뇌 신경전달물질의 한 종류로 에피네프린, 노르에피네프린, 그리고 도파민이 포함된다.

타라소프(Tarasoff) : 가족 중 한 명을 살해한 젊은 남성의 보호에 관여했던 치료자를 고소한 가족의 이름이다. 이 소송의 결과로, 치료자들은 이제 자신의 환자에 의해 발생할 수 있는 폭력적 행위 또는 위협으로부터 희생자들을 보호하고 그들에게 경고할 의무를 가지게 되었다.

통찰지향적(insight-oriented) : 정신역동적(Dynamic)이라고도 한다. 개인의 발달력, 가족과의 관계, 친구, 배우자 및 다른 사람들과의 현재 관

계에 초점을 두는 심리 치료의 한 형태이다. 보통 그런 관계는 치료자와의 전이 관계 발달을 통해 탐색된다.

투사하는(protected) : 자신의 무의식적 사고와 감정을 다른 사람의 것으로 돌려버리는 것이다.

투쟁 혹은 도피(fight or flight) : 즉각적인 위협에 대한 신체적 반응이다. 아드레날린이 증가하는데, 아드레날린은 위협에 부딪쳤을 때 도망치든지(도피) 혹은 맞서 싸우는데(투쟁) 필요한 에너지를 빨리 제공한다.

파국적 사고(catastrophic thinking) : 주어진 상황에서 가장 최악의 결과를 예상하는 순간에 나타나는 자동적 사고의 일종이다.

하류조절(down-regulation) : 항상성 유지를 위해 신경전달물질 증가에 대한 반응으로 관련 뇌 영역이 수용기가 감소하는 것이다.

하위증후군적(subsyndromal) : 증후군으로 설명될 만큼 심각하지 않은 증상을 보이는 것이다.

합리적 다제처방(rational polypharmacy) : 여러 가지 약물을 조합하여 처방하는 것으로써 임상적 효과, 부작용, 약물 상호작용 및 약물의 효과와 독성뿐만 아니라 각각의 약물이 보이는 작용 기전에 대해 충분히 고려한 치료법이다.

항경련제(anticonvulsant) : 발작을 통제하고 예방하는 약물이다. 항경련제는 정신과 장면에서 조증, 기분 불안정 또는 다른 정신증적 상태를 치료하는데 사용된다.

항불안제(anxiolytic) : 불안의 주관적 및 객관적 증상을 경감시키는 물질이다.

항상성(homeostasis) : 신체의 안정적인 내적 생리적 상태를 유지하는 것이다.

항우울제(antidepressant) : 임상적 우울증의 증상을 경감시키기 위해 특별히 판매되는 약물이다. 종종 우울증 보다는 다른 상태를 치료하는데 사용된다.

항정신병제(antipsychotic) : 환각, 망상, 사고 장애와 같은 정신증적 증상을 치료하는 약물이다. 항정신병제는 특정 기분 장애를 치료하는데 사용될 수 있다.

행동 계약법(contingency contracting) : 행동을 수정하기 위해 강화물 또는 보상을 활용하는 행동 치료 기법이다.

향정신제(psychotropic) : 보통 약물을 말하는데 뇌에 생물학적 영향을 미침으로써 직접적인 심리적 효과를 보인다.

혈소판 감소증(thrombocytopenia) : 혈소판 수의 비정상적 감소를 말한다.

호르몬(hormonal) : 내분비선에서 분비되고 신체 전역에서 활동하는 화학 물질을 말한다.

호흡저하(hypopnea) : 비정상적으로 느리고 낮은 호흡을 말한다.

홍수법(flooding) : 행동 치료 기법으로 가능한 한 빨리 최대 수준의 불안에 노출하는 것을 말한다.

화학적 불균형(chemical imbalance) : 정신질환을 앓고 있는 환자들의 뇌에서 발생한다고 생각되는 현상에 대한 일반적인 전문 용어이다.

회백질(gray matter) : 신경세포에서 "신경전달transmission wires"의 역할을 하는 축색과 달리, 세포핵과 세포의 신진 대사 기관을 포함하는 신경 세포체를 담고 있는 뇌의 일부분이다. 대뇌 피질은 회백질을 포함하고 있다.

회복(recovery) : 정신 질환의 성공적인 치료 후에 병전 기능으로 되돌아가는 것을 말한다. 회복은 증상이 없어진지 6개월이 지났을 때 사용되는 용어이며, 그 전까지는 관해(remission)라는 용어가 사용된다.

효과(efficacy) : 어떤 약물이나 치료가 증상의 경감을 가져오는 것과 같이 원하는 효과를 나타내는 능력을 말한다.

효소(enzyme) : 체내에서 만들어진 단백질로 다른 화학 분자를 파괴 혹은 생성한다. 효소는 체내 화학 반응을 촉진하는 역할을 한다.

역 자 약 력

이 지 연

충북대학교 심리학과 대학원 졸업

한양대학교 정신과 임상심리 인턴 과정 수료

인제대학교 상계백병원 정신과 임상심리 레지던트 과정 수료

임상심리 전문가 및 정신보건 임상심리사 1급

현) 상계백병원 정신과 임상심리전문가

현) 서울여자대학교 특수치료전문대학원 박사과정 재학중

강 제 욱

동국대학교 의과대학 졸업

인제대학교 상계백병원 인턴 및 정신과 전공의 과정 수료

서울대학교 병원 소아정신과 전임의 졸업

현) 인제대학교 부산백병원 정신과 교수

100문 100답

양극성장애(조울증)

초판 인쇄일 • 2010년 7월 10일
초판 발행일 • 2010년 7월 20일

저 자 • Ava T. Albrecht, MD
Charles Herrick, MD
역 자 • 이 지 연 · 강 제 욱
발 행 인 • 오 무 근
편 집 • 이레아트
마 케 팅 • 임 진 만

도서출판 하나의학사
주 소 • 서울시 종로구 홍파동 13-4 한솔빌딩 1층
등록번호 • 제 2-541호(1988. 4. 1)
전 화 • (02)730-2555, 2556
팩 스 • (02)730-2557
E-mail • hanampc@yahoo.co.kr

정가 17,000원

ISBN 978-89-92141-56-7-93510